세계적인 면역학자, 아보 도오루의

면역력을 높이는 밥상

감　　수 : 아보 도오루 安保 徹

요　　리 : 겐미자키 사토미 檢見崎聡美

사　　진 : 나구모 야스오 南雲保夫, 가와우라 겐지 川浦堅至, 다카하시 에이이치 高橋栄一, 오카다 나쓰코 岡田ナツ子,
　　　　　마스다 노부타카 増田信隆, 아오야마 노리코 青山紀子, 스가와라 후미코 菅原史子, 나카노 히로야스 中野博安,
　　　　　난고 도시히코 南郷敏彦, 요시다 가즈유키 吉田和行, 와타나베 나나 渡辺七奈

일러스트 : 다오카 미카 タオカ ミカ, 메구로 미요 めぐろみよ

편　　집 : 이토 나오코 伊藤尚子, 아라키 노리코 荒木典子

세계적인 면역학자
아보 도오루의

아보 도오루 지음
겐미자키 사토미 요리
윤혜림 옮김

면역력을
높이는
밥상

가족의
밥상을
바꿔라!

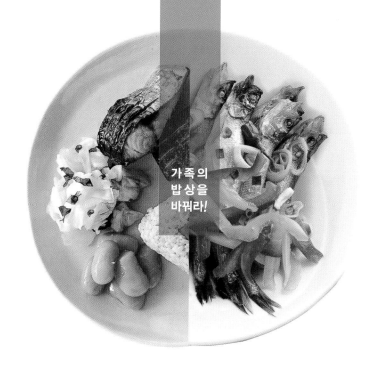

전나무숲

면역력을 높이는 식품

오늘은 무얼 먹지? 반찬이 걱정된다면……
몸이 좀 찌뿌듯하고 개운치 않다면……
다음의 각 식품군에서 고루 골라서 요리해 보세요.
1주일만 실천해도 효과를 볼 수 있습니다.

전체식품

여러 가지 영양소를 효율적으로 섭취할 수 있다.

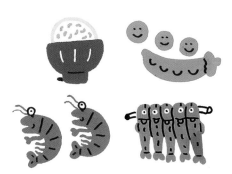

현미, 발아현미, 맥류, 잡곡, 뼈째 먹는 생선
(빙어, 작은 전갱이, 열빙어, 망둑어, 뱅어, 잔멸
치, 반건조 잔멸치, 뱅어포 등), 잔새우(사쿠라새
우, 민물새우, 크릴새우), 콩(대두, 풋콩, 잠두, 강
낭콩, 렌즈콩, 팥 등) 깨, 깨 페이스트

발효식품

살아 있는 균을 고스란히 섭취할 수 있다.

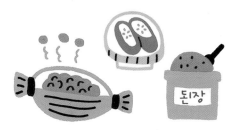

절임식품(쌀겨절임, 시바절임, 순무절임, 무 누
룩절임, 술지게미 절임, 사우어크라우트 등),
요구르트, 된장, 낫토

식이섬유가 풍부한 식품

장의 활동을 활발하게 해서
자율신경의 균형을 바로잡는다.

버섯(표고버섯, 만가닥버섯, 새송이버섯, 팽이버섯, 맛버섯, 양송이버섯 등), 해조류(미역, 미역귀, 김, 도로로다시마, 큰실말 등), 야채(모로헤이야, 오크라, 우엉, 싹양배추, 브로콜리, 단호박, 당근 등)

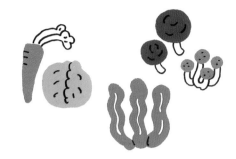

기피식품

항상 '알맞게', '소량'을 섭취한다.
과잉 섭취는 역효과를 부른다.

신맛 식품(식초, 매실장아찌, 매실초, 감귤류의 과즙 등), 매운맛 식품(생강, 고추냉이, 마늘, 파, 무, 겨자, 후추, 고추 등), 쓴맛 식품(여주, 피망, 차조기, 강황 등)

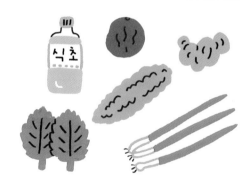

몸을 따뜻하게 하는 식품

'열성'과 '온성'의 식품을 섭취해서
몸을 따뜻하게 한다.

찹쌀, 보리, 양고기, 쇠고기, 새우, 갈치, 갑오징어, 마늘, 생강, 파, 락교, 부추, 차조기, 양하, 고추, 산초, 후추, 계피, 팔각, 정향, 회향, 밤, 호두, 매실, 복숭아, 버찌, 석류, 흑설탕, 식초

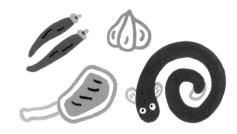

면역력 강화를 위한 생활지침

과로, 불면, 불안 초조 등은 질병이 가까이 왔음을 알리는 적신호다.
다음의 방법으로 자율신경의 균형을 되찾아 면역력을 향상시킨다.

부교감신경을 자극하는 '복식호흡법'

의자에 앉아 배꼽 아래에 양손을 모으고 눈을 감는다. 코로 숨을 들이마시면서 배를 부풀린다. 그대로 5초 동안 숨을 멈추고 등을 둥글게 말면서 크게 숨을 내뱉는다. 이것을 몇 차례 반복한다.

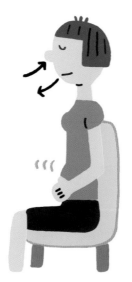

긴장이완 효과가 탁월한 '손톱 자극요법'

약손가락을 제외한 각 손가락의 손톱 뿌리 양쪽을 10초씩 꾹 눌러 준다. '조금 아프게' 느껴질 정도로 세게 누르는 것이 좋으며 자극이 너무 약하면 효과가 없다. 또한 지나치면 좋지 않기 때문에 하루에 두세 번을 기준으로 실행한다.

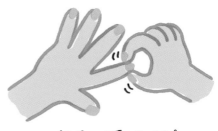

'조금 아플 정도로'

만병의 근원 저체온을 해소하는 '체온 상승 입욕법'

자신의 체온보다 4℃ 정도 높은, '기분 좋고 편안하게' 느껴지는 미지근한 물에 천천히 몸을 담근다. 바쁠 때는 목까지 물에 담가서 10분 정도 전신욕을 하는 것도 좋다. 시간이 있으면 반신욕을 즐겨 보자. 욕실이 좀 춥게 느껴지면 어깨에 수건을 걸쳐서 몸이 식지 않도록 한다.

몸도 마음도 쾌적해지는 '적당한 운동'

과도한 운동은 교감신경을 자극하는 데 비해 내 몸이 원하는 적당량의 운동은 몸과 마음의 긴장을 풀어 주어 면역력 향상에 큰 효과를 발휘한다. 산책이나 맨손체조 또는 리드미컬하게 몸을 움직여서 몸에 온기가 느껴지고 땀이 배어 나올 정도의 운동이 면역력을 높여 준다

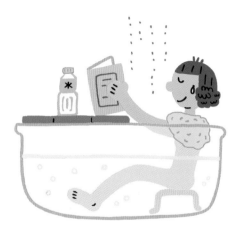 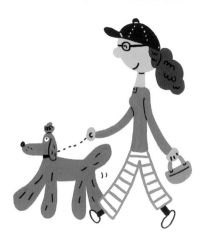

아보 도오루의 스트레스 없는 삶을 사는 4가지 원칙

1. 70% 인생을 추구한다
완벽을 추구하면 무리하게 마련이다. '내 인생의 잔은 70%만 채운다'는 마음으로 느긋하고 여유로운 태도를 가진다.

2. 모든 일에 감사한다
스트레스란 불안이나 분노에서 비롯된다. 스트레스를 해소하는 것은 바로 감사하는 마음이다. '고맙습니다'를 입버릇처럼 말해 보라.

3. 내 몸의 치유력을 믿는다
'그러다가 좋아지겠지', '곧 나을 거야'라며 자신의 운과 치유력을 믿어 의심치 않는다.

4. 늘 웃는다
'웃음'은 기쁨의 감정으로 이어지는 부교감신경 반사다. 몸과 마음의 긴장을 웃는 얼굴로 맞이해서 지혜롭게 푼다.

면역력을 높이는 식생활로
건강을 지킨다

나는 오랜 기간 동안 질병의 원인과 그 성립 과정을 연구한 결과 다음과 같은 결론에 이르게 되었다.

"인간은 오랜 진화 과정을 통해 획득한 '적응력'의 한계를 넘는 극단적인 생활방식으로 무리하게 삶을 살아갈 때 병이 난다. 반대로 이 '적응력'을 충실히 활용하지 못하는 경우에도 질병에 걸린다."

몸과 마음을 혹사시키는 무리한 생활이 이어지는 동안 인간은 결코 건강해질 수 없다. 반대로 빈둥빈둥 편안한 생활이 계속돼도 근력과 골격이 쇠약해져 이 역시 건강한 삶이 아니다.

이 두 가지를 의학적으로 표현하자면 '무리한 생활'이란 교감신경의 긴장이 지속되는 생활이고, '편안한 생활'이란 부교감신경이 우위 상태인 생활이다. 우리 신체는 무의식 상태에서 자율신경에 의해 조절되고 있는데, 흥분이 지속되는 교감신경 과잉 상태에서든 또는 심신의 안정이 지속되는 부교감신경 과잉 상태에서든 모두 자율신경의 균형이 무너져서 결국 깨지고 만다.

이 책은 식사를 통한 면역력 강화가 목적이다. 이 목적에 동참한 여러분이 반드시

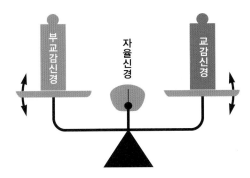

자율신경의 균형이 면역력의 열쇠!

자율신경은 우리의 의지와 상관없이 혈관이나 장기 등을 조절하는 신경이다. 자율신경에는 교감신경과 부교감신경이 있는데, 이 두 가지는 마치 시소와 같은 관계여서 어느 한쪽이 강해지면 다른 한쪽이 약해짐으로써 균형을 이루며 작용한다. 이 균형이 제대로 지켜지면 면역은 제 임무를 충실히 수행한다. 그러나 이 균형이 무너져서 조절이 깨지면 우리는 병에 걸린다.

알아 두어야 할 것이 있다. 우리가 먹거나 마셔서 소화관을 기능하게 만드는 일련의 소화 활동은 부교감신경의 지배를 받는다는 사실이다. 우리의 소화관은 긴장을 이완시키는 신경인 부교감신경의 명령으로 기능한다. 그래서 무언가를 먹으면 기분이 차분해지고 분노조차 가라앉는다. 먹는 것이야말로 가장 신속하고도 간단한 스트레스 해소법 가운데 하나다.

현대사회는 육체적인 중노동 또는 굶주림이나 허기에서 오는 스트레스는 눈에 띄게 줄어들었다. 그러나 치열한 경쟁사회를 살아가는 만큼 과중한 업무나 복잡한 인간관계에서 비롯되는 스트레스는 맹렬한 추세로 증가하고 있다. 이러한 스트레스는 교감신경의 긴장을 초래하고, 결국 위궤양, 궤양성 대장염, 치질, 교원병, 암과 같은 수많은 현대병을 유발한다.

이와 같은 사실을 알게 되면 우리 몸에 좋은 식사란 것이 얼마나 중요한지 새삼 깨닫게 된다. 고기, 달걀, 우유와 같은 동물성 식품에 치우친 식생활에서는 소화관을 자극하는 시간이 짧기 때문에 우리 몸은 필연적으로 교감신경이 우위를 차지하게 된다. 이래서는 스트레스에서 벗어날 수가 없다. 반면 이 책에서 소개하는 현미, 채소,

버섯, 해조류와 같이 식이섬유가 풍부한 식품은 소화관을 자극하는 시간이 길기 때문에 스트레스를 해소하는 힘이 된다.

한편 과식으로 인한 비만도 자율신경의 균형을 무너뜨리는 원인 중의 하나다. 과체중인 사람은 부교감신경이 우위 상태에 있어 운동이 귀찮게 느껴지고 기력이 생기지 않거나 쉬 피로를 느끼는 등의 증세로 고민하는 경우가 많다.

이처럼 우리는 식생활을 통해 건강해지거나 또는 질병에 걸릴 수도 있다. 질병을 초래하는 식생활을 바로잡으려면 먼저 자율신경의 기능을 이해해야 한다. 이 책을 통해 자율신경의 기능을 알고 우리 몸에 유익한 식사법과 식단을 배워서 건강을 지키는 식생활을 실천한다면, 질병으로부터 자유로울 수 있도록 돕는 우리 몸의 면역력은 저절로 높아질 것이다.

_ 아보 도오루

우리 가족 건강을 지켜 주는
'면역 밥상'

태어난 지 채 한 달이 지나지 않아 그 조그만 손으로 얼굴을 긁던 첫아이는 상처로 베개를 붉게 물들이기 일쑤였고, 생후 5개월이 지나서 찍은 백일 사진을 보며 나는 한숨 끝에 결국 포샵 처리를 부탁했다.

우리 집 밥상이 바뀐 건 바로 그 무렵부터다.

한 숟가락이 되지 않는 음식으로도 아이의 몸은 예민한 반응을 보였고, 이런 현상을 보면서 작은 먹거리 하나가 얼마나 중요한지 깨달았다. 그때부터 무얼 어떻게 먹어야 할지 고민하고 또 고민했다. 그간 관심도 없었던 건강 서적을 읽기 시작했고, 호박이건 당근이건 익숙한 식품들도 다시 한 번 살펴보고, 가족의 건강을 생각하며 식단을 짜고 바꾸고 하는 식생활 개혁이 시작되었다.

단순히 식품의 성분이나 영양가를 따져 가며 깐깐하게 굴자는 것도, 내 아이 건강이라면 벌벌 떠는 엄마의 극성도 아니었다. 귀한 음식인 만큼 내 몸에서 더욱 귀하게 쓰였으면 하는 바람뿐이었다. 다만 적어도 내 아이를 위해서는 선택이 아닌 필수였던 것만은 인정한다.

그런데 아이가 커가며 자신이 주위의 친구들과 다른 음식을 먹고 있다는 사실에 의문을 품기 시작했다. 이쯤 되면 무조건 주는 대로 먹으라고 할 수도 없다. 남들은 먹어도 아무 탈 없는 음식을 왜 나만 먹어서는 안 되는지, 다른 친구들은 손도 대지 않는 반찬을 왜 나만 먹고 있는지 아이는 궁금해했다. 덩달아 네 살배기 동생도 현미 잡곡밥을 앞에 두고 어디서 배운 영어인지 "우리도 화이트밥 먹자"고 거든다. 그때부터 나만 보던 건강 서적과 요리책을 펴 들고 아이들에게 동화책처럼 읽어 주며 이해시켜 보려고 애썼다. 가끔은 안타까운 마음이 들지만, 내 아이는 백혈구가 무슨 일을 하는지도 알고, 그 또래가 굳이 알 필요 없는 면역이란 말도 제법 적절하게 쓸 줄 안다. 그리고 붉게 딱지 진 자신의 피부도 사랑하고, 조금씩 나아지고 있는 자신의 모습에 희망을 걸 줄도 알게 되었다.

그러던 중에 이 책을 만났다. 건강 서적을 가까이 하다 보니 어느덧 책을 고르는 안목이 생겼다. 전공 책만큼 늘어난 요리책들은 건강 서적과 나누어 부엌 한편에 자리를 잡았다. 그중에는 알뜰살뜰 저렴한 식재료로 한 상 푸짐하게 차려 낼 수 있는 무슨 무슨 밥상 류의 책도 있고, 아이 이유식과 당뇨나 암에 좋다는 식이요법에 관한 책도 한자리를 차지하고 있다. 곧 『아보 도오루의 면역력을 높이는 밥상』도 자리를 잡아야 한다. 그런데 내용을 보니 건강 서적 자리에 두어야 할지, 다른 요리책들과 함께 부엌에 두어야 할지 고민이다.

『면역력을 높이는 밥상』은 식사를 통한 면역력 강화를 목적으로 우리 몸에 유익한 식사법과 식단을 소개한다. 저자 아보 도오루 박사는 현미식 위주의 소박한 도시락까지 보여 주면서 자신도 식생활을 개선하여 건강을 되찾고, 까칠한 성격마저 푸근하게 바뀌었다고 자랑한다. 이런 자신의 경험을 바탕으로 무엇을, 어떻게, 그리고 어떤 음식과 함께 먹으면 면역력을 키울 수 있는지 친절하게 그 방법을 알려 준다.

그리고 일상적으로 실천할 수 있도록 요리연구가 겐미자키 사토미와 함께 면역력을 높이는 데 유용한 식품을 고루 사용하면서, 조리법도 간단한 1주일 식단을 소개하고 있다. 이 책에서 제안하는 식단은 단순히 영양이나 맛을 강조한 건강 식단과는 차이가 있다. 아이에게 책에서 알게 된 배설반사를 말해 주었더니 시큼한 파래무침을 슬쩍 제 앞으로 당겨 놓는다.

아보 도오루 박사는 책을 통해 면역의 기본 상식들을 알기 쉽게 설명하고, 면역과 자율신경과의 관계를 알려 준다. 게다가 식사 외에 생활 속에서 쉽게 실천할 수 있는 손톱 자극요법, 체온 상승 입욕법과 같은 면역 강화법도 소개한다. 이 대목을 읽으면서 호흡법으로 자율신경을 다스릴 수 있다는 사실도 처음으로 알았다.

번역을 하면서 문득 일본인이 만든 식단이라 주춤하는 독자가 있지 않을까 하는 생각이 들었다. 하지만 책을 번역하는 동안 소개된 요리를 하나씩 만들어 보면서 그건 기우에 불과하다는 사실을 깨달았다. **이 책에서 소개하는 식단과 요리는 일본인의 입맛이 아니라 철저하게 면역력, 즉 건강에 초점을 두고 있다.** 또 책 속의 식단을 살펴보면, 면역력을 키울 수 있는 식재료치고는 까다롭지도 않고 선택의 폭도 넓다. 지금껏 이 핑계 저 핑계로 멀리했던 식재료나, 냉장고에서 자신의 차례를 기다리다 지친 기피식품까지도 활용할 수 있다. 산으로 들로 다녀야 구할 수 있을 만큼 귀하지도 않고, 지갑 열기 망설일 만큼 엄청나게 비싼 재료도 없다. 물론 대형 마트나 식재료 전문점에서만 구할 수 있는 것도 일부 있기는 하다. 그런데 그 정도 발품을 파는 수고는 아끼지 않았으면 좋겠다.

또, 책속에는 몇 가지 낯선 식재료들이 눈에 띄는데, 이 점은 크게 걱정하지 않아도 될 듯하다. 우선 아보 도오루의 면역력을 높이는 밥상은 '반드시 또는 꼭 ~해야 한다'는 원칙을 강요하지 않기 때문이다. 그래서 영양의 구성이 비슷하다면 구하기 어려운 고마츠나 대신 시금치, 사쿠라새우 대신 잔새우류로 적절하게 바꾸어도 크게 문제되지는 않을 듯싶다. 또 식생활 문화가 다양화되면서 열대 채소인 오크라가 얼마 전에 재배에 성공했다고 하고 여주 등 몇몇 식재료들도 이미 국내에서 직접 재배된다고 하니 구입이 생각만큼 어렵지는 않을 것이다.

이 책에 소개된 요리들은 대부분 조리 과정이 비교적 간단하다. 재료의 밑손질이 번거롭거나, 조리가 까다롭고 시간이 걸려야만 정성이 깃든 음식이 만들어지는 것은 아니다. 하루 세 번 마주하는 밥상 아닌가. 밥 위에 깨 한 숟갈 뿌려 먹어도 좋다고 할 만큼 부담이 적어야 꾸준하게 실천할 수 있다. 그래서 쉽고 간단한 조리법이 고맙기만 하다.

아보 도오루 박사의 면역력을 높이는 식단이 지닌 최대의 장점은 융통성이다. 이 책 어디에서도 '반드시, 꼭, ~만' 등의 말은 찾아볼 수가 없다. 이런 말은 빠르고 확실한 효과를 약속할 수 있을지 모르지만, 실천하기는 어렵기 때문이다. 그리고 이건 왜 나쁘고 뭘 먹으면 해가 되는지 지나치게 겁을 주지도 않는다. 아보 도오루 박사는 오히려 식사에 지나치게 집착하거나 민감하게 반응하지 말라는 말로 마음의 부담을 덜어 준다. **식사를 즐기는 것도 면역력을 높이는 방법 가운데 하나이기 때문이다.**

그래서 영양소를 고루 함유한 이상적인 식품으로 현미를 꼽으면서도 때에 따라서는 백미를 권한다. 또 자신은 저녁식사에 곧잘 반주를 곁들이기도 하며, '과음'했다 싶으면 밥을 좀 덜 먹는다고 털어놓는 융통성 있는 태도도 숨통을 틔우게 한다. 읽다 보니 예전에 딸아이가 먹고는 싶은데 먹으면 가려울 게 뻔한 음식을 앞에 두고 했던 말이 생각난다. "엄마, 이거 그냥 한 입만 먹고 밤에 한 번 긁을까?"

또 하나 책을 읽으면서 내가 주목했던 것은 '내 몸에 일어나는 자연스러운 변화를 거부하지 말고 내 몸이 보내는 소리에 귀를 기울이자'는 말이다. 제아무리 건강에 자신 있는 사람이라도 누구나 한 번쯤은 체력의 한계를 느낄 때가 있다. 이처럼 우리 몸은 병이 생기기 전에 크고 작은 신호를 보내온다. 그 신호를 무시하고 그냥 지나치는 일이 반복되다 보면 어느 날 갑자기 병에 걸려 있는 자신을 발견하게 된다. 건강의 소중함을 깨닫고 지금의 생활습관과 신체적, 정신적 상태를 점검하는 기회는 할 수만 있다면 건강할 때 하는 것이 최선이다. 독자 여러분에게 이 책이 바로 그런 기회이기를 바라며 이만 일어서야겠다.

우리 아이들을 위한 면역 밥상을 차리러 간다.

_ 윤혜림

Part 1 식사가 면역력을 바꾼다

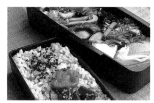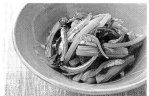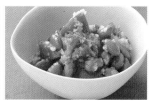

Part 2 면역력을 높이는 1주일 식단

아보 도오루식 식단의 비결 · 78

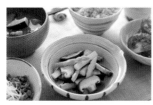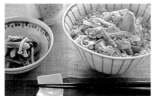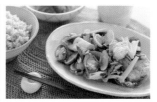

 Part 3

면역강화 식품으로 만든 간편 요리 레시피 91가지

'전체식품'을 먹는다

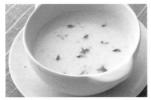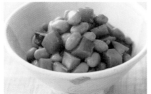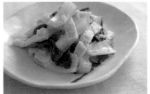

'식이섬유'를 충분히 섭취한다

'기피식품'을 적당량 섭취한다

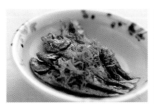
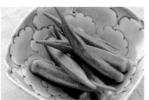
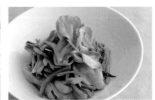

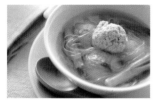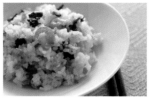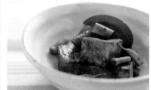

'체온을 높이는 식품'을 먹는다

이 책의 사용법

● 레시피에 나오는 분량은 1작은술 = 5㎖, 1큰술 = 15㎖, 1컵 = 200㎖, 1홉 = 180㎖이다.

● 레시피에 나오는 '맛국물'은 다시마와 가다랑어포를 우려내서 만든 국물이다. 시판 국물을 이용해도 되지만, 염분을 과다하게 섭취하지 않도록 간장이나 소금으로 간을 할 때는 그 양을 조절해서 넣는다.

● 레시피에 나오는 '고형 닭육수(치킨스톡 또는 치킨브이용이라고도 하며 닭의 고기와 뼈를 장시간 끓여 우려낸 육수 대신 간편하게 사용할 수 있다)'는 표준적인 양(개수)으로 표시했는데, 제품에 따라 맛에 차이가 있으므로 양을 조절해서 사용한다. 사용할 때는 손으로 부수어 넣는다.

Part 1

식사가 면역력을 바꾼다

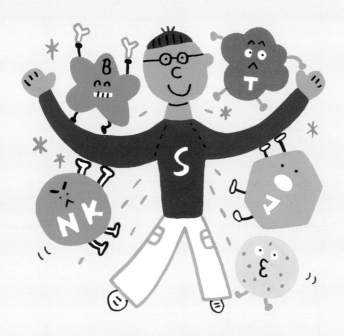

먹는 것만으로 면역력을 높일 수 있을까?
먼저 면역에 대한 기초 지식을 이해하고
면역력을 높이는 식품과 식사법을 통해 하나씩 확인해 보자.

자율신경이 지배하는
신체의 메커니즘을 이해한다
면역이란 무엇인가

감기가 잘 낫지 않거나 쉬 피로하다면 면역력이 저하되어 있다는 증거다. 면역은 자율신경의 활동과 밀접한 관련이 있다. 자율신경의 균형이 흐트러지면 면역력이 떨어지고 그 결과 걸핏하면 병에 걸리는 허약한 몸이 된다. 그렇다면 과연 면역이란 무엇일까? 여기서는 가장 기본적인 면역의 원리를 알아보기로 하자.

다양한 질병으로부터 신체를 방어한다

우리의 신체를 구성하고 있는 세포는 모두 세포가 지닌 특별한 성질에 의해 '다름 아닌 바로 이 몸의 세포'임을 주장하면서 우리 몸속에 존재한다. 그리고 그러한 '자기'임을 표시하지 않는 세포나 단백질은 이물질로 간주되어 배제하도록 되어 있다.

여기서 말하는 '자기'임을 표시하지 않는 것이란 몸속에 있는 암화(癌化)된 세포나 몸 밖에서 들어오는 병원균, 바이러스, 알레르기 물질 등을 가리킨다. 이러한 질병의 원인을 찾아내서 죽이거나 상처를 입혀 물리치는 것이 바로 면역세포다. 즉 면역이란 '자기'가 아닌 것을 배제함으로써 질병으로부터 우리 몸을 지키는 기능을 뜻한다. 또한 면역세포에는 어떤 종류의 이물질을 기억하는 시스템이 있기 때문에 한 번 침입한 것이 또다시 들어왔을 때는 신속하게 반응해서 질병으로부터 우리 신체를 방어한다.

질병을 고치고 세포를 활성화한다

면역세포는 병원균 등으로부터 우리 몸을 지키는 파수꾼 역할만 하는 것이 아니다. 상처를 입거나 지친 체내 세포를 원래의 모습으로 되살려서 질병과 상처를 낫게 하고 피로를 회복시킨다. 또한 신진대사를 활발하게 해서 신체의 기능 저하와 세포 조직의 노화를 막아 주는 것도 면역세포의 역할이다. 그래서 면역이 균형을 이루면서 기능하면 스트레스에도 강해지고 꽃가루 알레르기나 아토피성 피부염과 같은 알레르기도 쉽게 일어나지 않는다.

면역이란 이물질이라는 외부의 적으로부터 우리 몸을 지키는 자기 방어시스템이며, 우리 신체에 갖추어진 자연치유력이자 심신의 건강을 유지하는 중심이다. 굳이 말할 필요도 없지만 면역력이 없다면 우리 인간은 생명을 유지할 수 없다.

●● **면역의 주요 기능**

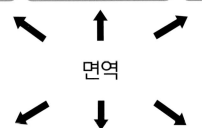

감염의 방어
인플루엔자 등의 병원성 바이러스나 병원균 등으로부터의 감염을 방지한다. 우리 신체의 이물질을 감지하고 배제한다.

노화와 질병의 예방
신진대사를 활성화한다. 기능 저하나 세포 조직의 노화 및 파괴 등에 의한 질병을 예방한다. 피부질환이나 여드름 등을 막는 미용 효과도 있다.

건강의 유지
피로를 풀어 주며 질병과 상처를 치유하고 그 손상을 회복시킨다. 스트레스에 강한 신체를 만들어 준다. 어깨결림이나 요통과 같은 신체의 불쾌 증상을 예방하고 개선한다.

면역

이물질의 정확한 식별
이물질인지 아닌지를 판단한다. 암세포, 바이러스, 병원균처럼 자기 고유의 세포와 다른 것을 구별해 낸다.

항체의 형성
바이러스에 대항하는 항체를 만든다. 홍역이나 볼거리에 '두 번 걸리지 않는' 이유는 이들에 대한 항체가 형성되기 때문이다.

암의 예방
신체 내부에서 변이된 암세포를 발견하고 공격해서 물리친다.

커다란 이물질을 먹어 치우는 과립구

면역의 주역을 담당하는 것은 백혈구다. 백혈구는 다양한 면역세포로 구성되어 있는데 그 종류는 크게 세 가지로 나누어진다. 전체의 54~60%를 차지하는 과립구와 35~41%를 차지하는 림프구, 그리고 나머지 5%가 매크로파지다.

매크로파지는 면역시스템의 사령탑이다. 신체에 침입한 이물질을 가장 먼저 식별해서 통째로 먹어 치우는 동시에 과립구나 림프구에게 '적'의 존재를 알리는 역할을 한다.

매크로파지로부터 보고를 받은 과립구는 이물질을 삼켜서 처리한다. 바로 그때 화농성 염증을 일으키는데, 이물질을 삼킨 후에는 그 이물질과 함께 사멸한다. 상처 부위에 생긴 고름이나 황록색 콧물은 바로 과립구가 이물질과 싸운 증거다.

한편 매크로파지나 과립구는 세균처럼 크기가 큰 이물질에 대해서는 뛰어난 능력을 발휘하지만, 바이러스나 꽃가루와 같은 작은 이물질에 대해서는 제대로 처리하지 못해 결국 이들을 놓치고 만다.

작은 이물질과 싸우는 림프구

그래서 등장하는 것이 바로 림프구다. 림프구에는 몇 가지 종류가 있다. 그중 하나인 헬퍼T세포는 매크로파지로부터 이물질(항원)의 제시를 받으면 림프구의 킬러T세포와 B세포에게 그것을 전달한다. 그러면 킬러T세포는 항원을 분해하고 B세포는 항체를 만들어서 적을 물리친다. B세포의 일부는 그 항원의 정보를 기억해서 똑같은 항원이 다시 침입하면 재빨리 항체를 만들어 이를 격퇴한다. 또한 NK세포는 암화된 세포를 발견해서 처치하는 '암 킬러 세포'다.

매크로파지나 과립구 등의 작용은 우리 몸에 본래부터 갖추어진 것으로 '자연면역'이라고 하고, T세포나 B세포는 살아가는 동안에 우리 몸이 획득하는 것으로 '획득면

●● **외부의 적과 싸우는 면역세포들의 역할과 면역원리**

림프구

크게 세 종류로 나누어지며 그 기능이 서로 다르다.

[T세포]

헬퍼T세포와 킬러T세포가 있다. 헬퍼T세포는 매크로파지가 외부의 적을 제시하면 그것을 받아 B세포와 킬러T세포로 전달한다. 킬러T세포는 외부의 적과 직접 싸운다.

[B세포]

공격을 위해 항체를 만들어 그 항체로 외부의 적을 처리한다.

[NK세포]

내추럴킬러(natural killer)세포. 암세포를 발견하면 독자적으로 공격을 시작한다. 바로 '암의 암살자'이다.

매크로파지

적의 존재를 림프구나 과립구에게 알려 주는 면역의 사령탑. 적을 먹어 치우는 능력(탐식능력)을 갖고 있다.

과립구

탐식능력이 높고 주로 세균류를 삼켜서 처리한다. 세균을 먹은 후에는 과립구 자신도 사멸하는데 그것이 고름이 된다.

5%

35~41%

백혈구

54~60%

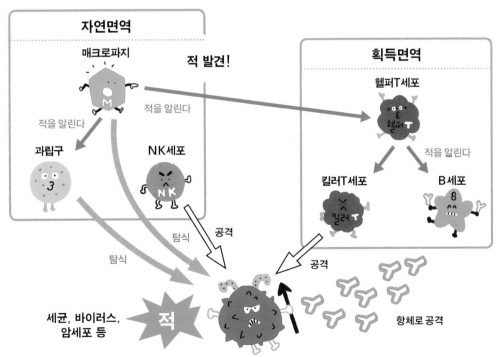

자연면역

매크로파지 / 적 발견!

획득면역

헬퍼T세포

적을 알린다 / 적을 알린다

과립구 / NK세포

적을 알린다

킬러T세포 / B세포

탐식 / 공격 / 공격

탐식 / 항체로 공격

세균, 바이러스, 암세포 등 / **적**

역'이라고 한다. 이물질에 대해서는 우선 자연면역이 작용하고, 놓친 것은 획득면역이 처리한다.

자율신경은 생명활동의 중심

누구나 가지고 있는 면역력. 그러나 늘 감기를 달고 사는 사람이 있는가 하면 독감이 유행해도 끄떡없는 사람도 있다. 이처럼 면역력은 사람에 따라 차이가 있다. 그런데 이 면역력에 크게 영향을 미치는 것이 바로 자율신경이다. 자율신경이란 호흡이나 소화 등 우리의 의지와 상관없이 신체 활동을 조절하는 신경계이다. 자율신경은 활동이나 흥분 상태에서 작용하는 교감신경과 휴식이나 안정 상태에서 작용하는 부교감신경으로 이루어져 있다. 이 두 가지는 어느 한쪽이 우위에 서면 다른 한쪽이 저하되어 마치 시소처럼 균형을 이루며 기능한다. 면역시스템은 바로 이 교감신경과 부교감신경의 상승 및 하강과 연동하고 있으며, 교감신경 우위 상태에서는 과립구가 증가하고 부교감신경 우위 상태에서는 림프구가 증가한다.

자율신경의 균형이 깨지면 면역력이 저하된다

교감신경과 부교감신경이 균형을 이루며 작용해서 과립구와 림프구의 수가 적절하게 늘거나 줄고 있다면 아무 이상이 없다. 문제는 어느 한쪽으로 기울어진 상태가 지속되는 경우다. 교감신경의 긴장이 이어지면 과립구가 지나치게 늘어나서 몸속의 유익한 세포까지 공격한다. 여기에 림프구가 감소하면서 작은 이물질에 대한 처리능력마저 떨어져 결국 면역력이 저하된다. 그 결과 감기부터 암에 이르기까지 다양한 질병에 쉽게 걸리게 된다. 그렇지만 림프구가 지나치게 많은 것도 문제다. 이물질에 과잉반응해서 꽃가루 알레르기와 같은 알레르기를 일으키기 때문이다.

한편 자율신경의 균형을 무너뜨리는 원인 중 하나가 바로 저체온이다. 교감신경 우

●● 백혈구를 제어하는 자율신경

교감신경 · · · · · · · · · · · ·

흥분 물질인 아드레날린 (adrenaline)을 분비한다. 활동이나 긴장 또는 흥분 상태에서 강하게 활성화된다. 백혈구의 일종인 과립구의 수와 작용을 조절한다.

자율신경 · · · · · · · · · · · ·

우리의 의지와 상관없이 혈관이나 내장 등의 활동을 조절하는 신경이다. 활동이나 긴장 및 흥분 상태에서 작용하는 교감신경과 휴식이나 안정 상태에서 작용하는 부교감신경이 있다. 이 두 가지가 조화를 이루며 작용함으로써 우리의 생명활동이 유지되고 있다.

부교감신경

긴장 이완 물질인 아세틸콜린 (acetylcholine)을 분비한다. 휴식이나 안정 또는 수면 상태에서 강하게 활성화된다. 백혈구의 일종인 림프구의 수와 작용을 조절한다.

제어 ▼　　제어 ▼　　제어 ▼

과립구 · · · · · · · · · · · ·

백혈구의 일종이며 크기가 큰 세균 등을 처리하지만 한편으로 화농성 염증을 일으킨다. 심신의 과도한 스트레스로 인해 교감신경이 우위 상태가 되면 그 수가 증가한다.

백혈구 · · · · · · · · · · · ·

혈액을 구성하는 성분으로 면역시스템을 담당하는 중심적인 존재다. 백혈구 중 과립구가 54~60%, 림프구가 35~41%를 차지하는 것이 정상 상태다. 자율신경의 작용과 연동해서 과립구와 림프구의 수가 증가하거나 감소한다.

림프구

과립구로는 처리할 수 없는 바이러스나 꽃가루와 같은 작은 이물질의 처리를 담당한다. 항체를 생성하는 일도 한다. 몸과 마음이 안정되어 부교감신경이 우위 상태가 되면 그 수가 증가한다.

●● 자율신경의 주요 작용(정상범위내)

교감신경 우위	백혈구	부교감신경 우위
감소 ◄	림프구(35~41%)	► 증가
증가 ◄	과립구(54~60%)	► 감소
나쁘다 ◄	혈액순환	► 좋다
낮은 편 ◄	체온	► 높은 편
얕은 편 ◄	호흡	► 깊은 편
높은 편 ◄	혈압	► 낮은 편
억제 ◄	소화	► 촉진

자율신경

위 상태가 지속되면 혈관이 수축되어 혈액의 흐름이 원활치 못하게 된다. 반대로 지나치게 편한 생활로 부교감신경 우위 상태가 오랫동안 이어지면 근력이 떨어져서 적절한 발열 효과를 내지 못한다. 그 결과 체온이 떨어지고, 체온이 떨어지면 면역이 작용하는 데 필요한 열이 부족해서 다시 면역력이 저하된다.

:: 면역학 입문 04 _생활습관이 면역력을 바꾼다

현대인은 면역력이 저하되기 쉽다

면역력은 건강의 핵이다. 그럼에도 불구하고 현대인은 이 면역력이 저하되기 쉽다. 원인은 다름 아닌 잘못된 식습관과 운동 부족 그리고 스트레스 등이다. 예를 들면 교감신경을 자극하는 염분의 과다 섭취는 신체에 이롭지 못할뿐더러 자율신경의 균형을 무너뜨리는 결과를 초래한다. 또한 현대인은 분주하고 무리한 생활을 계속하거나 아니

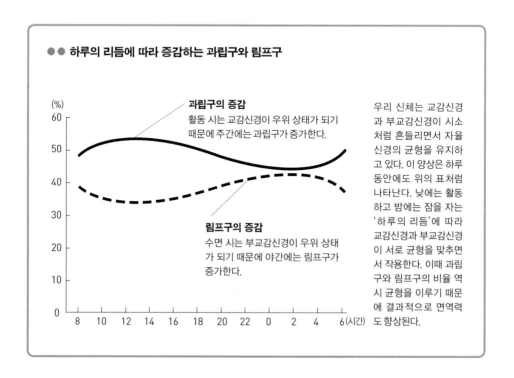

●● 하루의 리듬에 따라 증감하는 과립구와 림프구

과립구의 증감
활동 시는 교감신경이 우위 상태가 되기 때문에 주간에는 과립구가 증가한다.

림프구의 증감
수면 시는 부교감신경이 우위 상태가 되기 때문에 야간에는 림프구가 증가한다.

우리 신체는 교감신경과 부교감신경이 시소처럼 흔들리면서 자율신경의 균형을 유지하고 있다. 이 양상은 하루 동안에도 위의 표처럼 나타난다. 낮에는 활동하고 밤에는 잠을 자는 '하루의 리듬'에 따라 교감신경과 부교감신경이 서로 균형을 맞추면서 작용한다. 이때 과립구와 림프구의 비율 역시 균형을 이루기 때문에 결과적으로 면역력도 향상된다.

면 하루 종일 빈둥거리는 극과 극을 오가는 생활에 빠지기 쉽다. 과로와 무리는 교감 신경을 지나치게 자극하고 활동량이 적은 지나치게 느슨한 생활은 부교감신경을 우위 상태에 치우치게 만든다.

자율신경은 제어할 수 있다

생활방식이나 습관에 따라 달라지는 자율신경의 균형. 이를 달리 해석하면 무의식 중에 작용하는 자율신경이라도 내 의지로 제어할 수 있다는 뜻이다. 그래서 식사에 주의하고, 적당한 양과 질의 운동과 휴식을 취하며, 스트레스를 지혜롭게 해소하는 생활을 통해 자율신경의 균형을 지키도록 노력해야 한다. 그중에서도 식사와 호흡에 의한 제어는 그 효과가 매우 빠르다. 자율신경의 균형이 바로잡히면 이것과 연동하는 면역력도 자연히 높아진다.

Dr. 아보의 면역 체험 _ 아보 도오루의 면역 혁명

"저도 생활습관을 고쳤답니다."

젊은 시절부터 연구에 연구로 늘 눈코 뜰 새 없이 바쁘다 보니 성격도 차분하지 못하고 신경질적이었어요. 오직 먹는 걸로 스트레스를 풀려다 보니 육류 중심의 폭식이 많았지요. 게다가 운동이라곤 전혀 하지 않았거든요. 그래서인지 그때는 병에 걸리는 일도 많았고 알레르기도 무척 심했습니다. '이대로는 안 되겠다' 싶어 54세가 되었을 때 당시의 생활습관을 점검하고 이를 바로잡기로 했습니다. 먼저 주식을 현미로 바꾸고 여러 가지 다양한 식품을 섭취하려고 애썼지요. 그리고 의식적으로 몸을 움직이는 습관을 들이고 '어떻게든 되겠지' 하고 낙천적으로 생각했습니다. 그 후 3년이 지난 지금은 내 몸의 면역력이 꽤 높아졌다는 것을 스스로도 느낄 수 있습니다. 체온이 올라 몸이 따뜻해진 덕에 감기에도 걸리지 않는답니다. 알레르기 증세도 없어졌지요. 게다가 스트레스에도 강해진 탓인지 웬만한 일에는 화를 내지 않습니다.

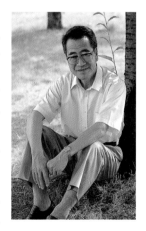

Check!

나의 면역력은
어느 정도일까?

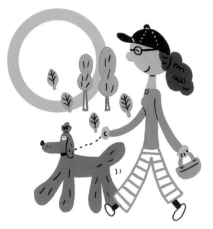

적당한 활동과 휴식
변화와 리듬이 있는 생활

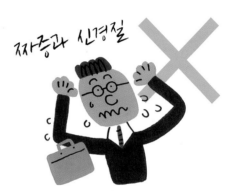

짜증과 신경질

과로와 무리한 활동,
과도한 스트레스

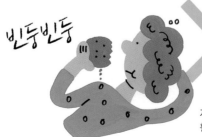

빈둥빈둥

지나친 휴식과 게으름,
활동량 부족

자기 자신에 대해 잘 아는 것이 면역력을 높이는 첫걸음이다.
자신의 면역 수준을 제대로 파악하고 이를 바탕으로 현재의 생활습관과 태도를 바르게
고친다면 면역력을 높이는 방법도 저절로 깨닫게 될 것이다.
그렇다면 지금부터 생활습관을 점검하여 자신의 면역 수준을 확인해 보자.
나는 과연 면역 우등생일까? 아니면 열등생일까?

일상생활이 면역력을 좌우한다

식사와 입욕법, 운동, 스트레스, 주거환경 등 나를 둘러싼 생활의 모든 것이 내 자율신경의 균형을 좌우한다. 그리고 그것과 연동해서 나의 면역력도 향상되거나 저하된다. 즉 면역력을 높이거나 떨어뜨리는 것은 모두 자기 자신에게 달려 있다는 의미다. 영양의 균형을 고려하지 않는 편중된 식습관을 갖고 있거나 활동량이 부족한 사람, 스트레스를 차곡차곡 속에 쌓아 두고 사는 사람은 특히 주의해야 한다. 면역력이 떨어질 가능성이 있다.

개미도 베짱이도 모두 문제아

자율신경의 균형을 무너뜨리는 주범은 바로 스트레스다. 견디기 어려운 심한 스트레스나 장기간 지속되는 스트레스는 교감신경의 과도한 긴장을 초래하고, 이를 통해 과립구를 지나치게 늘려 결국 면역력을 떨어뜨린다. 그렇다고 해서 베짱이처럼 빈둥빈둥 편하게 지내서 부교감신경만 계속 활성화시키면 의욕이 줄어들고 기운도 떨어져서 몸도 마음도 쉬 피로해진다.

현재 자신의 활동량이 적당한지, 아니면 지나치게 무리하고 있는 것은 아닌지 다음의 자가 진단표를 통해 확인해보자. 또 자신의 면역력을 측정해 보고 동시에 지금의 생활습관과 평소의 신체적, 정신적 상태를 꼼꼼히 점검해 보자.

현재 나의 면역력은?

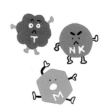

Check 1

다음의 3가지 영역별 상황 가운데 자신에게 해당하는 항목의 □에 표시하고 '그렇다-2점, 가끔-1점, 아니오-0점'으로 계산한다.
3가지 상태별 점수를 모두 합한 합계점이 현재 나의 면역 수준이다.
(A합계점 + B합계점 + C합계점 = 현재 나의 면역 수준)

A. 생활 상태 Check

식사가 불규칙하다.	□ 그렇다	□ 가끔	□ 아니오
외식이나 편의점 도시락을 주로 이용한다.	□ 그렇다	□ 가끔	□ 아니오
식후에 구토감을 느낄 때가 있다.	□ 그렇다	□ 가끔	□ 아니오
하루에 2개비 이상 담배를 핀다.	□ 그렇다	□ 가끔	□ 아니오
1주일에 4회 이상 술을 마신다.	□ 그렇다	□ 가끔	□ 아니오
다이어트를 반복하고 있다.	□ 그렇다	□ 가끔	□ 아니오
튀긴 음식이나 과자를 좋아한다.	□ 그렇다	□ 가끔	□ 아니오
아침에 쉽게 일어나지 못한다.	□ 그렇다	□ 가끔	□ 아니오
자다가 자주 잠이 깨며 수면의 질이 좋지 못하다.	□ 그렇다	□ 가끔	□ 아니오
생활의 리듬이 깨져 있다.	□ 그렇다	□ 가끔	□ 아니오
운동 부족 또는 운동 과다 상태다.	□ 그렇다	□ 가끔	□ 아니오
지하철역 같은 곳에서는 계단보다 에스컬레이터를 이용한다.	□ 그렇다	□ 가끔	□ 아니오
주로 책상 앞에서 하는 일 또는 가사일만 한다.	□ 그렇다	□ 가끔	□ 아니오
외출보다는 집에서 빈둥거리는 경우가 많다.	□ 그렇다	□ 가끔	□ 아니오
목욕은 샤워로 끝내는 경우가 많다.	□ 그렇다	□ 가끔	□ 아니오

A 합계 (   ) 점

B. 신체 상태 Check

감기에 잘 걸린다.	□ 그렇다	□ 가끔	□ 아니오
감기에 걸리면 오래 간다.	□ 그렇다	□ 가끔	□ 아니오
방광염 등의 배뇨장애가 자주 일어난다.	□ 그렇다	□ 가끔	□ 아니오
알레르기 체질이다.	□ 그렇다	□ 가끔	□ 아니오
피부질환이나 여드름, 구내염이 자주 생긴다.	□ 그렇다	□ 가끔	□ 아니오

아침에 일어났을 때나 저녁 무렵이면 몸이 부석부석하다.	☐ 그렇다	☐ 가끔	☐ 아니오
쉬 피로하거나 피로가 잘 풀리지 않는다.	☐ 그렇다	☐ 가끔	☐ 아니오
상처가 잘 낫지 않는다.	☐ 그렇다	☐ 가끔	☐ 아니오
냉증이 있다.	☐ 그렇다	☐ 가끔	☐ 아니오
평소 체온이 대개 36℃ 이하다.	☐ 그렇다	☐ 가끔	☐ 아니오
변비 또는 설사가 자주 일어난다.	☐ 그렇다	☐ 가끔	☐ 아니오
충치나 치조농루 등이 있다.	☐ 그렇다	☐ 가끔	☐ 아니오
어깨결림이나 요통이 있다.	☐ 그렇다	☐ 가끔	☐ 아니오
허약체질이라고 생각된다.	☐ 그렇다	☐ 가끔	☐ 아니오
혈압이 높다.	☐ 그렇다	☐ 가끔	☐ 아니오
수면제나 진통제를 복용하는 경우가 많다.	☐ 그렇다	☐ 가끔	☐ 아니오

B 합계 (   ) 점

C. 정신 상태 Check

사소한 일에도 걱정이 된다.	☐ 그렇다	☐ 가끔	☐ 아니오
쉽게 스트레스를 느낀다.	☐ 그렇다	☐ 가끔	☐ 아니오
나이보다 더 들어 보인다는 말을 많이 듣는다.	☐ 그렇다	☐ 가끔	☐ 아니오
아침에 일어났을 때 기분이 우울하다.	☐ 그렇다	☐ 가끔	☐ 아니오
사람과 잘 사귀지 못하고 사람을 만나는 것이 힘들고 부담스럽다.	☐ 그렇다	☐ 가끔	☐ 아니오
최근 진심으로 웃어 본 적이 없다.	☐ 그렇다	☐ 가끔	☐ 아니오
영화나 책, TV 등을 집중해서 볼 수 없다.	☐ 그렇다	☐ 가끔	☐ 아니오
육친의 죽음이나 이혼과 같은 슬픈 일을 겪었다.	☐ 그렇다	☐ 가끔	☐ 아니오
소음이나 채광 등 주거환경에 문제가 있다.	☐ 그렇다	☐ 가끔	☐ 아니오
나는 늘 손해 보고 있다고 생각한다.	☐ 그렇다	☐ 가끔	☐ 아니오
여행을 가거나 잠자리가 바뀌면 잠이 오지 않는다.	☐ 그렇다	☐ 가끔	☐ 아니오
현재의 생활은 내가 정말 원하는 것이 아니다.	☐ 그렇다	☐ 가끔	☐ 아니오
딱히 하는 일이 없고 심심하다.	☐ 그렇다	☐ 가끔	☐ 아니오
의욕이 생기지 않는다.	☐ 그렇다	☐ 가끔	☐ 아니오
다른 사람의 시선에 신경이 쓰인다.	☐ 그렇다	☐ 가끔	☐ 아니오

C 합계 (   ) 점

→ 합계를 낸 후 다음 페이지의 '진단 및 어드바이스'를 읽어 본다.

현재 나의 면역 수준

■ 합계점수 20점 이하 _ 면역 우등생

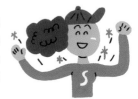

당신의 면역력은 합격점입니다. 안색이 좋고 파워가 넘치는 당신은 질병에도 스트레스에도 강한 사람입니다. 다만 이런 타입은 활력과 의욕이 강한 만큼 함부로 몸을 혹사시키는 경향이 있습니다. 바쁜 것을 핑계로 수면 부족이 이어지거나 식사를 제대로 하지 않으면 결국 면역력은 떨어지고 맙니다. 골고루 먹고 적당히 움직이며 충분히 쉬는, 변화와 리듬이 있는 생활을 지키도록 노력하세요.

■ 합계점수 21점~45점 _ 면역 보통생

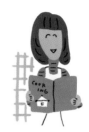

당신의 면역력은 그다지 나쁜 편은 아닙니다. 이렇다 할만한 증세나 걱정거리도 없습니다. 늘 웃고 긍정적으로 자신의 생활을 즐기며 균형 잡힌 식사에 신경을 쓴다면 면역력은 더욱 향상될 것입니다. 다만 이런 타입은 일단 병에 걸리면 곧바로 약을 찾거나 건강보조식품 등에 지나치게 의존하는 경향이 있습니다. 면역력은 일상적인 매일의 생활 속에서 키워 가는 것이라는 점을 반드시 기억하길 바랍니다.

■ 합계점수 46점~70점 _ 요주의 수준

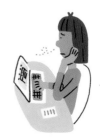

식사는 꼬박꼬박 하고 있나요? 피부에 뾰루지가 나거나 어깨가 결리는 등 사소하지만 불편한 증상들이 일어나지는 않나요? '하루 정도야 어때'도 계속 이어지다 보면 결국 면역력이 떨어져서 잔병치레가 잦아지게 됩니다. 영양을 고루 섭취하는 식사와 일찍 자고 일찍 일어나는 규칙적인 수면 그리고 적절한 운동이 필요합니다. 생활습관을 고치면 면역력이 높아지고 면역력이 높아지면 질병이나 스트레스에 지지 않는 튼튼한 신체를 만들 수 있답니다.

■ 합계점수 71점 이상 _ 위험 수준

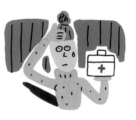

피로와 스트레스가 많이 쌓여 있군요. 어깨결림이나 변비와 같은 신체의 다양한 불쾌 증상들을 겪고 있지는 않나요? 지금과 같은 생활습관이라면 면역력은 급격하게 떨어지고 맙니다. 아직은 자리에 드러누울 만큼은 아니지만 현재의 생활습관이 그대로 이어진다면 병에 걸릴 수 있습니다. 되도록 빨리 자신의 생활을 돌아보고 잘못된 습관을 고치고 바로잡아 건강한 몸을 되찾도록 하세요.

Check 2

이번 주 나의 면역력은?

1주일간의 생활을 되돌아보고 이번 주 나의 면역력을 측정해 보자. 아래에 제시한 세 가지 영역별 상황 가운데 자신에게 해당하는 항목의 □에 표시하고 그 개수를 모두 더한다. 측정 결과 면역력이 떨어져 있다고 진단되면 다음 주는 면역력을 높이는 한 주가 되도록 노력한다.

이번 주 생활 Check

- [ ] 두 시간 이상 잔업한 날이 사흘 이상이다.
- [ ] 휴일에도 근무를 했다.
- [ ] 욕조에 들어가는 대신 샤워로 마친 날이 사흘 이상이다.
- [ ] 수면이 부족한 날이 이틀 이상이다.
- [ ] 다른 사람과 즐겁게 대화한 기억이 없다.
- [ ] 휴일에는 집에서 빈둥거렸다.
- [ ] 1주일 동안 거의 운동을 하지 않았다.

이번 주 식사 Check

- [ ] 저녁식사를 외식이나 편의점 음식으로 먹은 날이 사흘 이상이다.
- [ ] 채소나 산채는 거의 먹지 않았다.
- [ ] 육류 위주의 식사를 한 것이 사흘 이상이다.
- [ ] 식사가 불규칙한 날이 이틀 이상이다.
- [ ] 혼자서 저녁을 먹은 날이 나흘 이상이다.
- [ ] 과식했다고 생각한 날이 이틀 이상이다.
- [ ] 이틀 전에 무엇을 먹었는지 기억나지 않는다.

이번 주 정신·신체 상태 Check

- [ ] 직장 상사나 동료 또는 친구나 가족과 다투었다.
- [ ] 직장일이나 가사일에서 실수를 저질렀다.
- [ ] 이번 주 내내 왠지 우울했다.
- [ ] 1주일 내내 스트레스가 쌓였다.
- [ ] 변비 또는 설사를 했다.
- [ ] 두통이나 어깨결림과 같은 불쾌 증상이 있었다.
- [ ] 약을 복용했다(건강보조식품은 제외).

합계 (   ) 점

→ 합계를 낸 후 다음 페이지의 '진단 및 어드바이스'를 읽어 본다.

이번 주 나의 면역 수준

● 체크 항목 5개 이하 _ 면역력이 쑥쑥

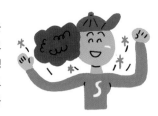

이번 주 당신은 면역 우등생입니다. 생활이나 정신·신체 상태 모두 균형을 이룬 1주일을 보내셨네요. 게다가 당신은 스트레스를 효과적으로 해소하는 방법을 알고 계시는군요. 다음 주 역시 이번 주와 같은 생활을 유지하도록 하세요. 식사는 매끼마다 그렇게 신경 쓰지 않아도 될 것 같습니다. 하루 단위로 영양을 고려해서 다양한 식재료를 이용한 식사를 즐기세요.

● 체크 항목 6~13개 _ 기분전환이 필요

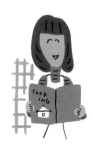

지금은 이렇다 할 문제점을 느끼지 못하겠지만 조금 피로가 쌓여 있는 것은 아닐까요? 방심은 금물입니다. 이대로 두면 결국 면역력은 떨어지고 맙니다. 먼저 식사 내용을 점검하세요. 패스트푸드만 먹어서는 몸이 쉬 피로해집니다. 친구와 함께 저녁식사를 즐기면서 건강도 돌보고 기분도 바꾸어 보세요.

● 체크 항목 14개 이상 _ 주의가 필요

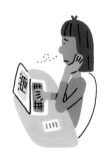

이번 한 주는 그다지 차분하게 지내지 못했던 모양입니다. 곤란한 일에 휘말렸던 분도 있을지 모르겠네요. 몸과 마음 모두 피로가 쌓여 있습니다. 우선 느긋하게 휴식을 취하세요. 만약 '매주 이런 상태'라면 지금의 생활을 큰 폭으로 개선해야 합니다. 이대로라면 병에 걸릴 가능성이 높습니다. 무엇보다 건강을 위해 자신의 생활을 꼼꼼히 점검해야 합니다.

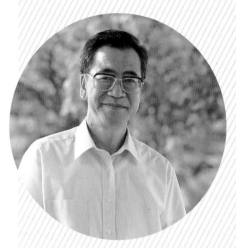

아보 도오루가 알기 쉽게 풀어 주는
면역 Q&A

면역력의 떨어지면 어떤 병에 잘 걸리나?
식사로 면역력을 높일 수 있나?
손쉽게 실천할 수 있는 면역 강화법은 무엇이 있나?
평소 면역에 대한 다양한 궁금증을
아보 도오루 박사가 알기 쉽게 풀어 준다.

면역은 어떠한 의료보다도
뛰어난 치유시스템입니다.
그래서 면역력 향상은
곧 신체의 건강으로 이어집니다.

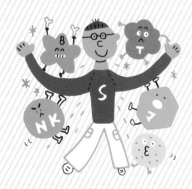

면역의 수수께끼를 밝히는
Q&A

Q _ '면역력이 높다'란 어떤 상태를 말하는 것인가요?

A _ 일반적으로는 질병이나 스트레스에 강한 상태를 말합니다. 면역학에서는 백혈구 속의 과립구가 54~60%, 림프구가 35~41%의 범위에 있고 양자가 균형을 이룬 상태를 가리킵니다. 면역은 자율신경(교감신경과 부교감신경)과 연동하고 있는데, 교감신경이 우위를 차지하면 과립구가 증가하고 부교감신경이 우위를 차지하면 림프구가 증가합니다. 만약 자율신경의 균형이 무너져서 어느 한쪽으로 기울어진 상태가 지속되면 과립구와 림프구 중 어느 한쪽이 과도하게 늘어나거나 줄어들기 때문에 면역 기능에 이상이 생기지요. 즉 면역력이 떨어지게 됩니다.

Q _ 나이가 들면 면역력이 저하되지 않나요?

A _ 면역에는 누선(淚腺)·편도(扁桃)·장관(腸管) 등에서 세포의 이상 변화를 감시하는 오래된 시스템과 흉선(胸腺)·림프절·비장(脾臟) 등에서 외래 항원에 대항하는 새로운 시스템이 있습니다. 후자인 새로운 면역시스템은 나이가 들면서 그 작용이 약해지지만 전자인 오래된 면역시스템은 오히려 활성화됩니다. 다르게 표현하자면 젊을 때는 새로

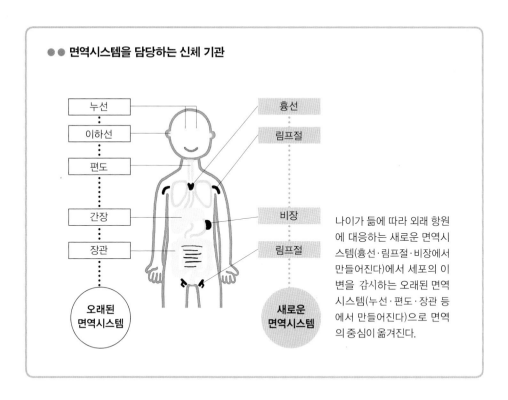

●● 면역시스템을 담당하는 신체 기관

누선
이하선
편도
간장
장관

오래된 면역시스템

흉선
림프절
비장
림프절

새로운 면역시스템

나이가 듦에 따라 외래 항원에 대응하는 새로운 면역시스템(흉선·림프절·비장에서 만들어진다)에서 세포의 이변을 감시하는 오래된 면역시스템(누선·편도·장관 등에서 만들어진다)으로 면역의 중심이 옮겨진다.

운 면역시스템이 중심이 되어 활동하고, 나이가 듦에 따라 오래된 면역시스템이 중심이 되어 체내의 이변을 감시할 뿐만 아니라 외래 항원에도 대응하게 되는 것이지요.

Q _ 홍역에 '두 번 걸리지 않는' 이유는 무엇인가요?

A _ 면역에는 우리 신체에 본래부터 갖추어진 '자연면역'과 살아가는 과정에서 획득한 '획득면역'이 있습니다(29쪽 아래 그림 찾아보기). 우리가 홍역이나 볼거리에 걸리면 그 항원에 대한 항체가 생깁니다. 이것이 획득면역인데 만약 다음에 똑같은 항원이 우리 몸에 들어오면 발병하기 전에 그것을 제거합니다. 그 때문에 홍역에 두 번 걸리는 일은 없는 것이지요. 그런데 감기 바이러스는 그 종류가 엄청난 데다 변이하는 경우도 많습니다. 그래서 획득면역이 기능할 수가 없어 몇 번이고 감기에 걸리게 되는 것입니다.

Q _ 자신의 면역력을 알 수 있는 방법을 가르쳐 주세요.

A _ 체온을 재어 보세요. 인간의 신체가 활발하게 기능하기 위해 필요한 심부체온은 37.2℃입니다. 겨드랑이 체온으로는 36. 5℃ 전후가 됩니다. 혈관을 수축 또는 확장시켜 가며 열의 방출을 제어해서 체온을 유지하는 것이 바로 자율신경입니다. 그래서 자율신경의 균형이 무너지면 체온이 저하되는 것이지요. 면역력은 자율신경과 연동하고 있기 때문에 겨드랑이 체온이 36℃ 이하인 저체온의 사람은 면역력이 떨어져 있을 가능성이 높다고 할 수 있습니다.

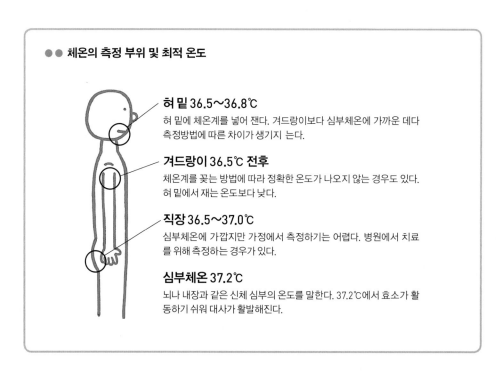

●● **체온의 측정 부위 및 최적 온도**

혀 밑 36.5~36.8℃
혀 밑에 체온계를 넣어 잰다. 겨드랑이보다 심부체온에 가까운 데다 측정방법에 따른 차이가 생기지 는다.

겨드랑이 36.5℃ 전후
체온계를 꽂는 방법에 따라 정확한 온도가 나오지 않는 경우도 있다. 혀 밑에서 재는 온도보다 낮다.

직장 36.5~37.0℃
심부체온에 가깝지만 가정에서 측정하기는 어렵다. 병원에서 치료를 위해 측정하는 경우가 있다.

심부체온 37.2℃
뇌나 내장과 같은 신체 심부의 온도를 말한다. 37.2℃에서 효소가 활동하기 쉬워 대사가 활발해진다.

면역과 질병의 상관관계를 파악하는
Q&A

Q _ 과립구가 늘어나면 우리 몸은 어떻게 되나요?

A _ 자율신경은 교감신경과 부교감신경이 균형을 이루며 작용합니다. 자율신경과 연동하는 면역시스템에서는 교감신경이 우위를 차지하면 과립구가 증가합니다. 과립구는 항원을 삼켜서 파괴하는 한편 화농성 염증을 일으킵니다. 그런데 만약 교감신경 우위 상태가 지속되어 과립구가 지나치게 늘어나면 항원뿐만 아니라 체내조직마저 파괴하고 말지요. 결국 체내에 염증을 일으키게 됩니다. 게다가 교감신경 우위 상태에서는 혈관이 수축하고 그로 인해 혈액의 흐름이 나빠져서 가슴이 두근거리거나 손발이 차가워지는 증상이 나타납니다. 여기에 과립구의 과잉 증가분만큼 림프구가 줄어들기 때문에 림프구가 담당하는 작은 이물질이나 암세포를 처리할 수 없게 됩니다.

또한 과립구의 증가가 지속되면 새로운 문제가 발생합니다. 우리 몸의 면역시스템이 '지금 이 상태를 어떻게라도 수습하지 않으면 안 된다'며 부교감신경을 과잉반응하게 만들기 때문입니다. 그렇게 되면 갑자기 의욕이 뚝 떨어지고 무력감에 빠져 멍해지기도 합니다. 결국 자율신경이 어느 한쪽으로 지나치게 기울어진 불균형 상태에서는 면역력도 크게 떨어지고 맙니다.

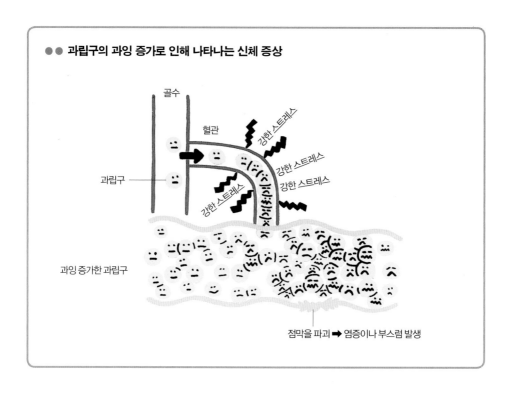

●● 과립구의 과잉 증가로 인해 나타나는 신체 증상

골수

혈관

강한 스트레스

강한 스트레스

강한 스트레스

과립구

강한 스트레스

과잉 증가한 과립구

점막을 파괴 ➡ 염증이나 부스럼 발생

Q _ 면역력이 떨어져 발생하는 질병에는 어떤 것이 있나요?

A _ 구체적인 병명을 들자면 암, 위궤양 등의 궤양성 질환, 당뇨병, 통풍, 갑상선기능 장애, 급성폐렴, 충수염, 화농성 편도염, 구내염, 여드름, 피부질환, 피부색소 침착, 주름, 동맥경화 등이 있습니다. 여기에 혈액순환장애에서 비롯되는 심근경색이나 고혈압, 어깨결림, 요통, 신경통, 관절류머티즘, 그리고 배설·분비 기능의 저하로 오는 변비도 있지요. 모든 질병이 면역기능의 장애 때문에 발생한다고 해도 결코 지나친 말이 아닙니다. 게다가 면역력이 저하되면 치유력이 작용하지 않아 질병이 쉽게 낫지 않습니다. 여기에 교감신경의 긴장으로 인해 불안이나 초조감 또는 불면과 같은 증세가 나타나서 겪게 되는 정신적인 트러블도 큰 문제가 됩니다.

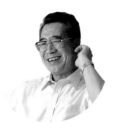

"증상은 회복을 위한 치유반응입니다.
그래서 면역력을 높이는 것이 중요합니다.
약으로 증상을 억제한다 해도 결코
근본적인 해결책은 될 수 없기 때문입니다."

Q _ 부교감신경이 우위 상태면 건강하다는 뜻인가요?

A _ 그렇지는 않습니다. 만약 부교감신경 우위 상태가 지속되면 면역 과잉상태가 되고 맙니다. 그렇게 되면 증가한 림프구가 일반적인 물질(특정 식품, 집먼지, 동물의 털, 꽃가루 등)까지 항원으로 인식해서 항체를 만들어 버리는 경우가 있습니다. 그리고 그러한 물질이 신체에 침입하면 곧바로 항체가 작용해서 이를 배설하고자 합니다.

이것이 바로 알레르기성 피부염이나 기관지천식, 꽃가루 알레르기, 두드러기와 같은 알레르기 질환입니다. 운동 부족과 과식하기 쉬운 현대인의 생활은 지나치게 신체를 과보호하는 경향이 있지요. 그 결과 과도한 부교감신경의 우위 상태로 앞서 말한 질환들로 고통받는 사람이 늘고 있습니다. 신체의 불쾌 증상을 호소하는 사람들이 겪는 증상 중 약 70%는 교감신경의 과도한 긴장에서 비롯된 것이고, 30%는 부교감신경 우위 상태에서 기인하는 것으로 보고 있습니다.

Q _ 발열, 발진, 통증은 왜 일어나는 건가요?

A _ 감기에 걸렸을 때는 림프구가 감소해서 면역력이 저하된 상태입니다. 그래서 감기의 병원체와 싸우기 위해 신체는 열을 내서 체온을 올림으로써 림프구를 증가시키려고 합니다. 이것이 바로 감기에 걸렸을 때 나는 고열입니다.

한편 면역세포의 작용으로 우리 몸에 해가 되는 물질을 몸 밖으로 내보내려는 상태가 곧 발진입니다. 또한 정체되어 있던 혈류가 면역 작용으로 흐르기 시작할 때 일어나는 통증도 있습니다. 요통이 바로 그런 것이지요. 요통은 보통 활동 후에 잘 일어나는데, 활동 시의 움직임이 원인이 되어 젖산 등이 쌓이게 되면서, 이것이 방해가 되어 혈액의 흐름이 나빠지게 됩니다. 그러면 면역기능이 이런 혈류의 상태를 개선하려고 자연치유력을 발휘해서 프로스타그란딘(prostaglandin)이라

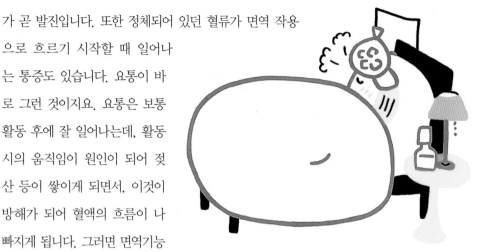

감기에 걸렸을 때 고열이 나는 것은 체온을 올림으로써 림프구를 증가시켜 감기의 병원체와 싸우고자 하는 면역의 작용에서 비롯된 것이다. 따라서 열이 날 때는 체력을 소모하지 않고 휴식을 취하면서 자연적으로 회복되기를 기다린다.

는 물질을 내보냅니다. 이것은 혈관의 확장에 필요한 물질이지만 동시에 발열이나 통증도 일으키기 때문에 요통이 일어나는 것이랍니다.

즉 발열이나 통증과 같은 증상의 대부분은 면역력이 작용하기 때문에 일어나는 치유반응인 것입니다. 고장 난 신체에 대한 보수 관리 작용인 셈이지요.

Q _ 약물이 면역력을 저하시킨다고 하는데 사실인가요?

A _ 증상의 대부분은 면역력의 치유반응입니다. 약으로 증상을 억제한다고 해도 질병의 원인이 제거된 것은 아니기 때문에 결국 근본적인 치료는 못한 셈이지요. 치료는 커녕 면역이 제거하려고 애쓰는 이물질을 우리 몸속에 붙잡아 두는 꼴이 됩니다. 게다가 진통제나 해열제, 소염제, 수면제 등은 증상을 완화시키지만 한편으로는 면역력을 떨어뜨리는 부작용이 있습니다. 그 결과 증상이 일시적으로는 가벼워져도 곧 다시 재발하고 맙니다. 그렇게 되면 면역력의 저하로 인해 증상이 더욱 악화되고 신체에는 약

●● 약의 과다 복용이 증상을 악화시킬 수 있다

발열·통증·가려움증 등이 나타난다.

진통제·해열제·가려움증 완화제 등의 약을 복용한다.

증상은 일시적으로 완화되지만 복용한 약이 교감신경을 자극한다.

교감신경 우위 상태가 되어 혈액순환장애 등이 나타난다.
게다가 증상의 근본 원인이 해결된 것은 아니다.

증상이 악화된다.

의 내성까지 생겨서, 결국 보다 많은 약을 써야 하는 악순환에 빠지게 되지요. 우리 신체에는 어떠한 치료약보다도 뛰어난 효과를 가진 면역시스템이 있습니다.

면역력이 높으면 대부분의 질병은 호전됩니다. 지금 면역력이 작용하기 때문에 내 몸에 이런 증상이 나타나는구나 하고 충분히 이해하고 받아들이도록 하세요. 그리고 약은 꼭 필요할 때에 한해서 적절하게 사용하기 바랍니다.

면역력 강화를 위한
Q&A

Q _ 스트레스가 많은 현대인은 면역력이 약한가요?

A _ 현대사회는 스트레스 사회일 뿐만 아니라 화학물질이 범람하고 지나치게 편리함을 추구하는 사회입니다. 이런 점만 보아도 그 속에서 생활하는 현대인은 면역력이 약하다고 할 수 있습니다. 스트레스나 환경의 악화로 인해 교감신경이 지속적으로 자극을 받아 면역력이 저하되는 것은 물론이고 포식과 편리함을 추구하는 것이 일상화된 현대인은 신체를 과보호하는 경향이 있습니다. 게다가 부교감신경을 우위 상태로 만드는 단것을 입에 달고 사는 데다 탄산음료도 끊임없이 마셔대고 있지요. 또한 무엇이건 간에 살균·멸균함으로써 체내의 면역 기능조차 과잉보호하는 것도 문제입니다. 너무 편하고 느슨한 생활로 인해 림프구가 늘어나도 지나치게 깔끔한 환경에서는 항원이 적다 보니, 본래는 이물질이 아닌 꽃가루나 특정 식품에까지 반응하고 마는 것이지요. 요즘 어린이들에게 알레르기 질환이 많은 것도 바로 이 때문이라고 생각됩니다.

스트레스

약

편중된 식사

운동 부족

단것

면역력의 저하

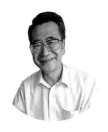

"면역력을 높이는 3대 포인트는
생활습관·식사·호흡입니다."

Q _ 면역력이 떨어지는 가장 큰 원인은 무엇인가요?

A _ 약물이 면역력을 떨어뜨린다는 것은 앞에서도 말씀드렸습니다. 다른 원인으로는 영양을 고르게 섭취할 수 없는 편중된 식사나 운동 부족을 들 수 있습니다. 잘못된 생활습관은 면역력을 떨어뜨립니다. 또한 평소 입으로 호흡하는 사람은 조심해야 합니다. 입으로 하는 호흡은 얕은 호흡이 되고 얕은 호흡은 교감신경을 우위 상태로 만듭니다. 부교감신경이 우위 상태가 되도록 하려면 입이 아닌 코로 숨을 쉬면서 깊고 천천히 호흡하는 습관을 들여야 합니다.

그러나 다른 무엇보다도 면역력 저하의 가장 큰 원인은 바로 스트레스입니다. 스트레스는 교감신경을 자극하는 데다 쉽사리 해소되지 않기 때문에 자율신경의 불균형이 지속되기가 쉽지요. 결국 자율신경의 균형이 무너지고 이와 동시에 면역력도 저하됨으로써 예상치 못한 신체적 질병을 겪게 됩니다. 실제로 무거운 질병을 앓았던 사람들 중에는 다양한 스트레스를 가지고 있었던 경우가 많았습니다.

Q _ 면역은 자기 스스로 제어할 수 있나요?

A _ 우리는 면역력 자체를 제어하거나 높일 수는 없습니다. 그러나 식사나 운동, 수면, 스트레스의 경감 등 생활방식과 습관을 통해 자율신경을 제어할 수는 있습니다. 그렇기 때문에 생활의 개선이나 스트레스의 해소를 통해 교감신경과 부교감신경의 불균형을 바로잡아 의식적으로 자율신경의 균형을 지키도록 노력해야 합니다. 자율신경이 정상적으로 기능하면 면역력도 저절로 높아집니다. 면역력이 높아지면 우리 신체는 질병

과 스트레스에 강해질 것이고, 그러면 자율신경의 균형은 쉽게 무너지지 않습니다.

Q _ 식사로도 면역력이 달라질 수 있나요?

A _ 식사는 자율신경과 깊은 관련이 있습니다. 원래 소화 활동은 부교감신경의 작용으로 이루어지기 때문에 식사하는 행위는 스트레스를 해소해서 자율신경의 균형을 바로잡는 효과적인 방법이지요. 그렇다고 해서 무얼 먹던 간에 면역력이 높아지는 것은 아닙니다. 식품에는 부교감신경을 우위 상태로 만드는 것과 교감신경을 우위 상태로 만드는 것이 있는데, 교감신경을 가장 자극하는 것은 바로 염분입니다. 그래서 요리에 염분을 지속적으로 과도하게 사용하면 교감신경 우위 상태가 이어지면서 면역력이 약해질 수 있습니다. 이와 반대로 부교감신경을 우위 상태로 만드는 것은 마그네슘이나 칼슘, 칼륨과 같은 미네랄입니다. 미네랄을 함유한 식품으로는 현미나 해조류, 채소 등을 들 수 있는데, 이들 식재료에는 식이섬유도 풍부하게 함유되어 있습니다.

최근에는 염분 섭취량을 되도록 줄이려고 애쓰는 사람들이 많아졌습니다. 그런데 반대로 염분이 지나치게 부족해도 문제가 됩니다. 특히 아이들이 기운이 없는 경우는 염분이 부족한 건 아닌지 의심해 볼 수 있습니다. 이때는 된장국 같은 음식으로 염분을 보충할 필요가 있습니다.

Q _ 식사 외에 면역력을 높이는 방법은 무엇인가요?

A _ 기분 좋을 정도의 적당한 운동을 하는 습관을 가지는 것입니다. 또한 미지근한 물에 느긋하게 몸을 담그고 있으면 몸의 중심에서부터 차츰 온기가 느껴지고 부교감신경이 우위 상태가 되어 면역력이 높아집니다. 또 몸과 마음의 긴장이 풀리고 밤에 잠도 푹 자게 된답니다. 실제로 면역력이 낮은 사람을 보면 대충 세수만 하거나 후다닥 샤워로 끝내는 경우가 대부분이더군요.

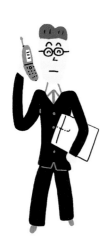

육식 중심의 식사를
즐기는 사람은
과립구형

쉽게 화를 낸다

정열적이고 활동적이다

활기차고 쾌활하다

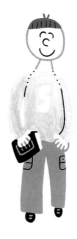

채식 중심의 식사를
즐기는 사람은
림프구형

성격이 온화하다

느긋하고 낙천적이다

스트레스에 강하다

　면역력을 높이는 또 다른 방법은 바로 스트레스를 지혜롭게 해소하는 것입니다. 사실 현대사회에 살면서 아무런 스트레스 없이 생활하는 사람은 아마 없을 겁니다. 스트레스가 오로지 나만의 것은 아니라는 뜻이지요. 게다가 스트레스는 이따금 삶의 활력소가 되기도 합니다. '나는 반드시 이렇게 하고 싶다'거나 'ㅇㅇ을 꼭 달성해야지' 하는 의지가 있기 때문에 우리는 활기차게 생활할 수 있고 또 무언가에 열중하고 열심일 수 있는 게 아닐까요? 스트레스와 맞서 싸우지 말고 친구처럼 지내면서 적당한 활동과 휴식으로 생활의 리듬을 주어 면역력을 높이도록 하세요.

Q _ 면역력을 높이는 즉효약은 있나요?

A _ 예. 바로 호흡입니다. 스트레스가 있을 때는 폐가 압박되어 호흡이 얕아집니다. 얕은 호흡은 교감신경을 자극하기 때문에 더욱더 과민해집니다. 이때는 부교감신경을 우위 상태로 만드는 깊은 호흡으로 긴장을 풀어 보세요. 또 탄산가스는 체액을 정상범위 내에서 알칼리로 기울게 해 긴장을 풀어 주는 효과가 있습니다. 긴장되거나 안절부절못할 때는 탄산을 섭취하는 것이 효과적입니다. 적당량의 맥주나 탄산음료로 기분 전환을 해 보는 것도 좋겠지요.

먹어서 활력을 얻는
면역력을 높이는
식사법

곳곳에서 오는 스트레스를 늘 준비 없이 맞아야 하는 현대인은 교감신경 우위 상태가 되기 쉽고 이로 인해 면역력이 저하되는 경향이 있다. 건강을 지키려면 면역력을 높이는 생활이 일상화되도록 해야 한다. 그중에서도 우리가 매일 먹는 식품과 식사는 면역력을 높이는 중요한 열쇠다. 지금부터 자율신경의 균형을 바로잡아 면역력을 높이는 아보 도오루식 식사법을 소개한다.

미네랄이 면역력을 높인다

앞서 말한 대로 식품 중에는 교감신경을 우위 상태로 만드는 것이 있는가 하면 부교감신경을 우위 상태로 만드는 것도 있다. 나트륨을 함유한 소금기가 많은 식품은 교감신경을 자극해서 혈관을 수축하고 심신을 흥분 상태로 만든다.

이와 반대로 부교감신경을 자극해서 심신의 안정을 촉진하는 것은 마그네슘과 칼륨, 칼슘 등이다. 한편 소화관의 활동을 활발하게 하는 식이섬유도 부교감신경을 우위 상태로 만든다. '전체식품'인 현미를 비롯한 해조류, 채소, 버섯 등은 미네랄과 식이섬유를 균형 있게 섭취하기에 더할 나위 없이 좋은 식품이다. 매일 식탁에 꼭 올리기를 권한다. 또한 매실장아찌처럼 배설반사(60쪽의 '기피식품 찾아보기')를 촉진하는 식품 등도 면역력 향상에 좋다.

'반드시 ~해야 한다'가 문제를 일으킨다

그러나 식사에 지나치게 민감하거나 집착하는 것은 문제가 될 수 있다. 아무리 몸에 이로운 것이라도 먹는 것 자체가 스트레스가 되어서는 아무 소용이 없다. 식사를 즐기는 것도 면역력을 높이는 방법 가운데 하나다. 자신의 체질과 생활습관을 잘 파악하고 점검해서 자신에게 맞는 식재료를 골라 식단을 꾸미도록 한다.

예를 들면 어린이나 청소년, 운동선수와 같이 활동량이 많은 경우라면 현미나 채소만 고집할 것이 아니라 먹어서 바로 활력을 얻을 수 있는 백미나 육류를 적극적으로 섭취하는 편이 현명할 수도 있다. 또한 이 책에서 소개하는 면역력을 높이는 식사법을 지키다 보면 "왠지 채소가 더 먹고 싶다"거나 "오늘은 좀 싱겁게 먹어야지"라며 지금 모자라거나 지나친 영양분을 우리 몸 스스로가 가르쳐 줄 것이다.

우리 몸이 들려주는 목소리에 귀 기울여서 하루하루 내 몸이 꼭 필요로 하는 식사를 하도록 노력한다면 건강과 즐거움이 함께 할 것이다.

아보 도오루의 면역력을 높이는 식사법

1. 전체식품을 먹는다
2. 발효식품을 먹는다
3. 식이섬유를 충분히 섭취한다
4. 기피식품을 먹는다
5. 체온을 높이는 식사를 한다
6. 적당량의 수분을 섭취한다
7. 연령에 알맞은 식재료를 선택한다
8. 원칙에 얽매이지 않고 즐겁게 먹는다

"면역력을 높이는 식사로 몸도 마음도 건강하답니다.
그러나 식사할 때 규칙을 정해 놓고
거기에 집착하거나 얽매이지는 않습니다."

약 3년 전에 우리 가족은 '현미 동아리'를 결성하고 지금도 그 활동을 계속하고 있다. 아침식
사로 현미밥을 가볍게 한 그릇 먹고 현미밥을 도시락으로 싸 가서 점심식사로 먹는다. 저녁식
사는 곧잘 반주를 곁들이기 때문에 '과음'했다 싶으면 밥은 거르고 얼마 마시지 않았으면 양
을 줄여 먹는다. 하루 분량의 섭취 에너지는 저녁식사로 조절한다. 현미는 백미보다 맛이 진
하고 향이 구수하기 때문에 반찬도 저절로 그 맛에 맞추어 바뀌게 되었다. 매일 채소와 생선
을 거르지 않고 육류는 적당히 1주일에 한두 번 정도 먹는다.

그렇지만 내가 제일 좋아하는 연어알젓이나 대구알젓이 상에 오를라치면 주저하지 않고 백
미밥을 선택한다. 연어알젓은 맛이 담백한 백미밥과 먹어야 제 맛이기 때문이다. '꼭 현미밥'
만 먹겠노라 굳은 결심을 한 것은 아니다. 마음속에 마치 원칙처럼 정해 놓으면 오히려 스트
레스가 될 수 있기 때문이다. 그래서 어느 한 가지만 고집하기보다는 면역력을 높이는 식품을
여러 가지 고루 그리고 즐겁게 먹으려고 노력한다. 이러한 식생활이 벌써 3년째 이어지고 있
다. 지금 내 몸의 상태는 매우 좋은 편이다. 평열이 높아져서 손발이 따뜻해지고 전신의 혈액
순환도 원활해졌다. 요즘은 감기도 잘 들지 않는다. 면역력이 높아졌기 때문이다.

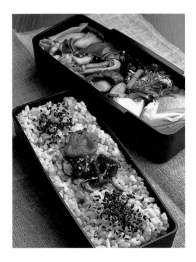

이날의 도시락은 주식인 현미밥에 '기피식품'인 매실장
아찌를 얹고 '전체식품'인 깨를 뿌렸다. 반찬으로는 채소
와 오징어무침, 절임식품, 해조류, 과일 등을 담았다. 마실
것은 녹차로 준비했다. "식사에 원칙 따위는 정해 놓지 않
습니다. 다만 여러 종류의 것을 먹으려고 애쓸 따름이지
요." 아보 도오루 박사의 도시락은 매일 부인이 직접 만든
다. 부인은 아보 도오루식 면역 식단의 가장 큰 이해자이
자 지지자이기도 하다.

'전체식품'을 먹는다

　면역력을 높이는 식사의 기본은 영양의 균형이다. 그러한 식사의 우등생 식재료가 바로 아보 도오루 박사도 주식으로 먹는다는 현미다. 현미에는 세포의 원료가 되는 단백질과 면역의 열쇠가 되는 미네랄과 식이섬유, 신진대사를 촉진하는 비타민 등 신체에 필요한 영양소가 고루 함유되어 있다. 벼에서 겉껍질만 벗긴 현미에는 싹을 틔우는 능력을 가진, 하나의 생명을 유지하기 위한 영양소가 빈틈없이 가득 차 있다. 그와 같은 힘을 가진 영양을 현미를 통해 우리 신체가 받아들이는 것이다. 현미와 마찬가지로 발아하는 힘을 지닌 콩이나 깨, 머리부터 꼬리까지 모두 먹을 수 있는 뼈째 먹는 생선과 잔새우 등도 '전체식품'이다. 정백 가공한 부분식품에서 얻기 힘든 영양소를 전체식품을 통해 섭취함으로써 면역력을 향상시킨다. 전체식품에 대한 좀 더 자세한 내용은 134쪽을 찾아본다.

현미 당질, 미네랄, 비타민, 단백질 등 신체에 필요한 영양소의 대부분을 균형 있게 함유한 면역력 향상의 우등생 식재료다.

뼈째 먹는 생선 작은 전갱이, 열빙어, 멸치 등 머리부터 꼬리까지 다 먹을 수 있는 뼈째 먹는 생선에는 양질의 단백질과 칼슘이 들어 있다.

깨 양질의 지질과 단백질, 칼슘이 풍부하다. 예부터 자양강장을 위한 만능약으로 여겨져 애용되어 왔다.

콩 양질의 단백질과 당질, 비타민, 미네랄, 식이섬유가 풍부하다. 콩은 '밭에서 나는 쇠고기'라고도 불린다.

잔새우 껍질째 먹을 수 있는 사쿠라새우, 민물새우, 마른 새우 등이 있다. 각종 영양소는 물론 껍질에 키틴질이라는 동물성 식이섬유가 함유되어 있다.

'발효식품'을 먹는다

발효식품이란 미생물의 작용에 의해 발효 및 숙성시킨 식품을 말한다. 채소를 소금이나 쌀겨로 절여 자연발효시킨 절임식품, 우유를 유산균으로 발효시킨 요구르트, 콩을 황국균으로 발효시킨 일본의 된장과 간장, 콩을 낫토균으로 발효시킨 낫토 등이 있다. 이들 발효식품을 먹으면 미생물 자체를 섭취할 수 있다.

이들 식품에는 식재료 고유의 영양소 외에도 미생물 자체가 지닌 영양소와 유효성분이 함유되어 있다. 여기에 발효 과정에서 생기는 효소까지 더해져서 우리 신체의 면역기능이 쑥쑥 자라도록 해 준다. 또한 미생물의 분해능력에 의해 식품의 소화흡수가 좋아지는 것도 발효식품의 특징 중 하나다. 독특한 감칠맛과 풍미를 가진 발효식품을 매일 우리 식탁에 올리자. 식욕과 면역력이 함께 높아질 것이다. 발효식품에 대한 좀 더 자세한 내용은 176쪽을 찾아본다.

절임식품
소금절임, 누룩절임, 술지게미 절임, 쌀겨절임 등이 있다. 미생물의 발효작용에 의해 채소의 유익한 작용이 강화된다.

미소된장
찐 콩에 황국균을 첨가해서 발효·숙성시킨 것이다. 콩의 풍부한 영양과 발효·숙성 과정에서 생성된 비타민의 신진대사 촉진 효과가 주목을 받고 있다.

낫토
찐 콩을 낫토균으로 발효시킨 것이다. 콩 고유의 영양성분에 낫토균에 의해 생성된 비타민 K_2, 낫토키나제(nattokinase) 등이 더해진 건강식품이다.

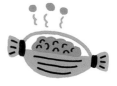

요구르트
우유 등을 유산균이나 효모로 발효시킨 것이다. 장의 활동을 활성화시켜 면역력을 높여 준다.

'식이섬유'를 충분히 섭취한다

식이섬유는 인간의 소화효소만으로는 거의 소화되지 않는다. 식이섬유가 풍부한 식재료는 대개 씹는 질감이 거칠거나 질긴 것이 많기 때문에 자연히 씹는 횟수가 늘고 이로 인해 타액의 분비가 촉진된다. 또한 식이섬유는 소화관 내에서 수분을 흡수하여 팽창함으로써 변의 부피를 늘린다. 이것이 장관을 자극하여 결과적으로 장의 활동이 활발해진다. 이러한 저작·소화·배설의 작용을 지배하는 것은 다름 아닌 부교감신경이다. 즉 식이섬유는 부교감신경을 자극해서 우위 상태로 만든다. 그 결과 혈액순환이 좋아져서 체온도 높아진다.

더욱이 식이섬유는 농약처럼 우리 몸에 불필요한 이물질이나 과산화지질을 흡착해서 변과 함께 배출한다. 장 속이 깨끗해지면 소화를 돕는 유익균이 늘어나고 그 결과 면역력이 높아진다. 또한 씹는 횟수가 많으면 포만감이 쉽게 느껴지기 때문에 다이어트에도 도움이 된다. 식이섬유에 대한 좀 더 자세한 내용은 212쪽을 찾아본다.

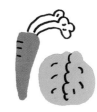

채소
녹황색 채소, 담색 채소, 뿌리채소는 식이섬유와 비타민, 미네랄을 섭취하기에 안성맞춤인 식품이다.

해조류
톳, 미역, 김, 다시마 등의 해조류는 바다의 미네랄 성분을 여러 종류 함유하고 있으며 식이섬유도 풍부하다.

버섯
식이섬유의 함유량은 높은 반면 칼로리는 매우 낮다. 베타글루칸(β-glucan)을 함유하고 있어 면역력 향상도 기대할 수 있다. 비타민D도 풍부하다.

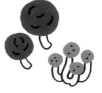

'기피식품'을 적당량 먹는다

매실장아찌나 생강 특유의 풍미가 가벼운 자극이 되어 피곤했던 몸이 개운해진 느낌을 받은 적은 없는지? 우리 신체의 세포도 그와 비슷한 영향을 받는다.

신맛의 대표선수인 식초와 매실장아찌, 쓴맛이 나는 여주, 매운맛이 있는 생강이나 차조기처럼 특유의 풍미가 특징인 이들 식품은 우리 몸이 꺼리고 싫어하는 '기피식품'이다. 즉 우리 몸이 섭취하고 싶지 않은 불쾌한 식품인 것이다. 그 때문에 우리 몸에 그러한 식품이 들어오면 위장이 활발하게 활동해 불쾌물질을 배설하려고 하는 '배설반사'가 일어난다. 이것은 부교감신경에 의한 반응인데 이 반응을 위해 부교감신경이 우위 상태가 된다.

한 가지 주의할 것은 소량으로도 배설반사를 일으키는 '기피식품'은 과도하게 섭취할 경우 위장에 부담을 주는 등의 문제가 생길 수 있다는 점이다. 그래서 알맞은 양을 적절한 방법으로 섭취해야 한다. 기피식품에 대한 좀 더 자세한 내용은 246쪽을 찾아본다.

신맛 식품

식초, 매실장아찌, 키위, 레몬 등이 있다. 식욕증진, 소화능력 증강, 살균작용, 피로회복 작용이 있다.

쓴맛 식품

차조기, 여주, 강황, 차 잎 등이 있다. 자양강장 작용이 있고 소화와 배설을 촉진한다. 소염작용과 불안이나 초조감을 해소하는 효과도 있다.

매운맛 식품

생강, 파, 겨자, 고추, 무, 마늘, 후추 등이 있다. 혈액순환을 촉진하는 작용이 있다.

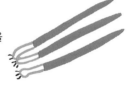

'체온을 높이는 식사'를 한다

생명활동에 반드시 필요한 효소가 활발하게 작용하기 위한 체내온도(심부온도)의 최적 상태는 37.2℃이다. 이 체온을 유지하기 위해 자율신경이 체온을 제어하는 것이다. 그런데 자율신경의 균형이 어느 한쪽으로 계속 기울게 되면 제어가 제대로 되지 않아 체온이 저하된다. 체온이 떨어지면 면역력도 저하된다. 그래서 우리 몸을 따뜻하게 하는 것이 바로 면역력을 유지하는 비결인 것이다. 그런데 이때 주의해야 할 것이 바로 찬 음식물이다. 많은 사람들이 즐겨 찾는 '목욕 후 찬 맥주 한 잔'은 몸을 차게 한다는 점에서 결코 권할 만한 것이 못 된다.

특히 몸이 쉽게 차가워지는 겨울철에는 더욱 조심해야 한다. 뜨끈한 국물 요리나 따뜻한 차 종류, 소화관의 활동을 촉진해서 혈액순환을 좋게 하는 식이섬유가 풍부한 식품처럼 몸 중심에서부터 따뜻해지는 음식물을 섭취하는 것이 좋다. 한편 동양의학에서는 '온성(溫性)'이나 '열성(熱性)' 성질을 가진 식재료가 몸을 따뜻하게 해 준다고 본다(282쪽 찾아보기). 체온을 높이는 식단을 꾸밀 때 참고하면 도움이 될 것이다.

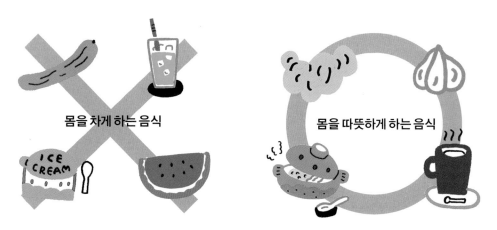

몸을 차게 하는 음식   몸을 따뜻하게 하는 음식

적당량의 수분을 섭취한다

비뇨기를 자극해서 소화를 촉진하는 수분은 부교감신경의 기능을 활성화한다. 우리 신체는 소변이나 땀 등을 통해 하루에 약 2.5ℓ나 되는 수분을 배출한다.

그런데 식사나 체내 합성 등으로 보급되는 수분은 약 1.3ℓ 정도에 불과하다. 따라서 적어도 1.2ℓ의 수분을 보충하지 않으면 우리 신체는 건조한 상태가 되고 만다. 수분이 부족하면 혈액의 농도가 높아져서 혈액이 끈적끈적하고 탁해진다. 그 결과 혈액순환이 나빠져서 몸이 차가워지고, 말초신경까지 혈액이 도달하지 못해서 체내의 산소와 영양분이 우리 몸 구석구석까지 전달되지 못한다.

그렇다고 수분을 지나치게 많이 섭취하면 위산을 묽게 해서 소화불량을 일으킬 수 있으므로 섭취량을 알맞게 조절해야 한다. 매끼 식사에서 국물이 있는 음식을 먹더라도 그 외에 하루에 1.2ℓ의 수분을 따로 섭취해야 한다.

●● **하루 동안 신체에서 일어나는 수분의 보급과 배출**

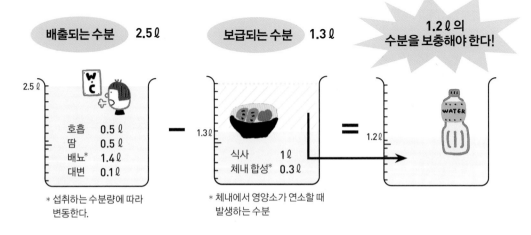

배출되는 수분 **2.5ℓ**

보급되는 수분 **1.3ℓ**

1.2ℓ의 수분을 보충해야 한다!

2.5ℓ

호흡 0.5ℓ
땀 0.5ℓ
배뇨* 1.4ℓ
대변 0.1ℓ

1.3ℓ

식사 1ℓ
체내 합성* 0.3ℓ

1.2ℓ

* 섭취하는 수분량에 따라 변동한다.

* 체내에서 영양소가 연소할 때 발생하는 수분

연령에 알맞은 식재료를 선택한다

　현미는 영양소를 균형 있게 함유한 이상적인 식품으로 면역력 강화에 있어서는 따라올 자가 없는 우등생이다. 그러나 그렇다고 해서 현미가 누구에게나 좋은 것은 아니다. 어린이나 청소년, 운동선수와 같이 활동량이 많은 경우 오래 씹어야 하고 소화흡수도 더딘 현미로 활력을 얻으려 하는 것은 적절한 선택이 아니다. 오히려 섭취하자마자 신속하게 에너지로 바뀌는 백미 쪽이 쉽게 힘을 얻을 수 있다. 또한 이 책에서 소개하는 '면역력을 높이는 1주일 식단(78쪽 찾아보기)'에서는 육류 섭취가 1주일에 한두 번 정도로 적은 편이지만, 활동량이 많은 사람은 이보다 많은 양을 먹어서 육류가 가진 즉효성 있는 에너지를 이용하는 것이 좋다.

　더욱이 젊을 때는 어느 정도의 무리나 의욕도 필요하고 그것을 통해 얻는 성취감이나 만족감도 결코 무시할 수가 없다. 백미나 육류를 이용한 식사는 교감신경을 활성화하기 때문에 의욕과 활력이 솟도록 돕는다.

　하루 동안의 활동량과 그 내용은 연령이나 개인에 따라 차이가 있다. 따라서 자신의 현재 상태에 가장 알맞은 식재료와 식사법을 선택하는 것이 좋다.

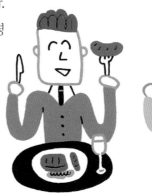
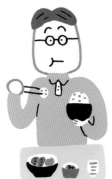

원칙에 얽매이지 않고 즐겁게 먹는다

새삼 말할 필요도 없이 식사는 건강의 근원이며 영양을 고루 갖춘 식사가 우리 몸의 면역력을 높인다. 그렇다고 해서 '하루에 꼭 30가지 품목을 먹어야 한다'거나 '현미밥이 아니면 안 된다'며 스스로 정한 원칙 안에 자신을 가두고 필요 이상으로 식사에 민감한 것도 한번 생각해 볼 문제다. 식사에 대한 신경과민과 집착은 스트레스를 부른다. 아무리 부교감신경을 우위로 만드는 식사를 한들 그 한편에서 스트레스가 교감신경을 자극해서야 무슨 소용이 있겠는가? "오늘은 채소가 좀 부족했던 것 같아. 내일 더 먹으면 되겠지"라거나 "오늘 반찬에는 흰쌀밥이 제격이야"라며 융통성을 발휘하여 '무슨 일이 있어도 꼭 이것만은 지켜야 한다'는 태도는 버리자.

즐겁게 식사하면 심신의 긴장이 풀리고, 음식이 더 맛있게 느껴지며, 식욕도 나고, 스트레스도 해소된다.

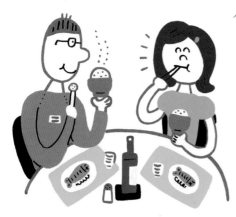

신체가 편안한 상태가 되면 식품의 유익한 성분을 보다 효과적으로 흡수할 수 있다. 지나치게 집착하거나 민감하게 반응하지 말고 즐겁게 먹는다. 이것이 바로 면역력을 강화하는 또 다른 비결이다.

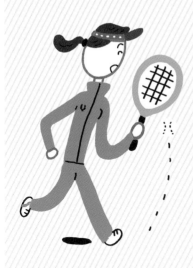

이것으로 나도 면역 우등생!
매일 실천하는
생활 속
면역 강화법

자율신경의 균형이 바로잡히면 면역력은 크게 향상된다.
면역력이 높아지면 신체의 불쾌한 증상도 개선될 것이다.
식사 외에도 흐트러진 자율신경의 균형과
조화를 회복하는 방법에는 여러 가지가 있다.
지금부터 건강을 위한 면역 강화법을 익혀 두자.

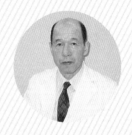

일본 자율신경 면역치료 연구회 이사장 **후쿠다 미노루(福田 稔)**

1939년 후쿠시마 현에서 태어났다. 니가타 대학 의학부를 졸업했다. 주사바늘과 레이저로 피부를 자극해서 혈액순환장애를 개선하고 질병을 치료하는 자율신경 면역요법으로 아토피성 피부염, 교원병, 파킨슨병, 암 등 난치병의 치료에 많은 성과를 올리고 있다. 저서로 『난치병을 고치는 경이의 자락요법(刺絡療法)』, 『암은 고칠 수 있다!』 등이 있다.

손톱 자극요법

손톱 뿌리 양쪽을 세게 누르는 '손톱 자극요법'은 순간적으로 부교감신경을 자극할 수 있다. 아보 도오루 박사와 공동 연구를 통해 '후쿠다-아보 이론'을 정립하고 손톱 자극요법을 개발한 후쿠다 미노루 선생에게 그 자세한 방법을 배워 보자.

자율신경의 불균형을 순식간에 바로잡는다

자율신경인 교감신경과 부교감신경은 어느 한쪽의 작용이 강해지면 다른 한쪽이 약해지도록 마치 시소와 같이 서로 길항작용을 한다. 그런데 자율신경이 어느 한쪽으로 지나치게 기울어져 불균형 상태일 때 이를 순식간에 바로잡아 주는 것이 바로 '손톱 자극요법'이다. 이 요법은 마사지나 침, 지압 등과 동일한 효과를 나타낸다.

손톱 뿌리 부분에는 신경선유(神經線維)가 밀집되어 있어 이 지점을 집중적으로 자극하면 곧바로 자율신경에 전달된다. 그래서 손톱 자극요법을 매일 습관화하면 흐트러진 자율신경의 균형이 바로잡히게 된다. 스트레스가 많은 현대사회에서는 교감신경이 자극되기 쉽고, 이로 인해 교감신경 우위 상태가 지속됨으로써 신체에 이상이 발생하는 사람이 많다.

정해진 손가락의 손톱 뿌리 양쪽을 세게 누르면 부교감신경 우위 상태로 회복될 뿐만 아니라 신체의 이상 증세도 가벼워질 수 있다.

그러나 부교감신경도 지나치게 자극하면 자율신경의 균형을 무너뜨리는 원인이 될 수 있다. 따라서 손톱 자극요법을 실시할 때는 하루에 두세 번을 넘지 않도록 한다. 부교감신경이 우위 상태가 되면 잠이 잘 오기 때문에 특히 잠자리에 들기 전에 할 것을 권한다. 혈액순환도 원활해져서 손이 따뜻해지거나 몸이 가벼워지는 반응이 나타나는 등 반드시 몸 상태에 변화가 일어날 것이다.

물론 면역력도 향상된다. 부교감신경은 면역세포인 림프구를 지배하고 교감신경은 과립구를 지배한다. 자율신경의 균형이 회복되면 면역기능의 균형도 바로잡힌다.

:: 하루에 단 2분 손톱 자극요법으로 그날의 몸과 마음의 긴장을 푼다

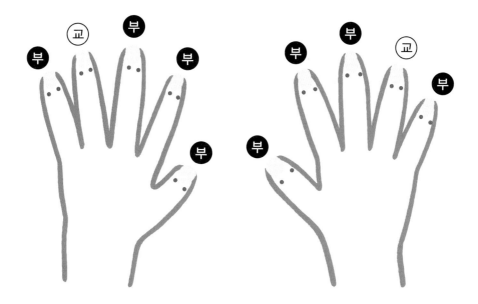

■ 자극점

부교감신경으로 전해지는 양손의 엄지손가락, 집게손가락, 가운뎃손가락, 새끼손가락의 손톱 뿌리의 양쪽 각(그림에서 ● ●로 표시한 지점)을 눌러준다. 단, 약손가락은 누르지 않는다. 약손가락은 교감신경을 자극하기 때문이다. 대부분의 질병이 교감신경 우위 상태로 인해 발생하기 때문에 '손톱 자극요법'에서는 약손가락은 제외한다.

● **주의할 점:** 교감신경을 자극할 목적 이외에는 약손가락의 손톱은 누르지 않는다.

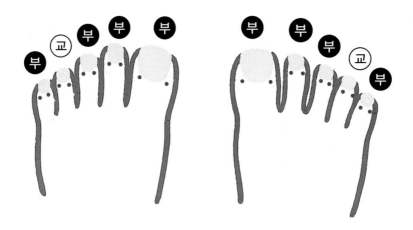

발가락도 발톱 뿌리 양쪽을 눌러 주면 마찬가지의 효과를 얻을 수 있다. 이때도 역시 손의 약손가락에 해당하는 발의 네 번째 발가락은 누르지 않는다.

■ 자극법

엄지손가락과 집게손가락으로 다른 쪽 손의 약손가락을 제외한 각 손가락의 손톱 뿌리 양쪽을 10초간 꾹 눌러 준다. 위가 약하다거나 어깨결림 같은 증상이 있는 사람은 다음에 표기한 '증상별 손톱 자극요법'을 참고로 증상에 해당하는 손톱에 대해서는 20초 동안 눌러 준다. 손톱 자극요법은 꾸준히 매일 지속하는 것이 중요하다. 손톱을 누를 때의 세기는 '조금 아프게' 느껴질 정도가 적당하다. 자극이 너무 약하면 효과가 없다. 그렇다고 피가 맺히거나 멍이 들 만큼 강하게 자극해서는 안 된다.

● **주의할 점**: 부교감신경 우위 상태가 지나쳐도 문제가 되므로 과도하게 자극해서는 안 된다. 하루에 2~3번을 기준으로 실행한다.

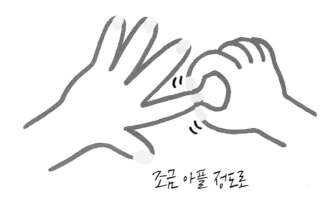

조금 아플 정도로

∷ 증상별 손톱 자극요법으로 체질을 개선한다

약손가락을 제외한 각 손가락을 10초씩 눌러 주는 '손톱 자극요법'. 엄지손가락은 호흡기와 아토피, 집게손가락은 위장, 가운뎃손가락은 귀, 새끼손가락은 심장 등의 순환기나 신(腎)·요로계(尿路系)에 대응하는 신경선유가 밀집되어 있다. 증상에 맞추어 손톱을 자극해서 면역력을 높이고 신체의 불쾌 증상도 경감시키자. 방법은 간단하다. 자신의 증상에 해당하는 손톱을 20초 동안 자극한다. 하반신의 증상을 개선하고자 하는 경우는 네 번째 발가락을 제외한 발톱 자극요법을 권한다.

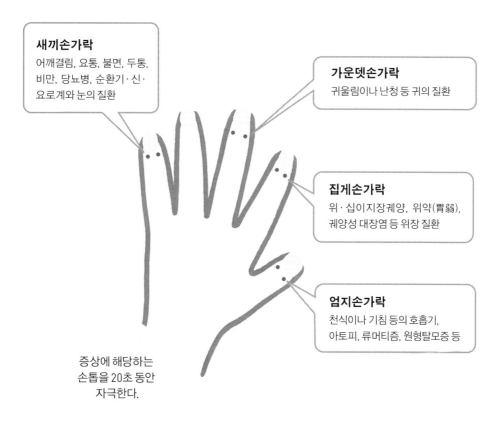

새끼손가락
어깨결림, 요통, 불면, 두통, 비만, 당뇨병, 순환기·신·요로계와 눈의 질환

가운뎃손가락
귀울림이나 난청 등 귀의 질환

집게손가락
위·십이지장궤양, 위약(胃弱), 궤양성 대장염 등 위장 질환

엄지손가락
천식이나 기침 등의 호흡기, 아토피, 류머티즘, 원형탈모증 등

증상에 해당하는 손톱을 20초 동안 자극한다.

적당한 운동

과도한 운동이 교감신경을 자극하는 데 비해 자신의 몸이 원하는 적당량의 운동은 몸과 마음의 긴장을 풀어줘 면역력 향상에 큰 효과를 발휘한다.

적당한 운동으로 몸과 마음을 재충전한다

격렬한 운동을 계속하면 교감신경을 지나치게 자극해서 결국 자율신경의 균형이 무너지고 만다. 물론 운동 부족도 큰 문제다. 신체가 지나치게 편안하면 부교감신경이 줄곧 우위를 차지한다. 몸을 움직이지 않으면 근육도 뼈도 계속 쇠약해지고 만다. 게다가 운동 부족으로 인해 발열을 담당하는 근육이 약해지면 저체온이 되기 쉽다.

평소 신체 활동이 적거나 몸을 거의 움직이려 하지 않는 사람은 특히 주의가 필요하다. 너무 편하고 무기력한 하루하루를 보내다 보면 자신도 모르게 면역력도 신체기능도 저하되고 만다. 적당한 운동으로 근육을 사용하고 운동 후에는 부교감신경이 우위 상태가 되어 기분 좋은 이완감을 느낄 수 있도록 매일 꾸준히 운동을 하는 것이 바람직하다. 산책이나 맨손체조 또는 리드미컬하게 몸을 움직여서 몸에 온기가 느껴지고 땀이 배어 나올 정도로 운동하면 면역력이 높아진다.

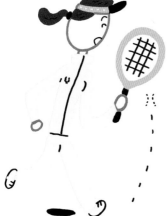

자율신경의 불균형을 그 자리에서 고칠 수 있는 효과 만점의 방법이 바로 호흡이다. 자율신경을 컨트롤하는 호흡법을 익혀 보자.

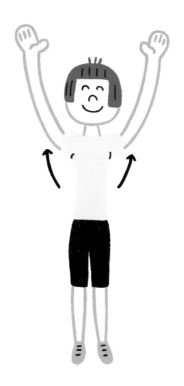

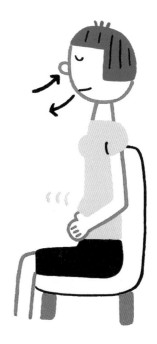

교감신경을 자극하는 흉식호흡

의욕이 솟게 하고 싶다면 흉식호흡을 한다. 양팔을 위로 들고 가슴을 활짝 펴서 심호흡을 한다. 이때 입으로 호흡하지 않도록 주의하면서 의식적으로 코로 호흡한다. 이것을 몇 차례 반복한다.

부교감신경을 자극하는 복식호흡

의자에 앉아 배꼽 아래에 양손을 모으고 눈을 감는다. 코로 숨을 들이마시면서 배를 부풀린다. 그대로 5초간 숨을 멈추고 등을 둥글게 말면서 입으로 크게 숨을 내뱉는다. 이것을 몇 차례 반복한다.

몸을 따뜻하게 한다

평열이 36℃ 이하인 사람은 특히 주의해야 한다. 면역력이 저하되어 있을 가능성이 있다. 지금부터라도 체온을 높이는 생활습관을 갖도록 한다.

평열이 36℃ 이하라면 주의가 필요하다

자율신경은 체내온도를 일정하게 유지하기 위해 땀을 내거나 혈관을 수축 또는 확장시켜서 체온을 제어한다. 그런데 강한 스트레스로 자율신경의 균형이 무너지면 체온 제어가 정상적으로 이루어지지 않아 체온이 떨어진다. 체온이 저하된 상태에서는 림프구와 과립구의 수가 정상 범위를 넘어서게 되고 결과적으로 면역력도 떨어진다.

●● 체온과 면역의 상관 관계

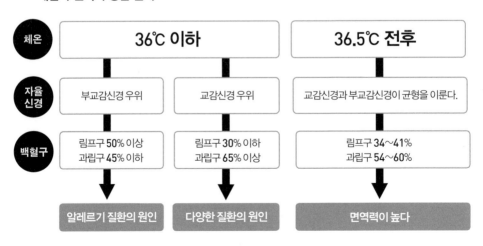

체온	36℃ 이하		36.5℃ 전후
자율신경	부교감신경 우위	교감신경 우위	교감신경과 부교감신경이 균형을 이룬다.
백혈구	림프구 50% 이상 과립구 45% 이하	림프구 30% 이하 과립구 65% 이상	림프구 34~41% 과립구 54~60%
	알레르기 질환의 원인	다양한 질환의 원인	면역력이 높다

특히 체온(겨드랑이 체온)이 36℃ 이하인 사람은 주의가 필요하다. 몸을 따뜻하게 하는 생활습관으로 체온을 올려서 면역력을 높여야 한다. 이 책에서 소개한 '체온을 높이는 식사'(282쪽 찾아보기)와 더불어 적당한 운동을 하는 습관을 갖도록 한다. 운동을 하면 발열을 담당하는 근육이 활성화되어 몸이 열을 내는 것을 돕는다. 또한 욕조에 몸을 담그는 것도 몸을 따뜻하게 하는 방법이다. 에어컨은 몸을 차게 하고 체온 조절 기능을 저하시키므로 냉풍에 과도하게 노출되는 일이 없도록 한다.

⠸ 매일의 목욕 시간을 이용한 체온 상승 입욕법

체온을 유지하거나 높이기 위한 방법 중 가장 효과가 빠른 것이 바로 입욕이다. 그러나 너무 뜨거운 물은 교감신경을 자극해서 심신을 흥분시킬 뿐만 아니라 오래 들어가 있을 수도 없다. 자신의 체온보다 4℃ 정도 높은 '기분 좋고 편안하게' 느껴지는 미지근한 물에 천천히 몸을 담그도록 한다. 바쁠 때는 목까지 물에 담가서 10분 정도 전신욕을 하는 것도 좋다. 시간이 있으면 반신욕을 즐겨 보자. 반신욕은 요탕(腰湯)이라고 불리는 예부터 전해 오는 양생법의 하나다. 몸의 중심에서부터 뜨끈뜨끈 온기가 밀려오면 몸의 긴장이 풀리고 마음도 덩달아 안정될 것이다.

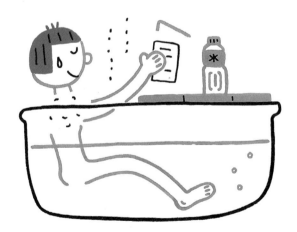

반신욕의 효과
반신욕은 39~40℃의 물에 배꼽 위 정도까지 몸을 담그는 입욕법으로 전신욕에 비해 부담이 적다. 춥게 느껴지면 어깨에 수건을 걸쳐서 몸이 식지 않게 한다. 엉덩이 아래에 작은 의자를 놓고 앉으면 편안한 자세로 반신욕을 할 수 있다. 20분 정도만 몸을 담가도 전신이 후끈거린다. 상당한 양의 땀을 흘리기 때문에 반드시 수분을 보충한다.

스트레스를 해소한다

면역력을 높이는 입욕법이나 식사법도 과도한 스트레스 앞에서는 제 효과를 발휘하지 못하고 결국 면역력이 저하되고 만다. 건강을 위해서는 스트레스를 다스릴 줄 아는 지혜가 필요하다.

스트레스에 적응하는 여유를 갖자

과로와 무리한 생활, 실타래와 같이 복잡한 인간관계의 오해와 충돌. 여기에 스멀스멀 밀려오는 고독과 불안, 더 크게는 환경과 먹을거리의 오염에 이르기까지 물리적 스트레스에 무방비로 노출되는 현대사회는 그야말로 스트레스 사회다.

스트레스는 교감신경을 자극하고 자율신경의 균형을 무너뜨리는 주범이다. 끈덕진 스트레스를 단번에 없앨 수는 없지만 그 강도나 무게를 가볍게 할 수는 있다.

느긋하게 욕조에 몸을 담그거나 가족과 대화하는 단란한 시간을 갖는다. 또는 취미나 여가를 즐기는 등 부교감신경이 우위를 차지하도록 만드는 시간을 마련해서 스트레스를 조금씩 해소한다. 아니면 '다소의 스트레스는 의욕의 원천'이라며 한 발 물러선 여유로운 시각을 갖는 것은 어떨까? 때로는 크게 소리 내서 웃거나 실컷 울거나 하는 행위도 기분을 전환하는 데 도움이 된다.

스트레스와 무조건 싸워 이기려 하지 말고 긴 인생의 길동무로 삼아 좀 더 사이좋게 지낼 수 있는 지혜를 몸에 익혀야 할 것이다.

●● 이런 사람은 면역력 저하에 조심해야 한다

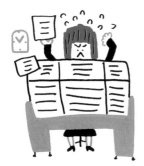

일벌레와 일중독

연일 이어지는 야근에
언제 어디서나
일 생각만 하는 사람.

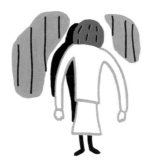

**사소한 일에도 끙끙 앓는
고민남과 고민녀**

고민에서 벗어나지 못하는
사람, 인간관계에 지친 사람

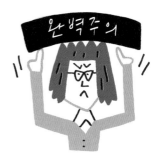

완벽주의자

자신의 생각대로 되지 않으면
견디지 못하는 사람, 그 어떤
것에도 만족하지 못하는 사람.

아보 도오루의 스트레스 없는 삶을 사는 4가지 원칙

1. 70% 인생을 추구한다

완벽을 추구하면 무리하게 마련이다. '내 인생의 잔은 70%만 채운다'며 느긋하고 여유
로운 태도를 가진다.

2. 모든 일에 감사한다

스트레스란 불안이나 분노에서 비롯된다. 그것을 해소하는 것은 바로 감사하는 마음이
다. '고맙습니다'를 입버릇처럼 말해 보라.

3. 내 몸의 치유력을 믿는다

'그러다가 좋아지겠지', '곧 나을 거야'라며 자신의 운과 치유력을 믿어 의심치 않는다.

4. 늘 웃는다

'웃음'은 기쁨의 감정으로 이어지는 부교감신경 반사다. 몸과 마음의 긴장을 웃는 얼굴
로 맞이해서 지혜롭게 푼다.

Part 2

면역력을
높이는
1주일 식단

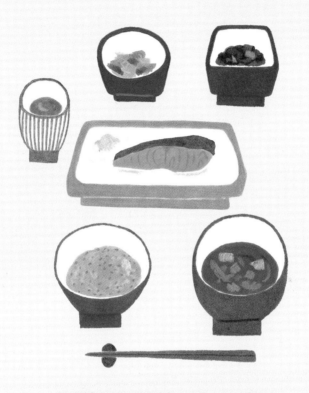

면역력을 높이는 데 유용한 식품을 고루 사용하면서
간단한 조리법으로 맛과 건강을 동시에 책임지는 1주일 식단 레시피.
1주일만 실천해도 그 효과를 알 수 있다.

1주일만 실천해도 면역력이 높아지는
아보 도오루식
식단의 비결

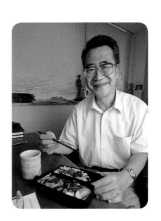

늘 스트레스에 시달리고 저체온에 잦은 잔병치레로 고생하던 아보 도오루 박사. 그도 '50대까지는 면역력이 저하된 상태'였다고 한다. 그가 건강과 원기를 되찾게 된 열쇠는 바로 식사에 있었다고 하는데, 과연 그 식사란 어떤 것일까? 면역력을 향상시키는 그의 식사 비결을 들어보기로 하자.

1주일 만에 몸이 따뜻해지고 3년 만에 10kg 감량

아보 도오루 박사가 식생활을 개선하게 된 것은 54세 때였다. 현미밥을 먹기 시작한 것이 계기가 되었다.

"친구가 현미를 주더군요. 한 번 먹어 봤는데 의외로 맛이 있더라구요. 현미는 백미보다 맛이 진한 편이라서 반찬도 저절로 그 맛에 어울리는 것으로 바뀌었지요. 육류가 줄고 대신 채소나 절임식품, 건어물, 해조류 등이 늘어났습니다."

주식을 백미에서 현미로 바꾼 것, 단지 그뿐이었는데 "효과는 정말 대단하더군요"라며 그때를 떠올렸다.

"장의 활동이 활발해지더니 혈액순환도 원활해졌습니다. 1주일도 지나지 않아 몸이 후끈후끈 따뜻해지더니 굵고 단단한 변을 매일 보게 되었어요. 안색이 좋아지고 피부도 매끈매끈해지더군요. 겨울이면 늘 손이 트고 거칠었는데 현미식을 한 다음부터는 그게 다 없어지더라고요. 그런데 더욱 깜짝 놀란 일은 자는 동안 줄거리가 있는 컬러 꿈을 꾸게 되었다는 겁니다. 함께 현미식을 시작한 집사람 역시 같은 이야기를 하더군요. 아마 뇌의 혈행까지 좋아졌던 모양입니다."

1주일 만에 현미의 효과를 몸소 체험한 아보 도오루 박사는 그 후에도 계속 현미식을 하고 있다. 3년이 지난 지금은 그전에 35.5℃밖에 되지 않았던 체온이 36.5℃로 오르게 되었다. 잘 씹어서 먹어야 하는 현미는 포만감이 쉽게 느껴지기 때문에 식사량도 알맞게 조절되어 73㎏ 나가던 체중도 62㎏으로 줄었다. 혈압도 안정되었다고 한다.

"면역력이 높아진 덕에 감기도 걸리지 않고 늘 달고 살았던 알레르기 증상도 나타나지 않게 되었지요. 성격도 바뀐 모양이에요. 예전에는 사소한 일에도 금방 짜증을 내고 가족이나 학생들에게 버럭버럭 고함지르곤 했었거든요. 지금은 웬만한 일에는 얼굴 찌푸리지 않는 '푸근한 사람'이 되었지요(웃음). 면역력이 향상되어 스트레스에도 강해진 겁니다."

아보 도오루 박사도 실천한 현미식

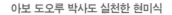

현미식으로 바꾼 지 3년

- 체중 **−11kg** **73kg → 62kg**

- 체온 **+1℃** **35.5℃ → 36.5℃**

게다가

안색이 좋아지고 피부도 반질반질. 아침에 상쾌하게 일어나고 변비도 해소되었다. 또한 혈압도 안정되었다.

질병에도 스트레스에도 강한 몸으로 바뀌었다!

내 몸이 보내는 소리에 귀를 기울인다

체질은 물론이고 아보 도오루 박사의 성격마저 바꾼 현미. 그 매력은 바로 우리 몸에 필요한 다양한 영양소를 고루 함유하고 있다는 것이다. 다르게 말하면 주식을 현미로 바꾸기만 해도 영양의 균형 상태가 훨씬 좋아진다는 뜻이다. 게다가 현미는 면역력 향상의 일등공신이기도 하다.

"부교감신경을 우위 상태로 만드는 영양소는 마그네슘, 칼륨, 칼슘 등입니다. 장의 활동을 활발하게 하는 식이섬유도 면역력을 높여 줍니다. 현미에는 그러한 면역력 향상에 반드시 필요한 미네랄과 식이섬유가 충분히 함유되어 있답니다."

마찬가지로 미네랄과 식이섬유가 풍부한 해조류나 채소 등도 면역력 향상에 효과적이다. 그렇다고 해서 식재료에 너무 집착하거나 신경과민이 되는 것은 금물이다.

'현미가 아니면 안 된다'거나 '하루에 꼭 30가지 품목을 섭취해야 한다'거나 하는 '반드시 ~해야 한다'는 생각은 스트레스의 원인이다. 또한 아무리 몸에 좋은 식품이라도 지나친 섭취는 오히려 역효과를 낳는다.

"예를 들어 식이섬유의 과다 섭취는 장에 지나친 부담을 줘서 오히려 변통이 정체되는 경우가 있습니다. 필요 이상으로 식사에 예민하지 않도록 하세요. 만약 영양에 문제가 생기면 대부분은 부족한 영양소를 우리 몸이 스스로 가르쳐 줄 테니까요."

실제로 우리 신체가 교감신경으로 기울어져 있을 때는 배설반사 반응을 자극하는 신 것을 찾게 되거나 미네랄이 풍부한 해조류가 먹고 싶어지거나 한다. 피곤할 때 탄산음료가 마시고 싶은 이유도 교감신경이 우위가 되어 체액이 산성으로 기울어져 있기 때문인데, 이때 우리 몸은 알칼리성으로 기울도록 작용하는 탄산가스를 원하게 된다. 마찬가지로 기력이 부족할 때는 에너지 공급원인 육류가 먹고 싶어진다.

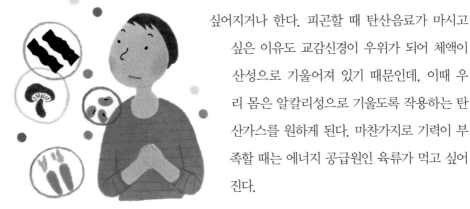

"문제는 우리 몸이 보내는 그러한 신호를 알아채지 못하는 데 있습니다. 그래서 내면의 목소리를 알아들을 수 있는 감성을 키워야 합니다. 우리 신체가 보내는 메시지에 귀를 기울여서 그에 따르다 보면 저절로 면역력을 높이는 식사를 하게 됩니다."

아보 도오루의 면역력 강화 식사법

1. 내 몸이 보내는 목소리에 귀를 기울인다

'새콤한 것이 먹고 싶다', '해조류가 먹고 싶다', '물이 마시고 싶다'와 같은 내 몸이 보내는 신호에 충실히 따른다.

2. 무리하지도 집착하지도 않는다

'고기는 절대 금지', '반드시 현미만'과 같은 식사에 대한 신경과민이 오히려 스트레스를 불러일으킨다. 식사에서도 융통성 있는 자세가 필요하다.

3. 골고루 먹는다

약이 되면 독도 될 수 있듯, 무언가 작용을 하는 것은 부작용도 있는 법이다. 몸에 좋다고 해서 '~만 먹는다'는 삼가야 한다.

4. 염분과 미네랄을 섭취한다

무언가 하고자 하는 의욕이 생기게 하려면 염분을 섭취한다. 염분은 교감신경을 자극하는 대표적인 미네랄이다. 반대로 긴장을 풀고 마음의 안정을 찾으려면 마그네슘이나 칼륨 등의 미네랄을 섭취한다.

아침식사법

아보 도오루 박사의 '면역력을 높이는 식사법'을 참고로 해 조리의 비결을 소개한다.
먼저 잠자고 있던 우리의 몸과 뇌를 깨우는 아침식사에 대해 알아본다.
분주한 아침에는 미리 마련해 둔 밑반찬을 활용하는 지혜를 발휘한다.

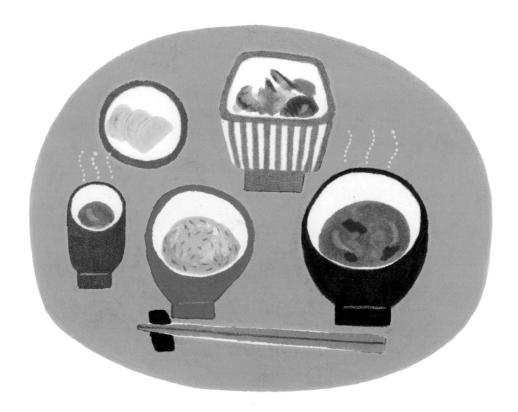

현미밥과 된장국에 두부나 뼈째 먹는 생선, 채소 등으로 만든 요리를 한두 가지 더하고 절임식품이나
낫토 등의 밑반찬을 곁들인다. 차를 마셔서 수분을 보급하는 것도 잊지 않도록 한다.

건강식 밑반찬을 준비해 여유와 활력을 더한다

몸과 뇌를 깨우고 오늘 하루의 활력을 책임지는 아침식사. 그렇다고 아침부터 손이 많이 가는 요리를 준비하는 건 결코 쉬운 일이 아니다. 더구나 바쁜 아침에 요리를 하다 보면 결국 기름을 사용하는 볶음 요리가 많아지게 마련이다. 그러나 다양한 영양소를 고루 섭취할 수 있는 '전체식품' 현미라면 반찬의 가짓수가 조금 적더라도 괜찮다.

현미밥과 된장국을 기본으로 해서 면역력을 높이는 콩류나 채소, 뼈째 먹는 생선 등을 이용한 부식을 더하면 된다. 여기에 절임식품이나 낫토, 조림과 같은 밑반찬을 곁들이면 간편하고도 이상적인 아침 식탁이 완성된다.

이런 밑반찬은 몸에도 좋지만 입맛 깔깔한 아침에 식욕을 돋우어 밥 한 공기를 거뜬히 비우게 한다. 그러나 '아침에는 도무지 식욕이 없다'는 사람은 굳이 무리해서 다 먹지 않아도 된다. 자신의 몸 상태에 맞추어 현미밥의 양을 조절해서 먹도록 한다.

●● **현미밥에는 반찬도 건강식으로 준비하자**

맛이 깊고 향이 구수한 현미밥을 주식으로 하다 보면 반찬도 백미밥 때와는 달라지게 마련이다. 기름진 육류 요리나 튀김 요리보다는 제철 채소나 해조류, 콩류 등으로 만든 반찬이나 절임식품 등을 더 찾게 된다. 또한 된장국이나 조림 등의 밑반찬이 좀 심심해도 나름대로 만족스럽다. 영양의 균형을 이룬 현미밥과 건강식 반찬으로 면역력을 높여 보자.

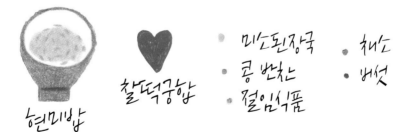

현미밥　　찰떡궁합　　· 미소된장국　· 채소
　　　　　　　　　　　　· 콩 반찬　　· 버섯
　　　　　　　　　　　　· 절임식품

점심식사법

점심 후 저녁식사까지는 한동안의 시간이 있기 때문에 점심식사는 질과 양 모두 충분해야 한다.
그러나 과식은 부교감신경을 지나치게 우위 상태로 만들기 때문에
자칫 오후의 활동에 지장을 줄 수 있다. 적당히 속 든든한 부피감 있는 식사가 좋다.

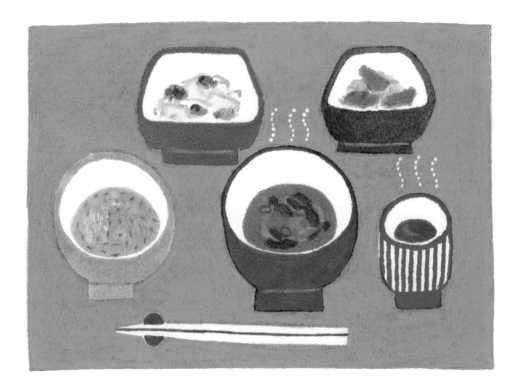

현미와 잡곡으로 지은 주식과 된장국, 어패류나 콩류를 사용한 부식, 채소나 해조류로 만든 밑반찬 등을 곁들인다. 점심식사로는 오후의 활력을 제공할 수 있는 적당히 부피감 있는 식사를 권한다. 물론 과식하면 졸릴 수도 있다. 현미밥을 꼭꼭 잘 씹어서 포만감을 느끼도록 한다.

알맞은 양과 질의 식사로 오후의 활력을 만든다

점심식사는 오후 활동의 공급원인 만큼 충분히 먹어야겠지만 그렇다고 과식해서는 안 된다. 영양이 골고루 들어 있고 포만감을 주는 현미밥을 기본으로 적당한 염분과 부피감이 있는 생선 요리 등으로 오후의 의욕을 북돋운다. 여기에 식이섬유와 미네랄이 풍부한 채소나 콩으로 만든 무침이나 조림, 절임 등을 곁들인다. 이것으로 면역력 향상의 효과와 포만감을 동시에 주는 점심의 건강식이 완성된다.

그러나 제 아무리 몸에 좋은 음식이라도 컴퓨터를 마주한 채 키보드 두드려 가며 건성건성 입으로 옮겨 넣는다면 아무런 기대도 할 수가 없다. 게다가 이미 스트레스로 그득한 가슴으로 꾸역꾸역 밀어 넣듯 먹거나 쫓기듯 허겁지겁 대충 씹고 빨리 넘겨 버리는 식습관으로는 위장이 제대로 활동하지 않게 되어 아무리 영양가 높은 식재료라도 충분히 소화흡수되기가 어렵다. '여유로운 기분으로 즐기면서 먹는다' 이것이야말로 식사를 통해 몸의 불쾌 증상을 개선하고 건강을 지키는 데 있어 가장 기본이 되는 중요한 원칙이다.

●● 달콤함이 발끈하는 성격을 만든다

단것은 기분을 안정시켜 주지만 너무 많이 먹으면 지나치게 긴장이 풀어지고, 이 상태가 지속되면 권태감이 생긴다. 또한 이로 인해 면역력이 지나치게 높아져 스트레스 과민 상태가 된다. 이는 한 사람에게 권태감과 과민 상태가 동시에 존재한다는 의미다. 이렇게 되면 외부에서 오는 자극에 대해 부교감신경으로부터 교감신경으로 급격하게 스위치가 전환되는 현상이 쉽게 일어난다. 즉 사소한 일에도 쉽게 '발끈'하게 된다.

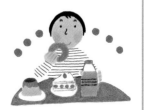

●● 지나치게 씹는 것도 좋지 않다

잘 씹어서 먹으면 위장에 부담을 주지 않고 영양을 섭취할 수 있다. 게다가 씹는 행위는 부교감신경을 우위 상태로 만들어 준다. 그러나 지나치게 씹는 것은 문제가 될 수 있다. 부교감신경이 너무 앞서다 보니 지나치게 느슨한 생활습관에 젖기 쉽다. 간식도 마찬가지여서 늘 먹을 것을 입에 달고 사는 것은 오히려 면역력을 저하시킨다.

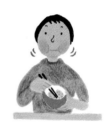

저녁식사법

저녁식사에서는 아침 및 점심식사에서 부족한 영양소를 보충한다.
여기에 '즐거움을 주는 요소'를 더해 준다.
건강을 지키는 것은 물론이고 눈과 입이 모두 즐거운 식사로 오늘 하루치 몸과 마음의 긴장을 푼다.

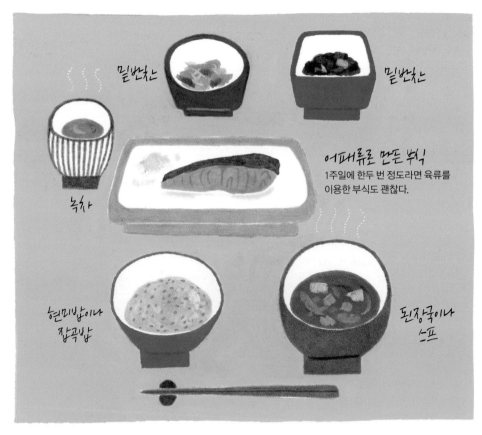

밑반찬
밑반찬
어패류로 만든 부식
1주일에 한두 번 정도라면 육류를
이용한 부식도 괜찮다.
녹차
현미밥이나
잡곡밥
된장국이나
스프

현미밥에 채소나 버섯 등이 들어간 된장국 그리고 어패류 등을 이용해서 적당히 부피감 있는 부식을 준비한다.
여기에 채소나 해조류, 콩류 등으로 만든 밑반찬 두 가지 정도를 곁들여 즐겁게 식사한다. 저녁식사에서는 아
침과 점심식사에서 빠지거나 모자란 식재료를 의식적으로 섭취하도록 한다.

만족감을 주는 균형 잡힌 식사를 즐긴다

저녁식사는 영양소의 섭취 외에도 몸과 마음의 피로를 풀어 편히 쉬는 시간으로 삼는다. 비결은 여러 가지 식재료를 고루 사용해서 눈과 혀가 모두 만족할 만한 메뉴로 즐겁게 식사하는 것이다. 또 "오늘은 콩 종류를 얼마 먹지 않았던 것 같아. 대신 이 콩조림을 좀 더 먹어 볼까?"와 같이 그날 하루를 돌아보고 아침과 점심식사에서 모자랐던 영양소를 보충함으로써 하루의 영양을 균형 있게 조절하는 것도 좋다.

구체적으로 우선 현미밥과 된장국, 어패류나 육류 등의 부식, 그리고 밑반찬 두 가지 정도를 준비한다. 특히 부족하기 쉬운 것이 면역력 향상을 위해 반드시 필요한 식이섬유와 미네랄이다. 이를 풍부하게 함유한 해조류나 채소를 이용한 조림이나 무침 아니면 배설반사를 촉진하는 초회처럼 신맛 나는 반찬은 어떨까? 술은 의외로 칼로리가 높기 때문에 반주를 할 경우에는 밥을 좀 덜 먹는 식으로 해서 전체적으로 섭취하는 칼로리의 양을 조절한다.

●● 친숙한 식품의 면역 공헌도를 알아 두자

육류
고기 자체는 부교감신경을 우위 상태로 만드는 식품이지만 고기는 보통 양념을 하거나 간을 맞추기 위해 염분과 함께 섭취하는 경우가 많다. 염분으로 인해 교감신경 우위 상태가 되기 쉽다.

과일
비타민C와 미네랄, 식이섬유 등을 함유하고 있어 면역력을 높인다. 그러나 지나치게 먹으면 부교감신경이 과잉 반응할 수 있다.

커피
교감신경을 우위 상태로 만드는 카페인이 뇌를 자극해서 의욕을 일으킨다. 기분전환이 필요할 때 한 잔 정도 어떨까?

허브티
여러 가지 유용한 성분을 함유하고 있어 면역력 향상에 효과적이다. 허브 중에는 진통 효과가 있는 것도 있다.

케이크나 과자
긴장 이완 효과는 크지만 설탕을 과다하게 섭취하게 되어 부교감신경의 과잉반응을 야기할 수 있다.

술·담배
소량이라면 부교감신경 우위 상태로 만들지만 일정량을 넘어서면 교감신경 우위 상태로 바뀌어 면역력이 크게 떨어진다.

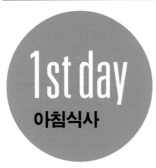

1st day
아침식사

가지와 꼬투리강낭콩 조림, 잎새버섯과 파 미소된장국, 현미밥, 낫토, 쌀겨절임(당근, 오이), 녹차

자양분이 풍부한 현미로 갓 지은 밥만 있으면 반찬은 채소 중심의 간단한 메뉴로 충분하다. 여기에 특별한 조리가 필요 없는 쌀겨절임과 겨자를 곁들인 낫토를 함께 올린다.

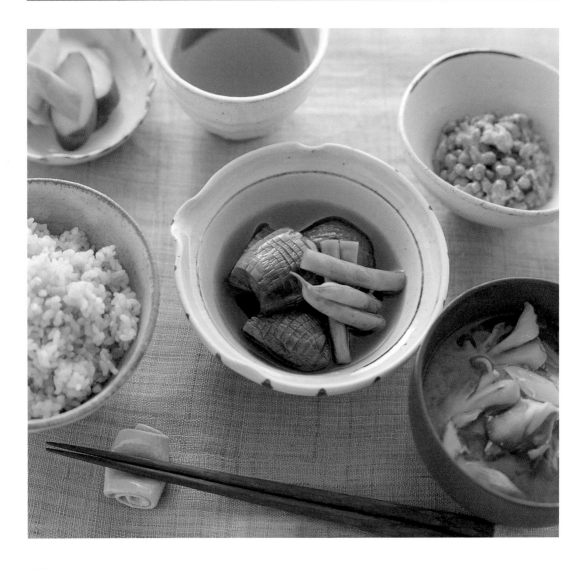

가지와 꼬투리강낭콩 조림

재료(2인분)

가지 2개(160g), 꼬투리강낭콩 5개(35g), 조림장(맛국물 1컵, 간장 ½큰술, 조미술 ½큰술, 소금 ¼작은술)

이렇게 만드세요

❶ 가지는 길이 방향으로 반으로 갈라서 껍질 쪽에 잘게 칼집을 넣은 다음 길이를 반으로 자른다.

❷ 꼬투리강낭콩은 4cm 길이로 자른다.

❸ 냄비에 조림장 재료를 넣고 끓이다가 가지를 넣고 누름뚜껑*을 덮어 12~13분간 조린다. 가지가 부드러워지면 꼬투리강낭콩을 넣어 다시 한소끔 끓인다.

잎새버섯과 파 미소된장국

재료(2인분)

잎새버섯 ½팩(50g), 대파 ½대, 맛국물 1½컵, 미소된장 1½큰술

이렇게 만드세요

❶ 잎새버섯은 밑동을 잘라 낸 다음 먹기 좋은 크기로 찢어 놓는다.

❷ 대파는 7~8mm 폭으로 어슷하게 썬다.

❸ 냄비에 맛국물을 끓이다가 잎새버섯과 대파를 넣고 다시 살짝 끓인 후에 된장을 풀어 넣는다.

* 누름뚜껑 : 냄비 속에 들어갈 만한 크기의 평평한 뚜껑을 재료 바로 위에 덮어 주면 수분의 증발을 막아 적은 양의 조림 국물로도 간이 고루 배고 재료가 잘 익는다.

현미밥

이렇게 만드세요

142쪽을 찾아본다.

낫토

이렇게 먹으세요

낫토에는 '기피식품'인 겨자를 곁들여 먹는다.

쌀겨절임(당근 오이)

이렇게 만드세요

130쪽을 찾아본다.

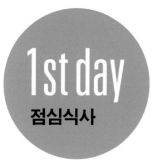

1st day
점심식사

고마츠나와 두부와 모시조개 볶음,
초된장 소스 토마토 샐러드, 현미밥, 녹차

맛궁합이 좋은 고마츠나와 두부에 모시조개를 껍질째 담아 푸짐하게 차려 낸
볶음 요리. 향긋한 참기름의 풍미가 식욕을 돋운다.

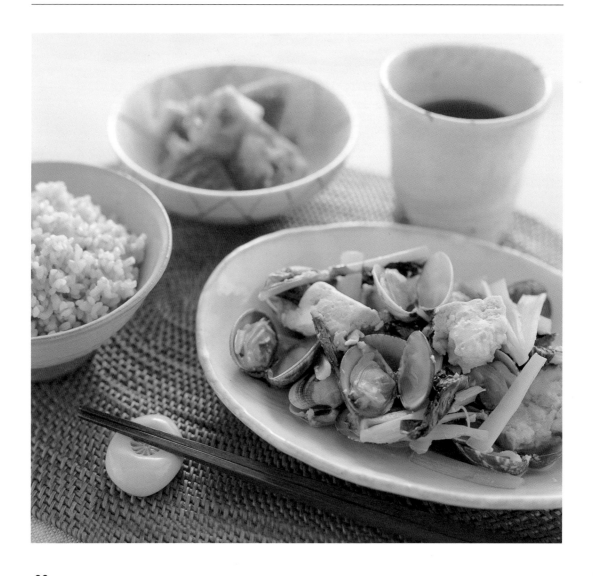

고마츠나와 두부와 모시조개 볶음

재료(2인분)

고마츠나* ⅓단(100g), 두부(단단한 것) ½모, 모시조개(껍질째) 200g, 볶음장(청주 1큰술, 간장 1큰술, 설탕 ½큰술), 참기름 ½큰술

이렇게 만드세요
----

❶ 고마츠나는 4~5cm 길이로 자른다.

❷ 두부는 손으로 한 입 크기로 뜯어낸 다음 20~30분간 체에 밭쳐서 물기를 뺀다.

❸ 모시조개는 소금물에 담가 모래를 토하게 한 다음 껍질을 비벼서 깨끗이 씻는다.

❹ 팬에 기름을 두르고 물기를 뺀 두부를 볶는다. 두부가 노릇해지면 모시조개와 볶음장 재료를 넣어 한데 볶는다.

❺ 모시조개의 껍질이 벌어지면 고마츠나를 넣어 나른해질 때까지 볶는다.

초된장 소스 토마토 샐러드

재료(2인분)

토마토 큰 것 1개(200g), 소스(미소된장 2큰술, 설탕 2큰술, 식초 1큰술)

이렇게 만드세요
----

❶ 토마토는 한 입 크기로 썬다.

❷ 소스 재료를 볼에 넣고 덩어리가 지지 않게 잘 섞은 다음 썰어 놓은 토마토를 넣고 버무린다.

현미밥

이렇게 만드세요

142쪽을 찾아본다.

* 고마츠나 : 일본이 원산지로 시금치와 모양이 비슷하며 11~3월이 제철이다. 칼슘, 철, 카로틴, 식이섬유의 함유량이 높다.

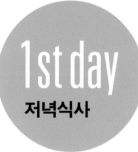

1st day
저녁식사

삼치 소금구이, 브로콜리 조림, 다시마채 생강간장 무침,
순무와 당근 미소된장국, 현미밥, 녹차

우리 몸을 따뜻하게 해 주는 기특한 존재인데도 즐겨 찾지 않는 '기피식품' 생강.
오늘은 생선구이와 다시마채 반찬에 곁들여 보았다. 맛도 면역력도 높여 주는
고마운 식품이다.

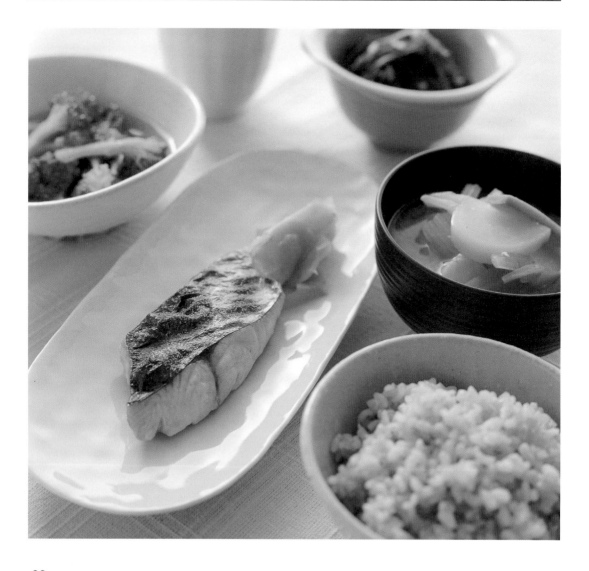

삼치 소금구이

재료(2인분)

삼치 2토막, 소금 조금, 생강초절임 적당량

이렇게 만드세요

❶ 삼치에 소금을 뿌린 다음 석쇠에 올려 굽는다. 그릇에 옮겨 담고 생강초절임을 곁들인다.

브로콜리 조림

재료(2인분)

브로콜리 ⅗단(150g), 조림장(맛국물 1컵, 간장 1작은술, 소금 ¼작은술)

이렇게 만드세요

❶ 브로콜리는 송이를 작게 나눈다.

❷ 냄비에 조림장 재료를 넣고 끓이다가 브로콜리를 넣어 원하는 만큼 익힌다.

다시마채 생강간장 무침

재료(2인분)

다시마채(생것) 100g, 무침장(간장 1큰술, 다진 생강 조금)

이렇게 만드세요

❶ 다시마채는 먹기 좋은 길이로 잘라 1~2분간 끓는 물에 데친다.

❷ 물기를 짜서 뜨거울 때 무침장 재료로 버무린다.

순무와 당근 미소된장국

재료(2인분)

순무 1개(80g), 당근 ½개(50g), 맛국물 1½컵, 미소된장 1½큰술

이렇게 만드세요

❶ 순무는 줄기를 조금 남기고 자른 다음 이쑤시개 등으로 줄기 사이에 낀 지저분한 것들을 제거한다. 세로로 반 가른 다음 같은 두께로 먹기 좋게 썬다. 당근은 직사각형 모양으로 얄팍하게 썬다.

❷ 냄비에 맛국물을 붓고 썰어 놓은 순무와 당근을 넣어 끓인다.

❸ 재료가 익어서 부드러워지면 된장을 풀어 넣는다.

현미밥

이렇게 만드세요

142쪽을 찾아본다.

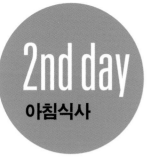

2nd day
아침식사

두부 조림, 감자와 양배추 미소된장국, 기장 현미밥,
배추절임, 녹차

오독오독 씹히는 맛이 일품인 기장밥을 꼭꼭 씹는 동안 아침의 나른함이 싹 가시고
찌뿌듯한 몸도 개운해진다. 여기에 뜨끈한 미소된장국과 두부조림의 온기로 바쁜
아침 잠시나마 마음까지 데운다.

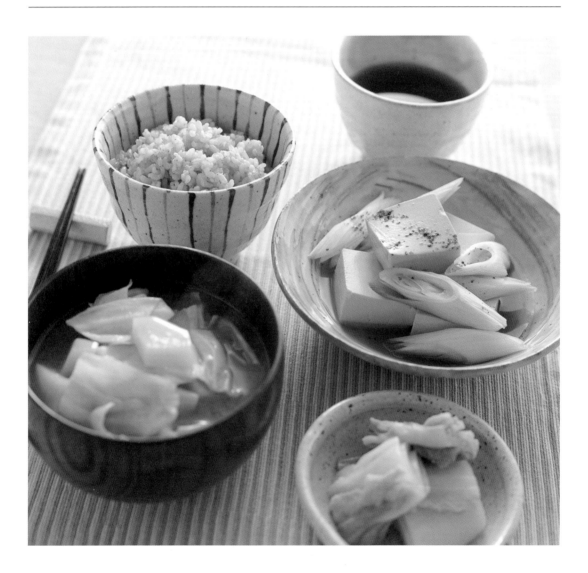

두부 조림

재료(2인분)

두부(부드러운 것) 1모, 대파 ½대, 조림장(맛국물 1컵, 간장 1큰술, 조미술 1큰술), 칠미가루* 조금

이렇게 만드세요

❶ 두부는 한 입 크기로 썬다.

❷ 대파는 어슷하게 썬다.

❸ 냄비에 조림장 재료와 두부를 넣고 중간 불로 가열한다. 끓으면 썰어 놓은 대파를 넣고 다시 한소끔 끓인다.

❹ 그릇에 옮겨 담고 칠미가루를 뿌려 낸다.

감자와
양배추 미소된장국

재료(2인분)

감자 1개(150g), 양배추 1장(70g), 맛국물 1½컵, 미소된장 1½큰술

이렇게 만드세요

❶ 감자는 7~8mm 두께로 은행잎 모양으로 썰어 물에 5~6분간 담가 둔다. 양배추는 한 잎 크기로 썬다.

❷ 냄비에 맛국물을 붓고 감자를 넣어 끓인다. 감자가 익으면 양배추를 넣고 살짝 끓인 다음 된장을 풀어 넣는다.

* 칠미가루 : 일본의 혼합 향신료로 시치미(七味)라고 부른다. 고춧가루를 주원료로 하여 이름 그대로 7가지 향신료를 섞어 만든다. 자세한 것은 257쪽을 찾아본다.

기장 현미밥

이렇게 만드세요

142~143쪽을 찾아본다.

배추절임

이렇게 만드세요

181쪽을 찾아본다.

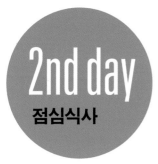

2nd day
점심식사

고등어 맛간장 구이, 양배추와 푸른 차조기 즉석 절임,
흰강낭콩 단맛 조림, 매실장아찌가 들어간 기장 현미 주먹밥, 녹차

잡곡 섞은 현미 주먹밥을 담은 건강 도시락. 조금 짭짤한 듯 밑간해서 구운 고등어는
비린 맛이 없어 식어도 맛있다.

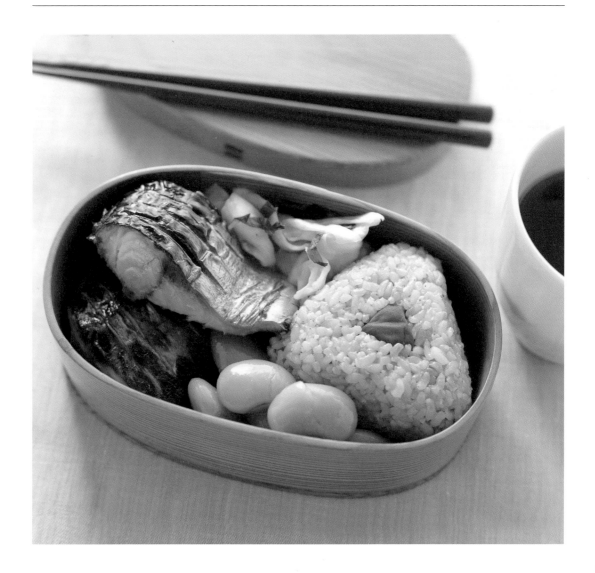

고등어 맛간장 구이

재료(2인분)

고등어(세 장 뜨기 한 것) 1장, 구이양념(간장 1큰술, 조미술 ½큰술)

이렇게 만드세요

❶ 고등어는 껍질 쪽에 5mm 폭으로 칼집을 넣은 다음 3~4cm 폭으로 자른다.

❷ 구이양념 재료를 섞어서 잘라 놓은 고등어에 버무린 다음 10~15분간 재워 둔다.

❸ 고등어에 묻은 양념을 닦아 내고 석쇠에 올려 노릇하게 굽는다.

양배추와
푸른 차조기 즉석 절임

재료(2인분)

양배추 2장(150g), 푸른 차조기 5장, 소금 ½작은술

이렇게 만드세요

❶ 양배추는 한 입 크기로 썰고 푸른 차조기는 작게 찢어 놓는다. 여기에 소금을 뿌려 나긋하게 절인다.

❷ 물에 살짝 헹군 다음 물기를 짠다.

흰강낭콩 단맛 조림

재료(만들기 적당한 양)

흰강낭콩 200g, 설탕 120g, 소금 조금

이렇게 만드세요

❶ 흰강낭콩은 가볍게 씻은 다음 3배의 물에 담가 하룻밤 둔다.

❷ ❶을 가열해서 끓기 시작하면 약한 불로 줄이고 거품을 걷어 가며 20~30분간 부드러워질 때까지 삶는다.

❸ 다 익었으면 흰강낭콩이 잠길 만큼만 남기고 물을 따라 낸 다음 설탕을 넣고 30분 정도 조린다.

❹ 소금을 넣고 다시 한소끔 끓인다.

매실장아찌가 들어간
기장 현미 주먹밥

이렇게 만드세요

142~143쪽을 찾아본다.

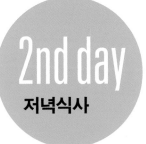

2nd day
저녁식사

대구 향미 조림, 숙주와 당근 초무침, 표고버섯과
꼬투리강낭콩 미소된장국, 미역귀 나물, 기장 현미밥, 녹차

파와 생강의 향이 살아 있는 부드러운 대구조림이 오늘의 주인공. 샐러드 느낌 나는
산뜻한 초무침이 개성 있는 조연 역할을 한다.

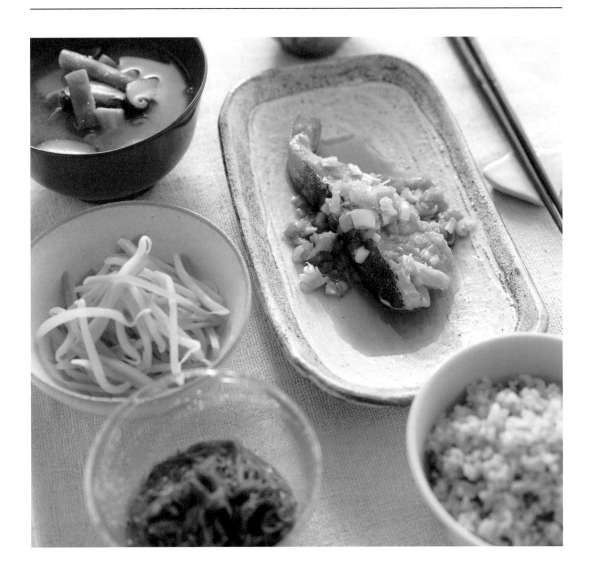

대구 향미 조림

재료(2인분)

대구(생물) 2토막, 대파 ½대, 생강 1쪽, 조림장(청주 1큰술, 간장 1큰술, 설탕 1작은술)

이렇게 만드세요

❶ 대파는 길이 방향으로 4등분한 다음 끝에서부터 5mm 폭으로 썬다. 생강은 다진다.

❷ 냄비에 조림장 재료와 물 1컵(분량 외)을 넣고 끓이다가 대구와 대파, 생강을 넣고 누름뚜껑을 덮어 14~15분간 조린다.

숙주와 당근 초무침

재료(2인분)

숙주 ½봉지(100g), 당근 ⅓개(50g), 무침장(식초 2큰술, 설탕 ½큰술, 조미술 1작은술, 소금 ¼작은술)

이렇게 만드세요

❶ 숙주는 뿌리를 다듬어 손질하고 당근은 가늘게 썬다.

❷ 끓는 물에 숙주와 당근을 넣고 살짝 데친 다음 체에 펼쳐서 식힌다.

❸ 무침장 재료를 섞어서 데쳐 놓은 숙주와 당근을 버무린다.

표고버섯과 꼬투리강낭콩 미소된장국

재료(2인분)

표고버섯 2장, 꼬투리강낭콩 10개(70g), 맛국물 1½컵, 미소된장 1½큰술

이렇게 만드세요

❶ 표고버섯은 기둥을 떼고 5mm 폭으로 썬다. 꼬투리강낭콩은 4~5cm 길이로 자른다.

❷ 냄비에 맛국물을 붓고 끓이다가 표고버섯과 꼬투리강낭콩을 넣는다. 적당히 익었으면 된장을 풀어 넣는다.

미역귀 나물

이렇게 만드세요

잘게 썬 미역귀에 입맛에 따라 맛국물로 묽게 한 간장 국물*을 끼얹어서 먹는다.

기장 현미밥

이렇게 만드세요

142~143쪽을 찾아본다.

* 간장 국물 : 간장에 맛국물만 섞거나 또는 맛국물, 조미술, 청주 등을 섞어 짠맛을 줄여 묽게 만든다.

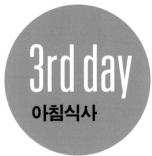

3rd day
아침식사

말린 전갱이 구이, 고마츠나와 만가닥버섯 미소된장국,
현미밥, 쌀겨절임(무, 오이), 녹차

말려서 맛도 영양도 농축시킨 전갱이 구이는 아침 밥상에 자주 등장하는 인기 메뉴다.
잘 달군 석쇠에 올려 노릇노릇 먹음직스럽게 구워 낸다.

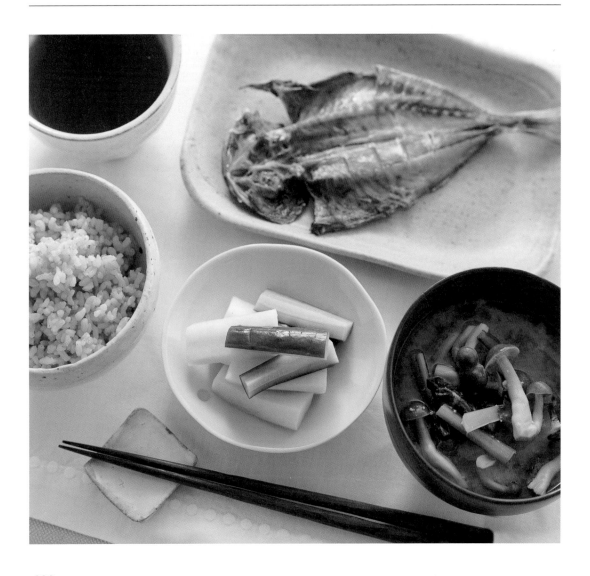

말린 전갱이 구이

재료(2인분)

말린 전갱이(펼쳐서 말린 것) 2마리

이렇게 만드세요

❶ 석쇠를 잘 달군다. 말린 전갱이를 얹어 양면을 노릇노릇하게 굽는다. 생선그릴을 이용해도 된다.

고마츠나와
만가닥버섯 미소된장국

재료(2인분)

고마츠나 ⅓단(100g), 만가닥버섯 ½팩, 맛국물 1½컵, 미소된장 1½큰술

이렇게 만드세요

❶ 고마츠나는 3cm 길이로 자른다.

❷ 만가닥버섯은 밑동을 잘라 내고 가닥을 나눈다.

❸ 냄비에 맛국물을 붓고 끓이다가 고마츠나와 만가닥버섯을 넣어 살짝 끓인 다음 된장을 풀어 넣는다.

현미밥

이렇게 만드세요

142쪽을 찾아본다.

쌀겨절임(무, 오이)

이렇게 만드세요

130쪽을 찾아본다.

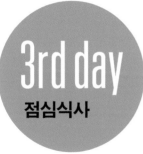

3rd day
점심식사

무즙을 곁들인 버섯 메밀국수, 달걀말이,
배추절임 가다랑어포 무침, 녹차

여유 없는 점심시간에는 간편하게 만들 수 있는 메밀국수 요리가 제격이다.
무, 파드득나물, 고춧가루를 곁들여 매콤하게 즐기는 건 어떨까?

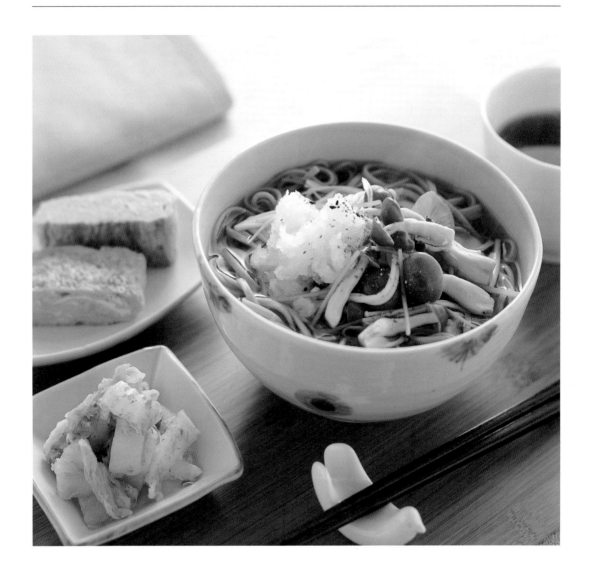

무즙을 곁들인
버섯 메밀국수

재료(2인분)

메밀국수(건면) 150g, 만가닥버섯 1팩, 팽이버섯 1봉지, 무(강판에 간 것) 250g, 파드득나물 20g, 국수장국(맛국물 4컵, 조미술 2큰술, 간장 1큰술, 소금 ¾작은술), 칠미가루 조금

이렇게 만드세요

❶ 만가닥버섯은 밑동을 잘라 내고 가닥을 나눈다. 팽이버섯은 밑동의 단단하고 지저분한 부분을 잘라 낸 다음 길이를 반으로 자르고 가닥을 나눈다.

❷ 파드득나물은 4~5cm 길이로 자른다.

❸ 메밀국수는 삶은 다음 건져서 찬물로 헹군다.

❹ 냄비에 국수장국 재료를 넣고 끓이다가 만가닥버섯, 팽이버섯, 파드득나물을 넣고 한소끔 더 끓인다.

❺ 메밀국수는 뜨거운 물에 담갔다가 건져서 따뜻할 때 그릇에 담는다. 따끈하게 데운 ❹를 부은 다음 강판에 간 무를 물기를 짜서 위에 얹어 낸다.

❻ 입맛에 따라 칠미가루를 뿌려도 좋다.

달걀말이

재료(2인분)

달걀 3개, 간장 1작은술, 소금 조금, 식용유 조금

이렇게 만드세요

❶ 달걀을 풀어 간장과 소금을 넣고 잘 섞어 준다.

❷ 팬에 식용유를 두르고 밑간한 달걀물을 부어 부친다.

배추절임
가다랑어포 무침

재료(2인분)

배추절임, 가다랑어포 적당량

이렇게 만드세요

❶ 배추절임을 1cm 폭으로 썰어 가다랑어포로 버무린다.

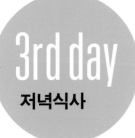

3rd day
저녁식사

도미 호일 구이, 경수채 조림, 큰실말 초무침,
양파와 양배추 미소된장국, 현미밥, 녹차

식재료를 알루미늄 호일에 싸서 구우면 재료의 향이 고스란히 남는다. 호일 속에서
막 얼굴을 내민 도미와 버섯. 모락모락 김 오르고 따끈따끈 온기 돌 때 그 맛과 향을
실컷 즐긴다.

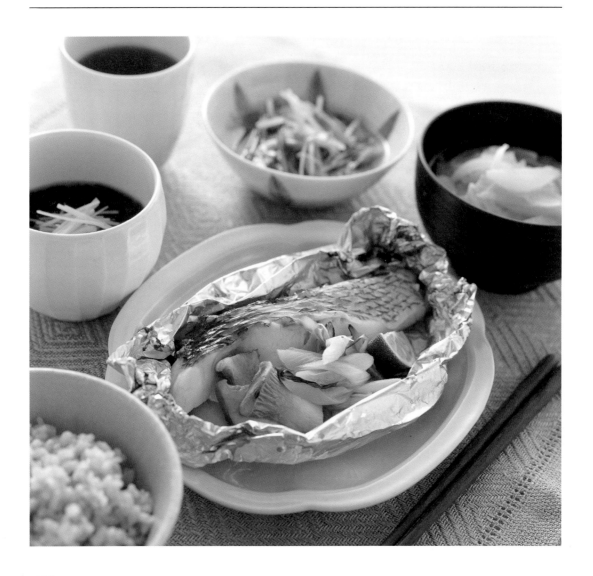

도미 호일 구이

재료(2인분)

도미 2토막, 새송이버섯 1개, 대파 1대, 카보스* ½개, 청주 1큰술, 소금 조금

이렇게 만드세요

❶ 도미에 청주와 소금을 뿌려 둔다.

❷ 새송이버섯은 5mm 두께로 썰고 대파는 어슷하게 썬다.

❸ 알루미늄 호일에 1인분씩 도미와 새송이버섯, 대파를 넣고 싼다. 이것을 석쇠에 올려 15~16분간 굽는다.

❹ 카보스 ½개를 다시 반으로 갈라 ❸에 곁들여 낸다.

경수채 조림

재료(2인분)

경수채 150g, 사쿠라새우 5g, 조림장(맛국물 ¾컵, 간장 1작은술, 소금 조금)

이렇게 만드세요

❶ 경수채는 4~5cm 길이로 자른다.

❷ 냄비에 조림장 재료를 넣고 끓이다가 경수채와 사쿠라새우를 넣는다. 섞어 가며 다시 한소끔 끓인다.

큰실말 초무침

재료(2인분)

큰실말 100g, 생강(곱게 채 썬 것) 조금, 무침장(식초 3큰술, 설탕 1큰술, 조미술 ½큰술, 간장 ½작은술, 소금 ¼작은술)

이렇게 만드세요

❶ 큰실말은 물에 가볍게 헹구어 그릇에 담는다.

❷ 무침장 재료에 물 1큰술(분량 외)을 넣고 섞어서 그릇에 담아 놓은 큰실말에 끼얹어 준다. 그 위에 채 썬 생강을 곁들인다.

양파와 양배추
미소된장국

재료(2인분)

양파 ½개(100g), 양배추 1장, 맛국물 1½컵, 미소된장 1½큰술

이렇게 만드세요

❶ 양파는 4~5mm 폭으로 썰고 양배추는 한 입 크기로 자른다.

❷ 냄비에 맛국물을 붓고 끓이다가 양파와 양배추를 넣는다. 적당히 익으면 된장을 풀어 넣는다.

현미밥

이렇게 만드세요

142쪽을 찾아본다.

---

* 카보스 : 자의 근연종(近緣種)으로 모양이 둥글고 과육의 산미가 강하다.

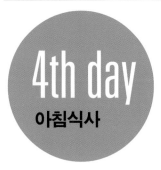

4th day
아침식사

아스파라거스와 표고버섯 조림, 토마토 깨소스 무침,
단호박과 꼬투리강낭콩 미소된장국, 좁쌀 현미밥, 낫토, 녹차

톡톡 터지는 좁쌀의 가벼운 식감 덕에 현미밥 먹기가 훨씬 수월하다.
여기에 아스파라거스와 토마토의 선명한 색감의 대비가 나른한 아침의 입맛을
깨운다.

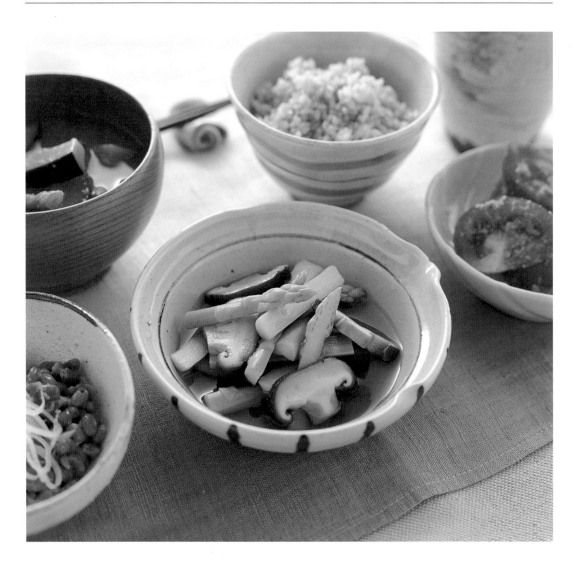

아스파라거스와
표고버섯 조림

재료(2인분)

아스파라거스 1단(150g), 표고버섯 3장, 조림장(맛국물 ¾컵, 간장 1작은술, 소금 조금)

이렇게 만드세요

❶ 아스파라거스는 길이 방향으로 반으로 갈라 3~4cm 길이로 자른다.

❷ 표고버섯은 기둥을 떼고 5mm 폭으로 썬다.

❸ 냄비에 조림장 재료를 넣고 끓이다가 아스파라거스와 표고버섯을 넣는다. 뒤적여 주면서 나른하게 익힌다.

토마토 깨소스 무침

재료(2인분)

토마토 큰 것 1개, 깨소스(식초 2큰술, 깻가루 1큰술, 설탕 2작은술, 소금 조금)

이렇게 만드세요

❶ 토마토는 한 입 크기로 썬다.

❷ 깨소스 재료를 잘 섞어서 썰어 놓은 토마토를 버무린다.

단호박과
꼬투리강낭콩 미소된장국

재료(2인분)

단호박 150g, 꼬투리강낭콩 5개(35g), 맛국물 1½컵, 미소된장 1½큰술

이렇게 만드세요

❶ 단호박은 씨와 속을 제거하고 7~8mm 두께로 한 입 크기로 썬다.

❷ 꼬투리강낭콩은 3cm 길이로 자른다.

❸ 냄비에 맛국물을 붓고 단호박을 넣어 끓인다. 단호박이 부드러워지면 꼬투리강낭콩을 넣고 다 익으면 된장을 풀어 넣는다.

좁쌀 현미밥

이렇게 만드세요

142~143쪽을 찾아본다.

낫토

이렇게 먹으세요

낫토에는 '기피식품'인 겨자를 곁들여 먹는다.

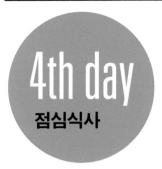

4th day
점심식사

우엉 닭고기 덮밥, 시금치 팽이버섯 나물, 녹차

닭고기덮밥에 식이섬유가 풍부한 우엉을 넣었다. 닭고기와 달걀 모두 오래
익히지 말고 밥에 얹어 낸다.

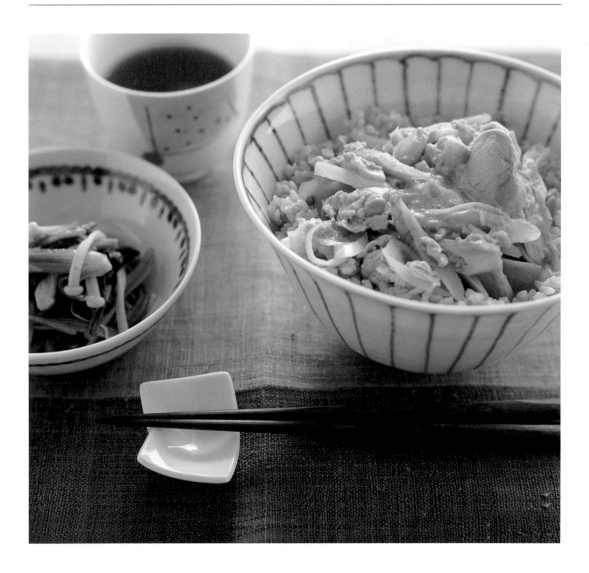

우엉 닭고기 덮밥

재료(2인분)

좁쌀 현미밥 적당량, 닭가슴살 ½장, 우엉 ⅓대(50g), 대파 ½대, 달걀 2개, 덮밥 국물(맛국물 ¾컵, 간장 ½큰술, 설탕 1작은술, 소금 ¼작은술)

이렇게 만드세요

❶ 닭가슴살은 한 입 크기로 저며 썬다.

❷ 우엉은 연필 깎듯 칼로 비껴 썬다. 물에 7~8분간 담가 둔 후에 물기를 뺀다.

❸ 대파는 어슷하게 썬다.

❹ 냄비에 덮밥 국물 재료와 우엉을 넣고 4~5분간 가열한다. 끓기 시작하면 닭가슴살을 넣어 익힌다. 대파를 넣고 다시 한소끔 끓인 후 달걀 푼 것을 가만히 흘려 넣어 부풀어 오르도록 익힌다.

❺ 그릇에 밥을 담고 위에 ❹를 얹어 낸다.

시금치 팽이버섯 나물

재료(2인분)

시금치 ½단(150g), 팽이버섯 ½봉지, 무침장(맛국물 1큰술, 간장 1큰술, 조미술 ½큰술)

이렇게 만드세요

❶ 시금치는 끓는 물에 소금을 조금 넣고 데친다. 찬물에 헹구어 식힌 다음 물기를 짜고 4~5cm 길이로 자른다.

❷ 팽이버섯은 밑동을 잘라 낸 후 반으로 잘라서 가닥을 나눈다. 이것을 알루미늄 호일에 싸서 석쇠에 올려 찌듯이 굽는다.

❸ 무침장 재료를 잘 섞어서 시금치와 팽이버섯을 버무린다.

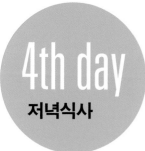

4th day
저녁식사

정어리 생강 조림, 미역 향미 조림, 단호박 매실육 무침,
팽이버섯과 파 미소된장국, 좁쌀 현미밥, 녹차

등 푸른 생선에 해조류와 채소까지 더해서 한 번에 여러 영양소를 고루 섭취할
수 있는 건강 식단을 마련했다. 정어리는 물로 깨끗이 씻어 생강을 넣어 조리면
비린내 걱정 없이 먹을 수 있다.

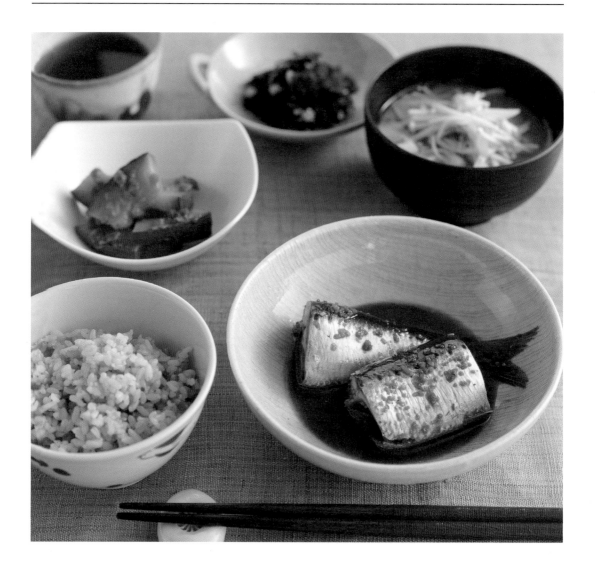

정어리 생강 조림

재료(2인분)

정어리 2마리, 다진 생강 1큰술, 조림장(청주 2큰술, 간장 1큰술, 조미술 1큰술)

이렇게 만드세요

❶ 정어리는 머리 부분을 잘라 내고 내장을 제거한다. 물에 깨끗이 씻은 다음 물기를 닦아 내고 길이를 반으로 자른다.

❷ 냄비에 조림장 재료와 물 1컵(분량 외)을 넣고 끓이다가 정어리와 생강을 넣는다. 누름 뚜껑을 덮어 15~16분간 조린다.

미역 향미 조림

재료(2인분)

마른미역 5g, 대파 ½대, 생강 1쪽, 조림장(맛국물 ½컵, 간장 1작은술, 설탕 ½작은술, 소금·후추 조금씩)

이렇게 만드세요

❶ 마른미역은 물에 불려서 물기를 짠다. 대파와 생강은 각각 다진다.

❷ 냄비에 조림장 재료를 넣고 끓이다가 미역 불린 것, 다진 대파와 생강을 넣는다. 뒤적여 주면서 국물이 없어질 때까지 조린다.

단호박 매실육 무침

재료(2인분)

단호박 150g, 무침장(매실육 1큰술, 맛국물 ½큰술, 설탕 1작은술, 간장 ½작은술)

이렇게 만드세요

❶ 단호박은 5~6mm 두께로 한 입 크기로 썬다. 부드러워질 때까지 삶아서 물기를 뺀다.

❷ 무침장 재료를 잘 섞어서 삶아 놓은 단호박을 버무린다.

팽이버섯과 파 미소된장국

재료(2인분)

팽이버섯 1봉지, 대파 ½대, 맛국물 1½컵, 미소된장 1½큰술

이렇게 만드세요

❶ 팽이버섯은 밑동을 잘라 낸 다음 길이를 반으로 자르고 가닥을 나눈다.

❷ 대파는 어슷하게 썬다.

❸ 냄비에 맛국물을 붓고 끓이다가 팽이버섯과 대파를 넣는다. 살짝 끓인 다음 된장을 풀어 넣는다.

좁쌀 현미밥

이렇게 만드세요

142~143쪽을 찾아본다.

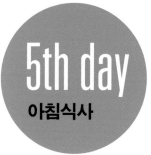

5th day
아침식사

튀김두부 석쇠구이, 꼬투리강낭콩 조림,
맛버섯과 파와 미역 미소된장국, 현미밥, 쌀겨절임(당근), 녹차

튀김두부는 석쇠에 올려 양면을 바삭하게 굽는다. 갓 구운 고소하고 노릇노릇한
두부에는 무즙 섞은 간장 양념이 제격이다.

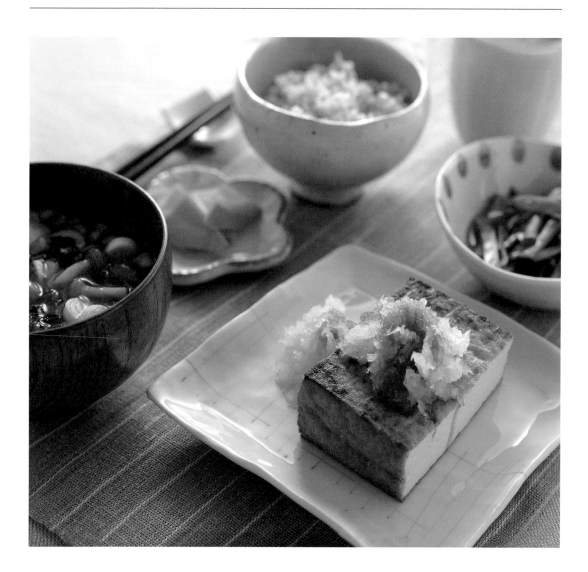

튀김두부 석쇠구이

재료(2인분)

튀김두부* 1장, 무 간 것, 간장 적당량

이렇게 만드세요

❶ 튀김두부는 살짝 데쳐서 기름기를 없앤 다음 물기를 뺀다. 석쇠를 중간 불로 달군 다음 튀김두부를 올려 양면을 바삭하게 굽는다.

❷ 튀김두부가 다 구워졌으면 반으로 잘라 그릇에 담는다. 무를 강판에 갈아 물기를 짠 다음 튀김두부 위에 얹고 간장을 적당히 뿌린다.

꼬투리강낭콩 조림

재료(2인분)

꼬투리강낭콩 12개(100g), 조림장(맛국물 ¾컵, 간장 ½작은술, 소금 ¼작은술)

이렇게 만드세요

❶ 꼬투리강낭콩은 길이 방향으로 반으로 가른 다음 5~6cm 길이로 자른다.

❷ 냄비에 조림장 재료를 넣고 끓이다가 꼬투리강낭콩을 넣는다. 뒤적여 주면서 나른해질 때까지 4~5분간 조린다.

맛버섯과 파와 미역 미소된장국

재료(2인분)

맛버섯 ½봉지, 대파 ½대, 마른미역 2g, 맛국물 1½컵, 미소된장 1½큰술

이렇게 만드세요

❶ 맛버섯은 가볍게 물로 씻는다. 마른미역은 물에 담가 불린다. 대파는 송송 썬다.

❷ 냄비에 맛국물을 붓고 끓이다가 맛버섯과 미역 불린 것, 대파를 넣고 다시 한소끔 끓인 다음 된장을 풀어 넣는다.

현미밥

이렇게 만드세요

142쪽을 찾아본다.

쌀겨절임(당근)

이렇게 만드세요

130쪽을 찾아본다.

＊튀김두부 : 두부를 약 2cm 두께로 잘라 기름에 튀긴 것.

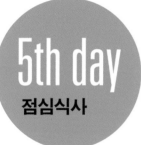

5th day
점심식사

연어 미소된장 구이, 잎새버섯과 쑥갓 무침,
현미밥, 단무지, 녹차

깨를 솔솔 뿌린 현미밥에 연어와 쑥갓, 단무지로 색감 살린 담음새가 먹음직스럽다.
원한다면 과일을 따로 곁들여도 좋다.

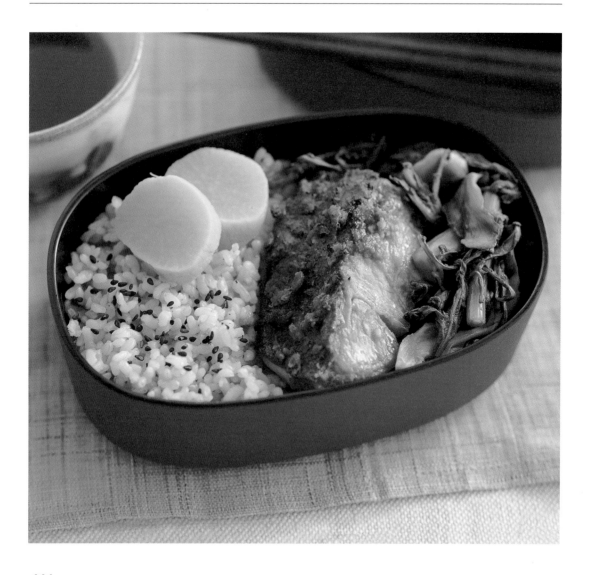

연어 미소된장 구이

재료(2인분)

연어(생물) 2토막, 미소된장 3큰술, 조미술 1큰술

이렇게 만드세요

❶ 된장과 조미술을 잘 개서 연어 전체에 고루 바르고 30분간 재워둔다.

❷ 연어 표면에 묻은 된장을 살짝 닦아낸 다음 석쇠에 올려 굽는다.

잎새버섯과 쑥갓 무침

재료(2인분)

잎새버섯 ½팩(50g), 쑥갓 ¾단(150g), 무침장(맛국물 1큰술, 간장 1큰술, 조미술 ½큰술)

이렇게 만드세요

❶ 잎새버섯은 먹기 좋게 가닥을 나눈 다음 알루미늄 호일에 싸서 찌듯이 굽는다.

❷ 쑥갓은 끓는 물에 소금을 조금 넣고 데친다. 찬물에 헹구어 식힌 다음 물기를 짜고 3~4cm 길이로 자른다.

❸ 무침장을 잘 섞어서 손질해 둔 잎새버섯과 쑥갓을 버무린다.

현미밥

이렇게 만드세요

142쪽을 찾아본다.

현미밥을 도시락이나 그릇에 담고 위에 깨를 뿌린 다음 단무지를 얹어 낸다.

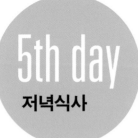

5th day
저녁식사

돼지고기 산초 구이, 순무 조림, 시금치와 미역귀 나물,
무와 당근 미소된장국, 현미밥, 녹차

1주일에 한두 번 정도라면 육류 요리를 즐기는 것도 좋다.
돼지고기는 산초를 뿌려 구우면 맛이 깔끔하고 담백해진다.

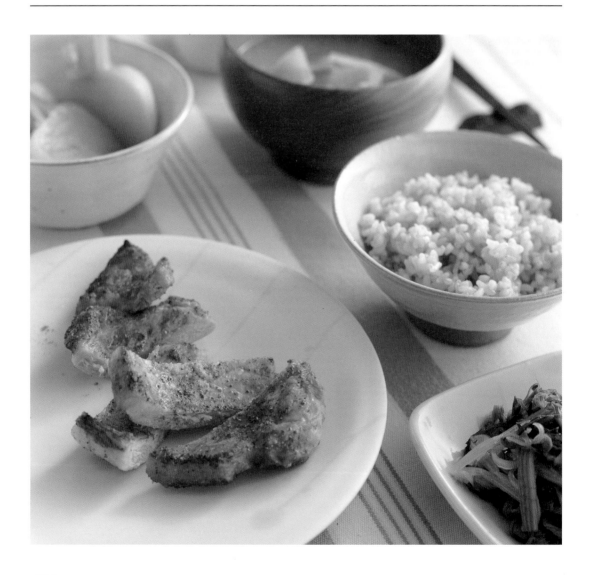

돼지고기 산초 구이

재료(2인분)

돼지고기 등심(돈가스용) 2장, 산초가루 조금, 소금 조금

이렇게 만드세요

❶ 돼지고기는 힘줄을 제거하고 고기 망치로 두드린 다음 산초가루와 소금을 뿌린다.

❷ 달군 석쇠에 돼지고기를 올려 바삭하게 굽는다.

순무 조림

재료(2인분)

순무 3개(240g), 조림장(맛국물 1½컵, 조미술 ½큰술, 간장 1작은술, 소금 ¼작은술)

이렇게 만드세요

❶ 순무는 줄기를 1~2cm 남기고 잎을 잘라낸다. 이쑤시개 등으로 줄기 사이에 낀 지저분한 것을 제거하고 반으로 가른다.

❷ 냄비에 조림장 재료와 순무를 넣고 누름뚜껑을 덮어 순무가 익을 때까지 중간 불에서 20~25분간 조린다.

시금치와 미역귀 나물

재료(2인분)

시금치 ⅓단(100g), 미역귀(채 썬 것) 100g, 대파 10cm, 무침장(맛국물 1큰술, 간장 1큰술)

이렇게 만드세요

❶ 시금치는 끓는 물에 소금을 조금 넣고 데친다. 찬물에 헹구어 식힌 다음 물기를 짜고 3~4cm 길이로 자른다. 대파는 송송 썬다.

❷ 무침장 재료를 섞어서 데쳐 놓은 시금치, 미역귀, 대파 썬 것을 버무린다.

무와 당근 미소된장국

재료(2인분)

무 100g, 당근 ⅓개(50g), 맛국물 1½컵, 미소된장 1½큰술

이렇게 만드세요

❶ 무는 4~5mm 두께로 은행잎 모양으로 썰고 당근은 무와 같은 두께로 반달 모양으로 썬다.

❷ 냄비에 맛국물을 붓고 무와 당근을 넣어 끓인다. 재료가 익으면 된장을 풀어 넣는다.

현미밥

이렇게 만드세요

142쪽을 찾아본다.

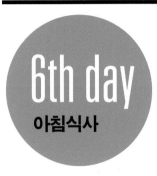

6th day
아침식사

우엉과 미역 조림, 피망과 팽이버섯 겨자초 무침,
무와 유부 미소된장국, 보리 현미밥, 낫토, 녹차

조금 딱딱해서 식감이 거친 보리 현미밥은 낫토를 얹어 먹으면 먹기가 훨씬 수월하다.
조리가 번거로운 조림이나 무침 반찬은 전날 밤에 미리 만들어 두면 바쁜 아침에도
간편하게 즐길 수 있다.

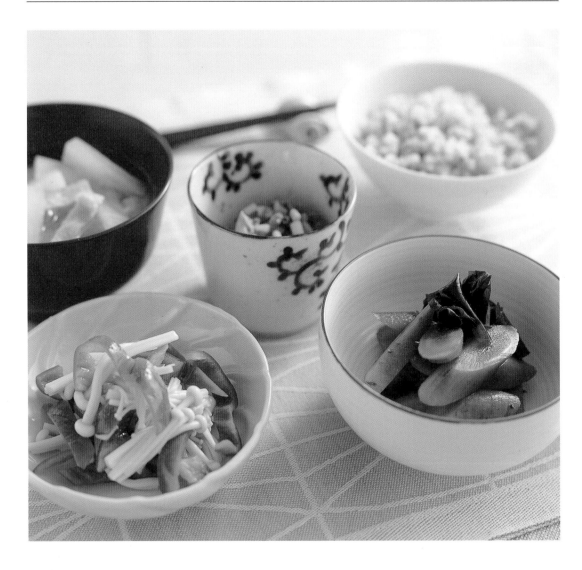

우엉과 미역 조림

재료(2인분)

우엉 ½대(75g), 마른미역 2g, 조림장(맛국물 1컵, 간장 1큰술, 설탕 1작은술)

이렇게 만드세요

❶ 우엉은 어슷하게 썰어 물에 담가 둔 후에 물기를 뺀다.

❷ 미역은 물에 담가 불린 다음 물기를 짠다.

❸ 냄비에 조림장 재료와 우엉을 넣고 끓인다. 우엉이 익으면 미역을 넣고 한소끔 끓인다.

피망과 팽이버섯 겨자초 무침

재료(2인분)

피망 2개, 팽이버섯 1봉지, 무침장(식초 2큰술, 설탕 ½큰술, 소금·연겨자 조금씩)

이렇게 만드세요

❶ 피망은 가늘게 썰어 살짝 데친다.

❷ 팽이버섯은 밑동을 잘라 내고 길이를 반으로 잘라 먹기 좋게 가닥을 나눈다. 이것을 알루미늄 호일에 싸서 찌듯이 굽는다.

❸ 손질해 둔 피망과 팽이버섯을 무침장으로 고루 버무린다.

무와 유부 미소된장국

재료(2인분)

무 100g, 유부 ½장, 맛국물 1½컵, 미소된장 1½큰술

이렇게 만드세요

❶ 무는 직사각형 모양으로 썬다.

❷ 유부는 끓는 물을 끼얹어서 기름기를 뺀 다음 가늘게 썬다.

❸ 냄비에 맛국물과 무, 유부를 넣고 끓인다. 무가 익으면 된장을 풀어 넣는다.

보리 현미밥

이렇게 만드세요

142~143쪽을 찾아본다.

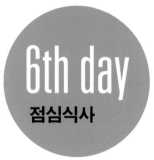

6th day
점심식사

흰강낭콩 토마토소스 조림, 따뜻한 채소샐러드,
통밀빵 또는 호밀빵, 사과, 홍차

빵을 주식으로 할 때는 통밀이나 호밀이 들어간 갈색 빵을 고른다.
콩과 채소를 이용한 반찬도 빵과 어울리도록 서양식으로 만들어 보았다.

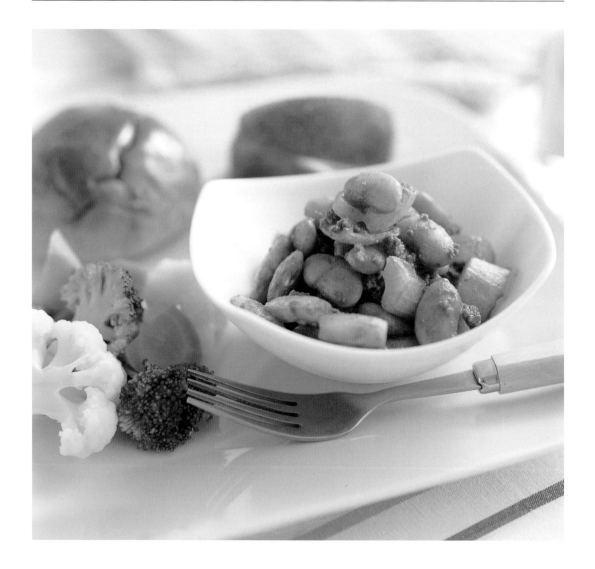

흰강낭콩
토마토소스 조림

재료(2인분)

흰강낭콩(삶은 것) 150g, 양파 ½개(100g), 셀러리 ½
대(40g), 쇠고기(다진 것) 100g, 소스(토마토 퓨레 ½
컵, 설탕 1작은술, 소금 ¼작은술, 후추 조금, 넛맥 조금,
월계수 잎 1장), 식용유 1큰술

이렇게 만드세요

❶ 양파와 셀러리는 사방 1.5cm 크기로 썬다.

❷ 냄비에 식용유를 두르고 쇠고기 다진 것을
볶는다. 고기가 보슬보슬해지면 양파와 셀
러리를 넣어 함께 볶는다. 양파와 셀러리의
색이 투명해지면 삶은 흰강낭콩과 소스 재
료, 물 ¼컵(분량 외)을 넣고 섞어 준다. 끓어
오르면 약한 불로 줄이고 몇 번 뒤적여 주
면서 국물이 거의 없어질 때까지 조린다.

따뜻한 채소샐러드

재료(2인분)

브로콜리 ⅕단(50g), 콜리플라워 ⅙단(50g), 당근
⅓개(50g)

이렇게 만드세요

❶ 브로콜리와 콜리플라워는 송이를 작게 나
눈다.

❷ 당근은 삼각 모양이 되도록 각을 돌려 가며
작게 썬다.

❸ 끓는 물에 소금을 조금 넣고 브로콜리와 콜
리플라워, 당근을 데쳐 체에 밭친다.

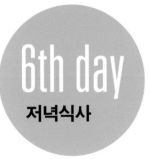

6th day
저녁식사

닭고기 맛간장 구이, 무와 당근 조림, 고구마와 잎새버섯 미소된장국,
보리 현미밥, 그레이프프루트 젤리, 녹차

먹음직스런 닭고기 구이에 입맛 깔끔하게 정리해 주는 새콤한 젤리까지 곁들였다.
1주일에 한 번 정도 이렇게 푸짐한 저녁식사로 기분도 살리고 건강도 챙긴다.

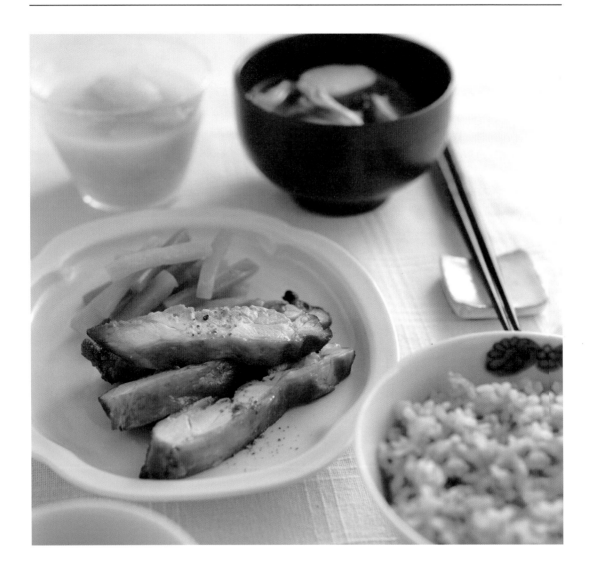

닭고기 맛간장 구이

재료(2인분)

닭고기 허벅지살 1장, 맛간장(간장 1큰술, 조미술·청주 각 ½큰술), 칠미가루 조금

이렇게 만드세요

❶ 닭고기를 맛간장 재료로 버무려서 20~30분 간 재워 둔다.

❷ 닭고기에 묻은 물기를 없앤 다음 석쇠에 올려 굽는다. 다 구워지면 먹기 좋게 잘라서 그릇 에 담고 칠미가루를 뿌려 낸다.

무와 당근 조림

재료(2인분)

무 150g, 당근 ⅓개(50g), 조림장(맛국물 ½컵, 간장 ½큰 술, 설탕 1작은술, 소금 조금), 참기름 ½큰술

이렇게 만드세요

❶ 무는 길쭉한 막대 모양으로 썰고 당근은 3~4mm 굵기로 채 썬다.

❷ 팬에 참기름을 두르고 무와 당근을 볶아 기 름이 돌면 조림장 재료를 넣어 물기가 없어질 때까지 조린다.

고구마와 잎새버섯 미소된장국

재료(2인분)

고구마 100g, 잎새버섯 ½팩(50g), 맛국물 ½컵, 미소 된장 1½큰술

이렇게 만드세요

❶ 고구마는 7~8mm 두께로 둥글게 썰어 7~8 분간 물에 담가 둔 후 물기를 뺀다.

❷ 잎새버섯은 한 입 크기로 가닥을 나눈다.

❸ 냄비에 맛국물을 붓고 고구마를 넣어 끓인다. 고구마가 익으면 잎새버섯을 넣고 한소끔 끓 인 다음 된장을 풀어 넣는다.

그레이프프루트 젤리

재료(2인분)

그레이프프루트 2~3개, 레몬즙 1큰술, 설탕 1큰술, 가루 젤라틴 5g

이렇게 만드세요

❶ 작은 볼에 찬물 3큰술(분량 외)을 넣고 가루 젤라틴을 넣어 불린다.

❷ 그레이프프루트 ½개의 껍질을 벗겨서 과육 을 큼직하게 갈라 놓는다.

❸ 남은 그레이프프루트는 즙을 내서 250㎖ 분 량을 준비한다.

❹ 볼에 그레이프프루트의 과즙과 설탕을 넣는다.

❺ 물에 불린 젤라틴을 중탕해서 녹인 다음 ❹ 의 볼에 넣고 가볍게 섞어 준다. 여기에 레몬 즙과 그레이프프루트의 과육을 넣어 섞은 다 음 그릇에 담아 식혀서 굳힌다.

보리 현미밥

이렇게 만드세요

142~143쪽을 찾아본다.

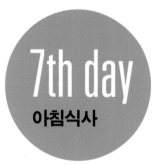

7th day
아침식사

자반연어 구이, 무와 파드득나물 숙채, 시금치와 양파 미소된장국,
현미 오곡밥, 배추절임, 녹차

현미에 좁쌀, 기장, 납작보리, 율무, 적미를 섞어 잡곡밥을 지었다.
한 가지씩 구입하기가 번거롭다면 시중에서 쉽게 구할 수 있는 혼합 잡곡 제품을
이용한다.

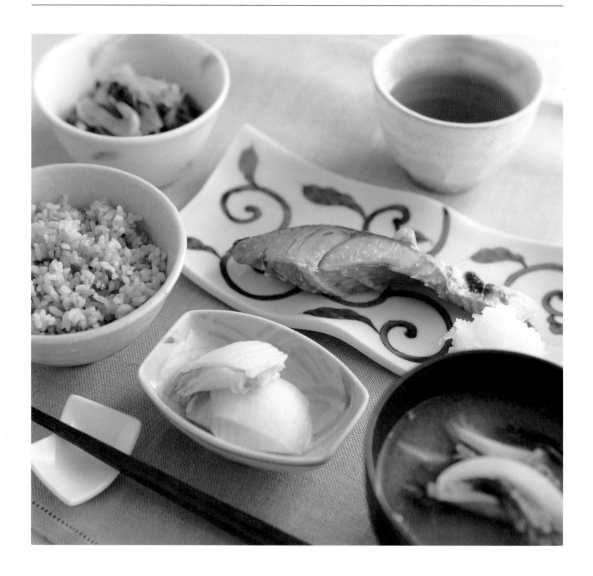

자반연어 구이

재료(2인분)

자반연어 2토막, 무 간 것 적당량

이렇게 만드세요

❶ 자반연어를 석쇠에 올려 노릇하게 굽는다. 그릇에 담고 강판에 간 무를 곁들인다.

무와 파드득나물 숙채

재료(2인분)

무 100g, 파드득나물 20g, 사쿠라새우 5g, 조림장 (맛국물 ¾컵, 간장 ½작은술, 설탕 ½작은술, 소금 조금)

이렇게 만드세요

❶ 무는 직사각형 모양으로 썬다.

❷ 파드득나물은 먹기 좋은 크기로 썬다.

❸ 냄비에 조림장 재료를 넣고 끓이다가 무를 넣는다. 무가 익으면 사쿠라새우, 파드득나물을 넣고 한소끔 끓인 다음 그릇에 담아 낸다.

시금치와 양파 미소된장국

재료(2인분)

시금치 ½단(150g), 양파 ½개(100g), 맛국물 1½컵, 미소된장 1½큰술

이렇게 만드세요

❶ 시금치는 끓는 물에 소금을 조금 넣고 데친다. 찬물에 헹구어 식힌 다음 물기를 짜고 3~4cm 길이로 자른다. 양파는 4~5mm 폭으로 얄팍하게 썬다.

❷ 냄비에 맛국물을 끓이다가 양파를 넣는다. 양파가 익으면 시금치를 넣고 된장을 풀어 넣는다.

현미 오곡밥

이렇게 만드세요

142~143쪽을 찾아본다.

배추절임

이렇게 만드세요

181쪽을 찾아본다.

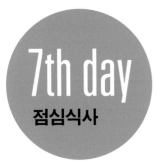

7th day
점심식사

현미 잡곡 복음밥, 피망과 표고버섯 조림,
오이 단초무침, 채소주스

오독오독 씹히고 톡톡 터지는 잡곡밥은 복음밥으로 만들어도 별미다.
함께 넣은 절임과 잔멸치의 적당히 짭짤한 맛도 한몫을 한다.

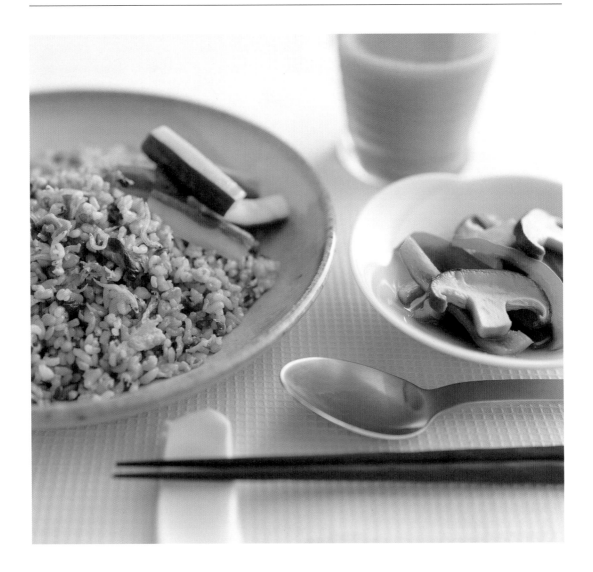

현미 잡곡 볶음밥

재료(2인분)

현미 잡곡밥(142~143쪽 찾아보기) 300g, 시바절임*
20g, 잔멸치 10g, 달걀 2개, 간장 ½큰술, 소금 조금,
식용유 1큰술

이렇게 만드세요

❶ 시바절임은 잘게 다진다. 잔멸치는 체에 담
아 뜨거운 물을 끼얹는다.

❷ 볼에 달걀을 풀고 다진 시바절임과 잔멸치
를 넣는다.

❸ 팬에 기름을 두르고 ❷를 부은 다음 현미
잡곡밥을 넣는다. 밥이 뭉치지 않게 잘 볶
아서 고슬고슬해지면 소금을 뿌린다. 팬 둘
레로 간장을 흘려 넣어 고루 섞어 가며 볶
아 준다.

피망과 표고버섯 조림

재료(2인분)

피망 3개, 표고버섯 3장, 조림장(맛국물 ¾컵, 간장 ½
큰술, 조미술 ½큰술, 소금 조금)

이렇게 만드세요

❶ 피망은 가늘게 썬다. 표고버섯은 기둥을 떼
고 4~5mm 폭으로 썬다.

❷ 냄비에 조림장 재료를 넣고 끓이다가 피망
과 표고버섯을 넣고 다시 살짝 끓인다.

오이 단초무침

재료(2인분)

오이 1개, 무침장(식초 2큰술, 설탕 1큰술, 소금 조금)

이렇게 만드세요

❶ 오이는 길이 방향으로 번갈아 가며 껍질을
벗긴 다음 4~5cm 길이로 자르고 다시 길
이 방향으로 4등분한다. 소금물(물 1컵에 소
금 1작은술)에 담가서 나긋하게 절인 다음 물
기를 짠다.

❷ 무침장 재료를 잘 섞어서 오이를 버무린다.

*시바절임 : 가지나 오이 등을 붉은 차조기와 함께 소금
으로 절여서 유산발효시킨 일본의 절임식품으로 자세
한 내용은 181쪽을 찾아본다.

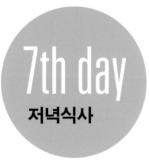

7th day
저녁식사

오징어 무 조림, 무청 잔멸치 조림, 미역과 두부와 파 미소된장국,
큰실말 초무침, 현미 잡곡밥, 키위, 녹차

오징어는 무와 함께 조리면 딱딱해지지 않는다. 무청은 버리지 말고 잔멸치와
함께 참기름으로 볶아 준다. 소박한 재료로 구수한 반찬 한 가지가 금세 완성된다.

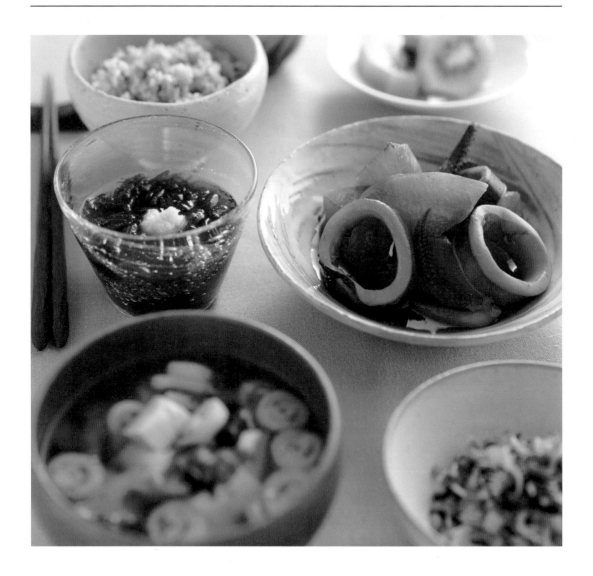

오징어 무 조림

재료(2인분)

오징어 1마리, 무 300g, 조림장(청주 2큰술, 간장 1큰술)

이렇게 만드세요

❶ 오징어는 다리를 잡아당겨서 내장을 꺼내 제거한다. 몸통은 2cm 폭으로 둥글게 썰고 다리는 먹기 좋은 크기로 썰어 놓는다.

❷ 무는 삼각 모양이 되도록 각을 돌려가며 썬다.

❸ 냄비에 조림장 재료와 물 1½컵(분량 외)을 붓고 끓이다가 오징어와 무를 넣는다. 누름 뚜껑을 덮어 재료가 익고 국물이 자작하게 졸아들 때까지 중간 불에서 30~40분간 조린다.

무청 잔멸치 조림

재료(2인분)

무청 200g, 잔멸치 20g, 조림장(청주 1큰술, 간장 ½작은술, 설탕 ⅓작은술, 소금 조금), 참기름 ½큰술

이렇게 만드세요

❶ 무청은 살짝 데쳐서 찬물에 헹군다. 물기를 짠 후 송송 썰어 놓는다.

❷ 잔멸치는 담아 놓고 뜨거운 물을 끼얹는다.

❸ 팬에 참기름을 두르고 무청과 잔멸치를 볶는다. 기름이 돌면 조림장 재료와 물 ¼컵(분량 외)을 넣고 국물이 없어질 때까지 조린다.

미역과 두부와 파 미소된장국

재료(2인분)

마른미역 2g, 두부 ½모, 대파 ½대, 맛국물 1½컵, 미소된장 1½큰술

이렇게 만드세요

❶ 마른미역은 물에 담가 불린 다음 물기를 짠다. 두부는 사방 1.5cm 크기로 썬다.

❷ 대파는 송송 썰어 놓는다.

❸ 맛국물을 끓이다가 마른미역과 두부, 대파를 넣고 다시 한소끔 끓인 다음 된장을 풀어 넣는다.

큰실말 초무침

이렇게 먹으세요

큰실말 초무침에는 강판에 간 생강을 곁들인다. 만드는 법은 105쪽을 찾아본다.

현미 잡곡밥

이렇게 만드세요

142~143쪽을 찾아본다.

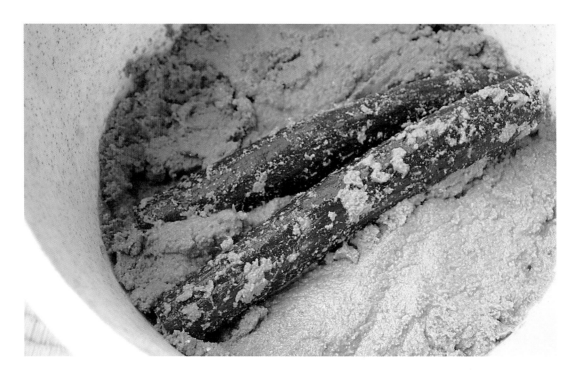

식단에 다양하게 활용하는 쌀겨절임 만들기

쌀겨절임은 일본이 자랑하는 발효식품 중의 하나다. 가정에서 손수 담그면 그 맛이 더욱 각별하다. 맛있는 쌀겨절임을 만드는 비법은 잊지 않고 매일 잘 섞어 주는 것. 여러 가지 채소를 절여 두면 식단에 요모조모 쓰임새가 많다.

절임용 쌀겨 만들기

재료(용량 5ℓ용기)
- -

볶은 쌀겨 1kg, 소금 150g, 붉은 고추 3개, 생강 2쪽, 양배추* ¼개

이렇게 만드세요
- -

❶ 절임 용기를 뜨거운 물로 소독한 다음 물기를 잘 닦아 둔다.

❷ 냄비에 소금과 물 7컵(분량 외)을 넣고 가열해서 소금을 완전히 녹인 다음 그대로 식힌다. 생강은 껍질째 두들겨서 크게 으깨 둔다.

❸ 소독한 절임 용기에 볶은 쌀겨를 넣고 ❷의 소금물을 두세 번에 나누어 붓는다. 이때 쌀겨가 뭉치지 않도록 손으로 용기 바닥에서부터 잘 섞어 준다. 생강과 붉은 고추를 쌀겨 속에 박아 둔다.

* 양배추 : 처음에는 절임용 쌀겨가 발효된 상태가 아니라서 풍미가 약하고 맛도 짜게 느껴진다. 그 때문에 본절임을 하기 전에 양배추나 배추의 겉잎 또는 무청 등의 채소를 사용해서 미리 절인 다음 이 채소는 먹지 않고 버린다.

❹ 절임용 쌀겨의 표면을 평평하게 고른다. 용기 안쪽에 묻은 쌀겨는 물기를 꼭 짠 젖은 행주로 닦아 내고 물기를 꼭 짠 깨끗한 천을 펼쳐서 절임용 쌀겨 표면에 덮어 준다. 뚜껑을 덮어 하룻밤 둔다.

❺ 다음 날 절임용 쌀겨에 공기가 통하도록 바닥에서부터 섞어 준다.

❻ 절임용 쌀겨 중앙에 양배추를 박은 다음 위를 평평하게 고르고 뚜껑을 덮는다. 하루에 한두 번 쌀겨를 바닥에서부터 섞어 주면서 그대로 3~4일 둔다.

❼ 양배추를 꺼내 나긋하게 절여진 바깥쪽 잎을 떼어 낸 다음 다시 쌀겨 속에 박아 두고 표면을 평평하게 고른다. 이것을 3~4일간 반복하고 그때마다 잘 섞어 준다.

❽ 절임용 쌀겨를 만든 지 7~8일이 지나면 남은 양배추를 버리고 바닥에서부터 잘 섞어 준다.

가지와 오이 쌀겨절임

재료

가지·오이 적당량, 소금·구운 명반 적당량, 절임용 쌀겨

채소 절이는 법

❶ 가지와 오이는 깨끗이 씻는다. 오이는 양 끝을 조금 잘라 낸 다음 표면에 소금을 듬뿍 묻혀 비벼서 문지른다. 가지는 꼭지를 떼고 소금과 구운 명반을 묻혀서 가볍게 주무른다. 크기가 큰 것은 길이 방향으로 칼집을 한 번 넣어 준다.

❷ 오이는 머리를 아래로 해서 절임용 쌀겨에 비스듬하게 박는다. 가지도 마찬가지로 머리를 아래로 해서 박아 준다.

❸ 채소가 보이지 않을 만큼 위에 쌀겨를 덮고 표면을 평평하게 고른다. 용기 안쪽에 묻은 쌀겨를 깨끗이 닦아 내고 뚜껑을 덮어 바람이 잘 통하는 서늘하고 어두운 곳에 둔다. 그 다음부터는 하루에 한두 번 정도 바닥에서부터 섞어 준다.

먹는 시기

봄이나 여름처럼 기온이 높은 계절에는 절인 후 한나절이 지난 다음부터 제 맛을 볼 수 있다. 절이는 시간은 채소의 종류에 따라서 달라지기 때문에 입맛에 맞도록 시간을 조절한다.

●● 장기간 사용하지 않을 경우

1. 절임용 쌀겨에 남아 있는 채소를 모두 꺼낸다.
2. 볶은 쌀겨 1컵과 소금 1큰술이 약간 넘는 양을 절임용 쌀겨에 넣고 섞어 준다. 이렇게 하면 발효를 억제할 수가 있다. 이것을 서늘한 장소나 냉장고에 보관한다.
3. 다시 사용할 때는 염분이 많은 상태이므로 절이는 시간을 짧게 한다.

Part 3

면역강화 식품으로 만든

간편 요리
레시피
91가지

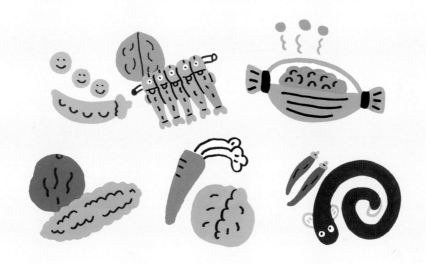

전체식품, 발효식품 등 아보 도오루 박사가 추천한
면역력 강화에 효과적인 식품을 자세히 알아보고
면역 강화식품을 이용한 다양하고 간편한 요리 메뉴를 준비했다.
좋아하는 것부터 한두 가지씩 상차림에 올려서
건강 식탁을 완성해 보자.

생명력을 지닌 면역 강화의 일등공신
'전체식품'을 먹는다

싹을 틔우는 힘을 지닌 살아 있는 쌀 현미나, 머리부터 꼬리까지 통째로 먹을 수 있는 뼈째 먹는 생선처럼 하나의 생명을 고스란히 우리 몸으로 들여보낼 수 있는 것이 바로 '전체식품'이다. 정백, 정제되고 가공된 식품에는 턱없이 부족한 영양소도 이들 전체식품을 통해서라면 효율적으로 섭취할 수 있다.

영양의 균형을 잃은 현대인의 필수 식품

우리의 몸속에서는 항상 건강한 상태를 유지하기 위해 다양한 기능이 작용하고 있다. 신진대사가 이루어지면서 노후한 세포는 사라지고 싱싱한 세포가 새로 만들어진다. 체온도 늘 일정하게 유지되고 있다. 신체가 이와 같이 기능하기 위한 에너지원이나 세포를 만드는 온갖 재료를 우리는 모두 음식물에서 얻는다. 그래서 단백질, 탄수화물, 지질, 비타민, 미네랄, 식이섬유 중 어느 하나가 부족해도 건강한 세포가 만들어질 수 없고 신체가 정상적으로 기능하지 못한다.

즉 건강하려면 균형 잡힌 식생활이 반드시 필요하다. 그렇다고 해서 영양학에서 권장하는 30가지 품목의 식재료를 매일 빠짐없이 먹기란 쉬운 일이 아니다. 실제로 현대인이 섭취하는 칼로리의 양은 지나칠 정도로 많지만 미네랄과 식이섬유는 부족한 경우가 많다. '전체식품'에는 바로 이 미네랄과 식이섬유가 알맞게 함유되어 있다. '전체식품'을 적극 추천하는 이유가 여기에 있다.

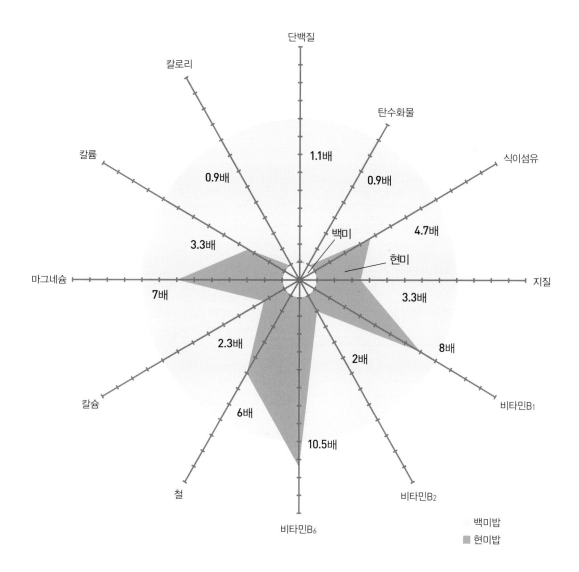

백미밥에 함유된 각 영양성분과 식이섬유를 1로 했을 때(파란색 부분), 현미밥에 함유된 양을 백미밥에 대한 배수로 나타내었다(분홍색 부분). 칼로리의 양은 거의 동일하지만 그 밖의 영양성분의 함유량은 차이가 크다.

*참고 자료: 일본과학기술청 자원조사회 편 '제5차 개정 일본 식품 표준 성분표'

각종 영양소를 효율적으로 섭취할 수 있는 우수 식품

전체식품이란 현미·뼈째 먹는 생선·잔새우·콩·깨와 같이 뿌렸을 때 싹이 터서 다음 생명을 키울 힘을 지녔거나 생명이 있을 때의 모습을 그대로 유지하고 있는 식품을 말한다. 이들 식품에는 살아가기 위해 필요한 영양소가 빼곡히 들어차 있다. 이 영양소는 인간이 살아가는 데도 반드시 필요한 것이다. 예를 들어 '부분식품'인 생선한 토막을 먹는다면 생선의 머리나 내장, 골격에 함유된 영양소는 섭취할 수 없다. 영양의 균형을 이루려면 다른 반찬을 여러 가지 준비해서 모자라는 영양소를 보충해야한다. 하지만 전체식품으로 만든 음식은 필요한 영양소를 그 식품에서 한 번에 얻을수가 있다.

예를 들면 쌀알 하나하나가 싹을 틔울 수 있는 영양소를 보유한 현미를 주식으로하면 그 밖에 다른 많은 식품을 굳이 먹어야 할 필요가 없다. 현미에는 주요 영양소가거의 다 함유되어 있기 때문이다. 그 밖에 채소 요리를 추가해서 비타민을 보충하면 영양의 균형을 이룬 건강 식단을 꾸밀 수 있다. 그래서 뼈째 먹는 생선이나 콩을 비롯한전체식품을 섭취하는 것은 영양의 불균형을 바로잡는 가장 효율적인 방법이라고 할수 있다. 따라서 식탁에 매일 이들 전체식품을 올리지 않으려야 않을 수 없게 된다. 우리 몸의 세포가 건강해지면 자연히 면역력도 쑥쑥 높아진다.

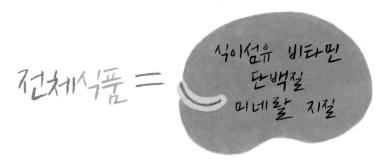

'전체식품'은 한 가지로도 우리 몸에 필요한 영양소를 효율적으로 섭취할 수 있다.

●● 주요 '전체식품' 알아보기

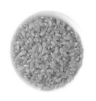

현미·맥류·잡곡

● **특징** : 백미에 비해 단백질, 미네랄, 비타민B군 등 신체에 필요한 영양소와 식이섬유를 풍부하게 함유하고 있다.
● **참고** : 식이섬유는 장을 자극해서 부교감신경을 우위 상태로 만든다. 각종 영양소는 피로회복과 피부미용 등에 효과가 있다.

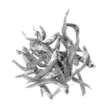

뼈째 먹는 생선

● **특징** : 통째 먹으면 머리나 내장, 골격에 함유된 영양성분을 고루 섭취할 수 있다. 칼슘과 비타민D도 풍부하다.
● **참고** : 치어(稚魚)나 유어(幼魚)와 같은 크기가 작은 생선이 여기에 해당한다. 항산화 작용을 하는 지방산 EPA나 DHA도 함유하고 있다.

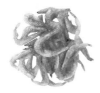

잔새우

● **특징** : 껍질째 먹을 수 있어 갑각류 특유의 껍질 성분을 섭취할 수 있다. 여기에는 키틴질이라는 동물성 식이섬유가 들어 있다.
● **참고** : 이 책에서는 사쿠라새우, 크릴새우, 민물새우 등 크기가 작은 새우를 가리켜 잔새우라고 부른다.

콩류

● **특징** : 양질의 단백질을 함유한 것이 많고, 비타민B군과 식이섬유를 쉽게 섭취할 수 있다. 사포닌이나 레시틴 등을 함유한 것도 있다.
● **참고** : 최근에 대두 단백질이 혈중 콜레스테롤 수치를 저하시키는 작용을 하는 것으로 밝혀졌다.

깨

● **특징** : 불포화지방산을 주요 성분으로 하는 식물성 유지, 단백질, 칼슘, 철분이 풍부하다. 으깨거나 가루를 내서 먹으면 소화흡수가 잘된다.
● **참고** : 비타민B군과 비타민E도 함유하고 있다. 깨 특유의 리그난(lignan) 성분은 항산화물질로 주목을 받고 있다.

현미·맥류·잡곡

전체식품 중에서도 현미나 잡곡과 같은 곡류는 주식으로 매일 먹는 것이 좋다. 현미는 표피와 배아가 남아 있기 때문에 식이섬유나 칼슘, 단백질, 비타민B군, 철분, 인 등을 함유하고 있으며, 이것만으로도 주요 영양소의 대부분을 섭취할 수 있는 매우 우수한 식품이다. 맥류나 기장, 피, 좁쌀과 같은 잡곡은 백미나 현미에 섞으면 쉽게 먹을 수 있다.

●● 쌀 마이스터에게 듣는다

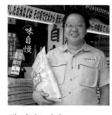

쌀 마이스터란
쌀 마이스터는 쌀의 품종이나 정미의 특성, 혼합 특성, 밥짓기 특성 등 쌀에 관한 폭넓은 지식을 가지고 그것을 소비자에게 전달하는 역할을 한다 (인정기관은 일본 미곡 소매업 조합 연합회이다).

"현미는 겉껍질만 제거한 것이라서 표피와 배아를 먹게 됩니다. 따라서 재배방법이나 생산자를 정확히 알 수 있는 것을 선택하는 것이 중요합니다. 유기JAS(Japanese Agricultural Standard, 일본농림규격) 인정품이나 특별재배 농산물로 지정된 현미라면 안전성을 신뢰할 수 있겠지요.

현미의 품종도 백미만큼 다양하지만, 현미식을 시작한 지 얼마 안 되는 현미식 초보라면 점성이 너무 강하지 않고 씹을 때마다 맛이 나오면서 식어도 그 맛이 변하지 않는 품종을 권합니다. 밥맛은 기호에 따라 다르기 때문에 굳이 명품 쌀만 고집할 것이 아니라 몇 가지 품종을 시도해 보고 입맛에 맞는 것을 찾도록 하세요.

최근에는 오분도미나 칠분도미와 같은 분도미나 발아현미, 고대미 등 먹기 좋은 형태의 현미를 쉽게 구할 수가 있습니다. 평소에는 대형 마트 등에서 쌀을 구입하더라도 가끔은 쌀 마이스터와 같은 쌀의 프로가 있는 양곡상을 찾아 직접 이야기를 들어가며 선택한다면 반드시 내 입맛에 꼭 맞는 쌀을 찾을 수 있을 겁니다."

현미

현미밥은 딱딱하고 까끌거려서 거부감이 든다거나 위장이 약해서 먹으면 설사가 난다는 사람도 있다. 그럴 때는 오분도미나 칠분도미, 현미보다 부드럽고 단맛 나는 발아현미부터 시작하는 것이 좋다.

현미

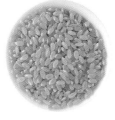

벼에서 겉껍질인 왕겨를 벗겨 낸 것으로 표피와 배아가 남아있다. 옆의 사진은 일본의 특별재배 농산물로 지정된 것으로 자연농법으로 길러 수확한다.

● 오분도미
현미에서 쌀겨층을 50% 제거한 쌀이다. 70% 제거한 쌀은 칠분도미라고 한다.

발아현미

현미에 싹을 조금만 틔워서 그 상태를 저온에서 유지시킨 쌀이다. 현미에 비해 미네랄의 체내흡수율이 높고 혈압을 정상으로 조절하는 아미노산의 일종인 가바(GABA:Gamma Amino Butyric Acid,자연계에 존재하는 아미노산의 일종으로 배아 부분에 풍부하다) 성분이 들어 있다.

● 건식 발아현미
습식 발아현미보다는 딱딱한 편으로 오독오독한 현미 특유의 식감을 즐길 수 있다.

● 습식 발아현미
건식 발아현미보다 수분을 함유하고 있어 밥을 지었을 때 부드럽다.

고대미

고대 일본에 전해진 쌀의 원생종이다. 백미에 섞어 짓거나 찰밥이나 떡, 죽 등에 이용한다.

● 적미
붉은 팥밥의 기원으로도 여겨지며 조몬 시대에 일본에 전해져 고문서에도 자주 등장한다.

● 흑미
중국에서는 명나라 시대부터 자양강장과 조혈작용을 하는 것으로 알려졌으며 약선 요리에도 쓰여 왔다.

맥류

볏과 식물이며 가루를 내서 사용하는 밀이나 귀리 외에도 낟알로 먹는 보리가 있다. 백미 양의 10~20% 정도로 섞어 지으면 쉽게 먹을 수 있다.

통보리

보리의 겉껍질만 벗긴 것으로 누르지 않은 통째로의 보리쌀이다. 백미 양의 10~20% 정도로 섞어 지으면 보리 본래의 식감과 풍미를 즐길 수 있다.

납작보리

겉껍질을 벗긴 보리에 증기를 씌운 다음 곧바로 압맥기로 눌러서 납작하게 만든 것이다. 보리밥을 할 때는 백미 양의 10~20% 정도로 섞어서 짓는다. 납작보리는 통보리에 비해 소화가 잘 된다.

잡곡

기장, 조, 피는 밥과 함께 지어 먹을 수 있는 잡곡이다. 처음에는 현미나 백미 양의 10~20% 정도 섞어 지어서 향과 씹는 질감을 즐겨 본다.

율무

예부터 피부질환을 해소하는 한방생약으로 쓰여 왔다. 율무로 밥을 할 때는 물에 하룻밤 불린 다음 밥물을 많이 잡고 짓는다. 죽이나 볶음밥, 스프에도 이용한다.

기장

식용으로는 주로 '찰기장'이 이용되며 현미나 백미에 섞어 기장밥이나 죽으로 먹는다. 또는 가루를 내서 기장 경단을 만드는 데도 이용한다. 기장은 곡물 중에서 가장 칼로리가 낮다. 감기를 예방하는 약선 요리에도 쓰인다.

조

식용으로는 주로 '찰조'가 쓰인다. 현미나 백미에 섞어 조밥이나 죽으로 해서 먹는다. 또는 가루를 내서 경단이나 쿠키 등을 만들기도 한다. 밥과 함께 지으면 오돌오돌 씹히는 질감이 가볍다. 조에는 이뇨 효과가 있는 것으로 알려져 있다.

피

저온에서 장기간 보존이 가능하므로 예로부터 흉년에 대비한 구황작물로서 재배되어 왔다. 현미나 백미에 섞어 피밥이나 피죽을 만들어 먹거나 가루를 내서 경단과 같은 과자류를 만드는 데도 쓰인다.

●● 다양한 현미 가공제품

현미밥을 지어 먹을 시간적인 여유가 없다면 현미를 이용한 가공제품을 통해 간편하게 현미의 영양소를 섭취하는 방법도 있다.

● 현미죽 통조림
현미에 팥, 율무, 콩, 소금을 넣어 만든 현미죽을 캔에 담은 가공식품.

● 레토르트 팩 현미밥
즉석 현미밥으로 팥이나 여러 가지 채소가 들어 있는 것도 있다.

● 즉석 발아현미밥
전자레인지에서 일정 시간 가열하면 바로 먹을 수 있는 즉석 현미밥이다.

● 현미 커피
현미를 독자적인 방법으로 볶아서 미세한 분말로 만든 것이다.

● 발아현미 크림
유기재배 활성 발아현미를 익힌 다음 체에 걸러서 크림 상태로 만든 것이다.

● 현미 가바(GABA) 분말
현미 배아의 미세한 분말로 발아현미 여섯 공기 분량의 가바(GABA)를 간편하게 섭취할 수 있다.

● 현미 효소
현미를 황국균으로 발효시켜서 콩을 첨가한 식품으로 각종 효소를 함유하고 있다. 현미의 쌀겨와 배아를 황국균으로 발효시킨 것도 있다.

현미밥 맛있게 짓기

압력밥솥이 없어서 현미밥을 못 먹는다는 것은 이제 옛말이다.
최근 전기밥솥의 성능이 향상되면서 일반적인 가정용 전기밥솥으로도 얼마든지 찰지고 맛있는 현미밥을 지을 수 있게 되었다. 현미밥 하면 우선 딱딱하고 거칠어서 먹기 힘들 거라는 이미지가 강하다. 그렇지만 지금부터 소개하는 현미밥 짓는 요령을 익히면 찰기 도는 부드러운 현미밥으로 맛과 건강을 챙길 수 있다. 그 비결은 바로 쌀 씻는 법과 물에 불리는 시간에 있다.

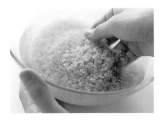

1 쌀 씻기
볼에 현미와 물을 넣고 쌀겨 등을 골라내면서 가볍게 씻는다. 부드러운 밥을 원하면 손바닥으로 꾹꾹 눌러 가면서 힘을 주어 씻는다. 그러면 현미 표면에 상처가 나 현미가 물을 쉽게 흡수한다.

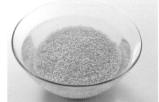

2 쌀 불리기
적어도 1시간 이상이 좋고 가능하면 8~9시간 정도 물에 불린다. 그동안 현미가 상하지 않도록 3시간에 한 번 정도 물을 갈아 주는 것이 좋다.

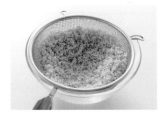

3 물기 빼기
불려 둔 쌀을 체에 받쳐서 물기를 잘 뺀다.

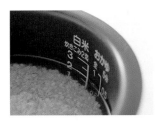

4 물 조절 및 밥 짓기

■ 전기밥솥에 밥 짓기
밥솥에 물기를 뺀 쌀을 넣고 백미 지을 때의 물 분량만큼 물을 부어 밥을 짓는다. 부드러운 현미밥을 원한다면 20% 정도 물을 더 붓는다.

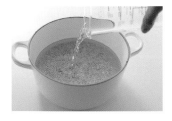

■ 냄비에 밥 짓기
되도록 바닥이 두꺼운 법랑 냄비나 다층구조 냄비를 사용한다. 옹기솥을 사용하면 더 맛난 밥을 지을 수 있다. 씻기 전의 현미 용량의 1.2배 정도의 물을 붓고 뚜껑을 덮어 뜨거운 김이 나올 때까지 약한 불로 가열한다. 끓어오르면 중간 불로 1분 정도 가열하고 다시 약한 불로 줄여서 40분 정도 가열한다.

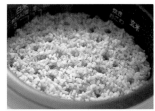

5 완성
현미밥이 맛있게 지어졌다면 사진처럼 게 구멍 같은 구멍들이 생겼을 것이다. 재빨리 위아래를 뒤섞어준 다음 뚜껑을 덮고 10분 정도 뜸을 들인다.

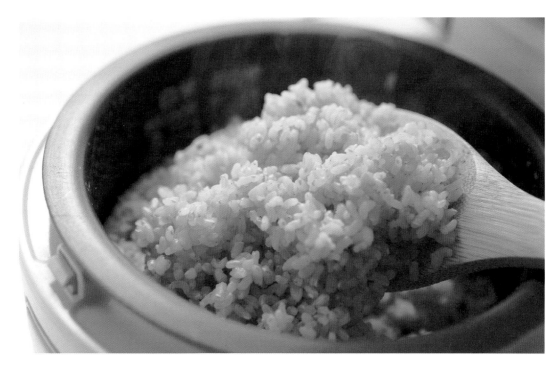

발아현미밥 짓기

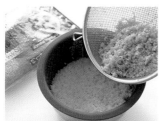

발아현미는 일반적인 현미처럼 물에 오래 불리지 않고 가볍게 씻어 바로 밥을 지어도 맛이 있다. 또는 사진처럼 원하는 비율만큼 백미와 섞어 백미밥을 짓는 요령으로 밥을 지어도 된다. 밥물을 잡는 요령은 기본적으로 백미와 같지만 제품에 따라 차이가 날 수 있다.

맥류나 잡곡 섞은 현미밥 짓기

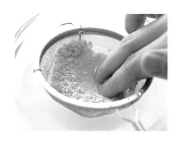

현미 2컵에 대해 맥류·잡곡은 ¼~½컵이 적당하다. 맥류는 씻어서 먼지 따위를 제거한다. 잡곡은 낱알이 작기 때문에 사진처럼 고운 체에 넣고 물을 담은 볼에 담가 씻는다. 물이 투명해질 때까지 씻은 다음 물기를 뺀다. 이것과 따로 씻어 물기를 빼 둔 현미와 합한다. 현미는 앞 페이지의 밥 짓는 요령으로, 발아현미는 위에서 설명한 요령으로 밥을 짓는다.

●● 현미의 보존법

현미밥은 백미밥보다 쉽게 상하기 때문에 되도록 빨리 팩에 담아 냉동실에 보존하는 것이 좋다. 랩을 이용해서 작은 양으로 나눈 다음 냉동 보관하면 필요한 양만큼 쓸 수 있어 편리하다.

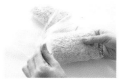

현미

현미는 씻어서 하룻밤 물에 불려 두면 백미와 똑같은 요령으로
일반적인 전기밥솥으로도 맛있게 지을 수 있다.

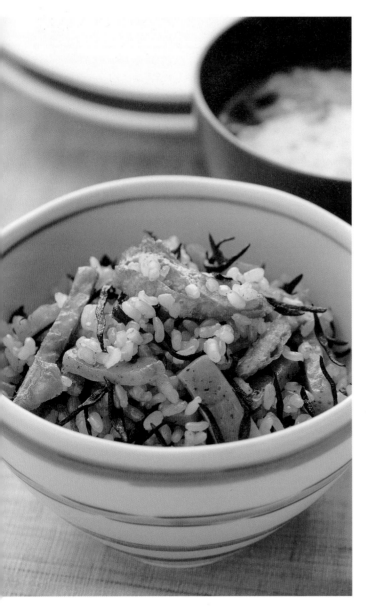

현미 영양밥

가끔 해조류를 넣고 영양밥을 지어 먹어도
별미다. 영양밥에 특히 잘 어울리는 유부도
잊지 않도록 한다.

재료(4인분)

현미(또는 발아현미) 2홉(1홉 = 180㎖), 톳
7g, 유부 1장, 곤약 ½장(150g), 영양밥 양념
(청주 1큰술, 간장 ½큰술, 조미술 2작은술, 소
금 ¾작은술)

이렇게 만드세요

❶ 현미는 잘 씻은 다음 7~8시간 물에
담가 둔다. 발아현미는 물에 불리지
않아도 된다.

❷ 톳은 물에 담가 불린 다음 물기를
짠다. 곤약은 가늘게 썰어 데쳐 둔
다. 유부는 가늘게 썰어 체에 담은
다음 뜨거운 물을 끼얹어서 기름기
를 뺀다.

❸ 현미는 물기를 빼서 밥솥에 넣고 동
량의 백미에 해당하는 양의 물(분량
외)을 부은 다음 영양밥 양념 재료
를 넣고 섞어 준다. 표면을 평평하게
고른 다음 톳과 곤약, 유부를 위에
얹고 밥을 짓는다.

❹ 밥이 다 지어지면 가볍게 섞어 준다.

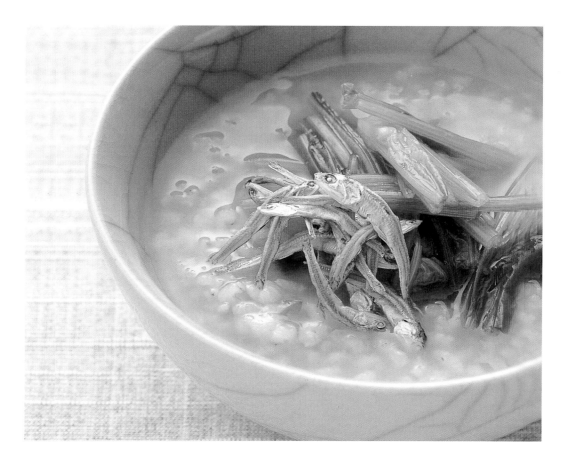

현미죽

현미는 가볍게 훌훌 먹을 수 있는 죽으로 만들어도 맛있다. 소금기를 조금 더해 주면 현미죽의 깊은 맛이 살아난다.

재료(2인분)

현미(또는 발아현미) ½컵, 멸치 10g, 시금치 ⅓단 (100g), 소금 조금

이렇게 만드세요

① 현미는 잘 씻은 다음 7~8시간 물에 담가 둔다. 발아현미는 물에 불리지 않아도 된다.

② 불린 현미의 물기를 뺀 다음 냄비에 넣고 물 4컵(분량 외)을 부어 뚜껑을 덮고 강한 불로 가열한다. 끓어오르면 약한 불로 줄여서 쌀알이 부드러워질 때까지 1시간 정도 끓인다.

③ 멸치는 달군 팬에 기름 없이 바삭하게 볶는다.

④ 시금치는 데쳐서 찬물에 헹군 다음 물기를 짜고 3~4cm 길이로 자른다.

⑤ 현미죽이 완성되면 소금을 넣고 섞어 준 다음 그릇에 담아 멸치와 시금치를 위에 얹어 낸다.

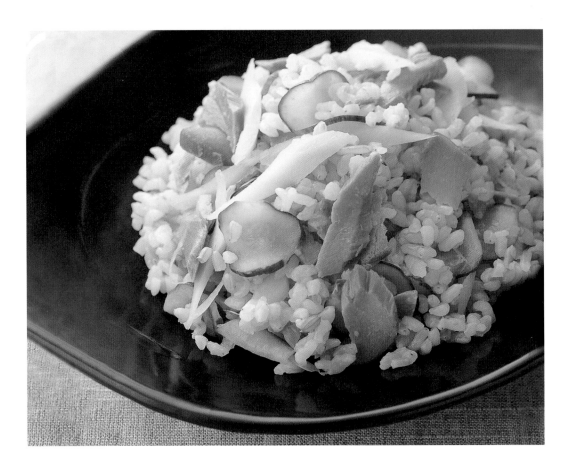

연어와 오이와
우엉 섞음초밥

우엉을 넣어야 제 맛이 난다. 우엉의 개성 있는 풍미와
아삭거리는 식감이 현미와 잘 어울린다.

현미밥(밥 짓기는 142쪽을 찾아본다) 갓 지은 것 2공
기, 자반연어 1토막, 오이 1개, 우엉 ⅓대(50g), 초밥초
(식초 2½큰술, 설탕 ½큰술, 소금 ½작은술)

이렇게 만드세요

❶ 갓 지은 밥에 초밥초를 원을 그리듯이 끼얹
고 가볍게 섞어 준다. 물기를 꼭 짠 젖은 천
을 덮어 5~6분간 뜸을 들인 다음 부채질을
해 가며 섞어 주고 피부 온도 정도로 식힌다.

❷ 자반연어는 구운 다음 껍질과 가시를 제거하
고 살을 발라 놓는다.

❸ 오이는 둥근 모양으로 얄팍하게 썰어 소금물
(물 1컵에 소금 1작은술)에 담가 나긋하게 절인
다음 물기를 짠다. 우엉은 연필 깎듯 칼로 비
껴 썰어 데친 다음 체에 밭쳐 식힌다.

❹ ❶의 밥에 자반연어의 살과 오이, 우엉을 섞
어 준다.

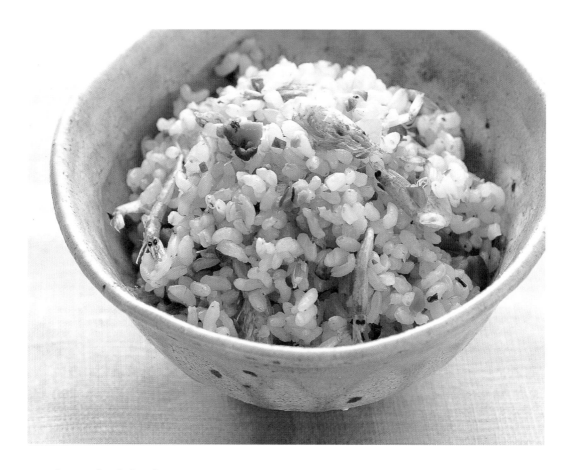

사쿠라새우와
시바절임 섞음밥

기름 없이 바삭하게 볶은 사쿠라새우의 고소함이
요리의 맛을 한결 더 돋운다.

재료(2인분)

현미밥 따뜻한 것 2공기, 사쿠라새우 10g, 시바절임
20g

이렇게 만드세요

① 사쿠라새우는 달군 팬에 기름 없이 바삭하
게 볶는다.

② 시바절임은 잘게 썬다.

③ 따뜻한 현미밥에 볶은 사쿠라새우와 잘게
썬 시바절임을 넣고 섞어 준다.

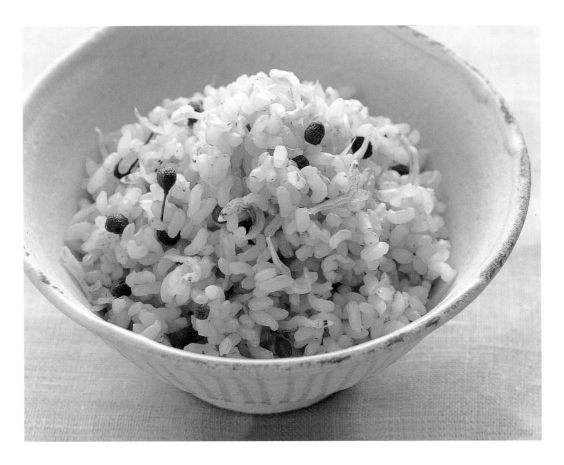

잔멸치와 산초 섞음밥

짭짤하면서도 감칠맛 나는 잔멸치와 알싸한 맛의
산초가 현미의 깊은 맛을 살려 준다.

재료(2인분)

현미밥 따뜻한 것 2공기, 잔멸치 10g, 산초열매조림
1큰술

이렇게 만드세요

① 잔멸치는 체에 담아 뜨거운 물을 끼얹는다.
② 따뜻한 현미밥에 잔멸치와 산초열매조림을
넣고 섞어 준다.

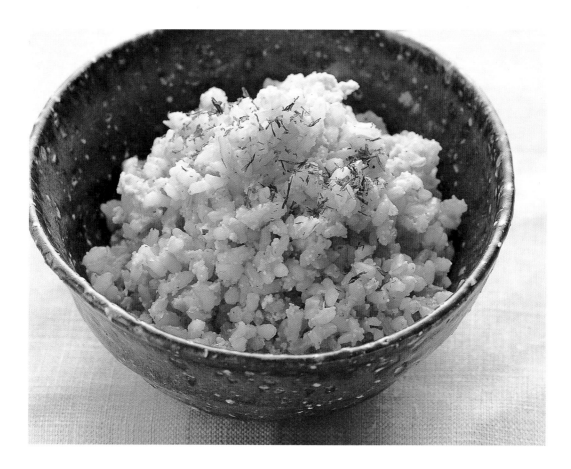

대구알젓과 달걀 섞음밥

김 모락모락 나는 갓 지은 밥에 대구알젓과 달걀을 넣고 그 열로 익혀서 먹는 독특한 조리법이 특징이다.

재료(2인분)

현미밥 따뜻한 것 2공기, 대구알젓 30g(½개), 달걀 1개, 조미술 1작은술, 파래가루 조금

이렇게 만드세요

1. 대구알젓은 껍질을 제거하고 속만 발라내서 조미술을 넣고 잘 풀어 놓는다.

2. 달걀을 푼 다음 ❶의 대구알젓을 넣고 잘 섞는다.

3. 따뜻한 밥을 볼에 담고 젓가락으로 몇 군데 구멍을 낸 다음 ❷를 흘려 넣는다. 재빨리 접시를 덮어 달걀이 익을 때까지 그대로 둔다.

4. 전체를 잘 섞어 그릇에 담고 위에 파래가루를 뿌린다.

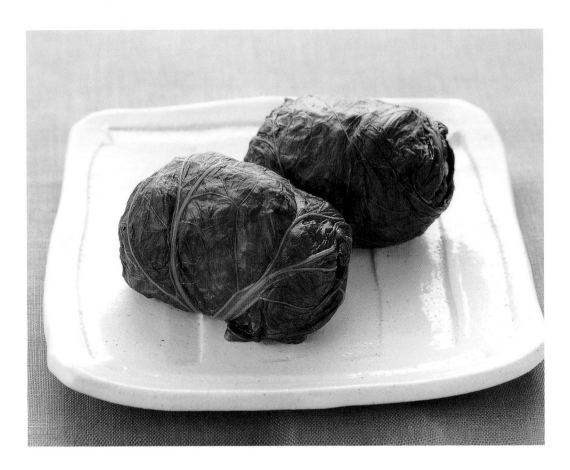

깨와 갓절임 주먹밥

갓절임 한 갓 잎 대신 순무청절임이나 배추절임의
잎을 이용해도 맛있다.

재료(2인분)

현미밥 따뜻한 것 2공기, 갓절임(썰지 않은 것) 80g(잎
2장 분량), 볶은 흰깨 1큰술

이렇게 만드세요

① 갓 잎은 살짝 물에 씻어 물기를 짠다. 잎과
  줄기를 나눈 다음 줄기는 잘게 다져 둔다.

② 현미밥에 갓 잎의 줄기 다진 것과 깨를 섞어
  서 주먹밥을 만든다.

③ 갓 잎을 펼쳐서 ②의 주먹밥을 싼다.

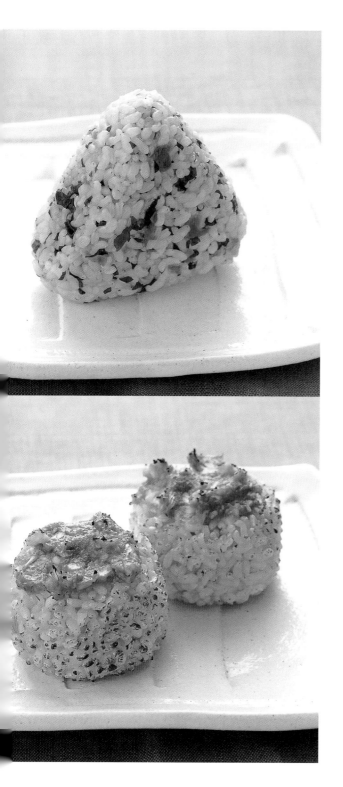

매실장아찌와
미역 삼각주먹밥

현미와 맛궁합이 좋은 매실과 미역이 만나 도시락
으로도 그만이다.

재료(2인분)

현미밥 따뜻한 것 2공기, 매실장아찌 2개, 마른미
역 2g

이렇게 만드세요

1 매실장아찌는 씨를 빼고 과육을 칼로 다
   져서 곱게 으깨 놓는다.
2 미역은 물에 담가 불린 다음 물기를 꼭 짜
   서 잘게 썬다.
3 현미밥에 ①의 매실장아찌 과육과 잘게
   썬 미역을 섞어 삼각주먹밥을 만든다.

파된장 소스
주먹밥 구이

현미밥은 구우면 현미의 구수한 향이 더 강해진다.
된장과 조화를 이루어 놀라운 맛을 선사한다.

재료(2인분)

현미밥 따뜻한 것 2공기, 대파 10cm, 미소된장
2큰술

이렇게 만드세요

1 대파는 다져서 된장과 섞어 둔다.
2 현미밥으로 주먹밥을 만든다. 한쪽 면에
   대파와 된장을 섞어 만든 파된장 소스를
   바른다. 소스를 바른 면을 위로 놓아 오
   븐토스터에서 7~8분간 노릇하게 굽는다.

뼈째 먹는 생선·잔새우

머리부터 꼬리까지 남김없이 먹을 수 있는 뼈째 먹는 생선이나 잔새우는 그야말로 영양의 보고다. 생물은 튀김이나 조림으로 해 먹고 말린 것은 구워서 머리까지 통째로 먹는다. 멸치는 견과류 등과 함께 먹으면 간식으로도 그만이다.

양질의 단백질과 칼슘이 풍부할 뿐만 아니라 생선의 머리나 가운데 등뼈 부분의 지방에는 DHA(도코사헥사엔산, docosa hexaenoic acid)나 EPA(에이코사펜타엔산, eicosa-pentaenoic acid)가 함유되어 있어, 그 효용성이 크게 부각되고 있다. 내장에는 비타민D가 많아서 말린 생선은 2마리, 멸치라면 30g 정도로 하루에 필요한 칼슘과 비타민D를 섭취할 수 있다. 또 새우의 껍질에는 동물성 식이섬유인 키틴질과 붉은 색소인 아스타크산틴(astaxanthin)이 함유되어 있어 그 기능성이 새롭게 주목받고 있다.

뼈째 먹는 생선 뼈째 먹는 생선을 고를 때는 생물인 경우 껍질에 탄력이 있고 눈이 맑은 것이 싱싱하다. 눈 주위나 아가미에 피가 스며 있는 것은 피하도록 한다. 말린 생선은 제조일을 확인해서 신선하고 눅눅하지 않은 것으로 고른다.

작은 전갱이

작은 전갱이는 보통 길이가 15cm 이하인데 5cm 정도로 잔 것도 있다. 전분이나 밀가루를 가볍게 묻혀 튀겨 먹거나, 밀가루를 묻혀 튀긴 다음 파나 고추를 넣은 새콤달콤한 단촛물에 재워서 먹는다. 기름이 오른 여름철 작은 전갱이는 최고의 맛을 선사한다.

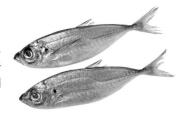

눈퉁멸

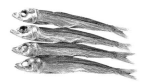

지방이 적어 생물로 먹으면 맛이 없지만 내장을 제거하지 않고 통째로 말리면 맛이 좋아진다. 살짝 구워서 머리까지 모두 먹는다.

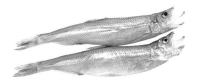

열빙어

말린 것은 수입품이 많다. 알밴 암컷이 인기가 있지만 맛은 수컷이 좋다. 일본 홋카이도에서 잡히는 열빙어 생물은 튀김이나 소금구이로 해서 먹는다.

뱅어

봄이 제철이다. 깔끔하고 담백한 맛을 살려서 맑은 국에 넣어 먹거나 맛국물에 넣어 끓이다가 달걀 푼 것을 흘려 넣고 반숙 정도로 익혀서 뱅어 달걀찜을 해서 먹기도 한다. 또는 작게 썬 채소와 함께 반죽에 섞어 기름에 튀겨 먹기도 한다. 고를 때는 몸에 투명감이 있고 눈이 새까만 것이 좋다.

뱅어포

멸치의 치어를 떠서 얇은 판 모양으로 펴서 말린 것이다. 살짝 구워서 먹는다. 색이 하얗고 촘촘한 것이 좋다.

은어

강바닥의 이끼를 먹고 사는 은어는 특유의 향이 나는데 이것이 오히려 맛을 더 좋게 한다. 단맛 나게 조리거나 회로 해서 먹는다. 양식 은어는 천연 은어에 비해 지질이 풍부하다.

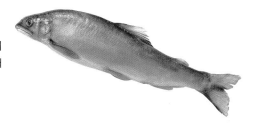

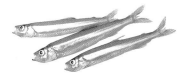

빙어

늦가을부터 이른 봄이 제철이다. 은백색을 띠고 몸에 투명감이 있는 것을 고른다. 물속에서 가볍게 씻은 다음 물기를 닦아 내고 조리한다.

망둑어

늦가을에서 초겨울이 제철이다. 지방이 적고 맛이 담백하기 때문에 표면에 전분이나 밀가루를 가볍게 묻혀 튀기거나 달걀, 밀가루, 물을 섞어 만든 튀김옷을 입혀 튀기는 튀김 요리에 어울리고 그냥 기름에 지져 먹어도 맛있다. 구입할 때는 비늘이 벗겨지지 않은 것을 고른다.

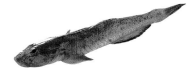

잔새우
[생물·건조]

제철에는 생물이나 살짝 데친 잔새우도 볼 수 있지만 보통 시장에서 손쉽게 구할 수 있는 것은 그대로 말린 건어물이나 매콤달콤하게 조려서 파는 것이 대부분이다. 말린 것은 볶음 요리에 이용하거나 국에 넣으면 풍미를 제대로 즐길 수 있다.

민물새우

바닥이 진흙이나 모래로 덮인 호수나 물살이 완만한 하천에 산다. 잔새우보다 크고 껍질이 딱딱한 편이어서 전분이나 밀가루를 가볍게 묻혀 튀겨 내거나 매콤달콤하게 조림으로 만들어 통째로 먹으면 좋다.

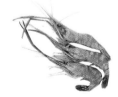

마른 새우

껍질이 얇고 크기가 작은 새우를 껍질째 그대로 말린 것이다. 종류를 딱히 구별하지 않고 그냥 마른 새우라고 부르는 경우가 많다. 일본에서는 우리의 부침개와 비슷한 오코노미야키 등에 사용한다.

말린 사쿠라새우

살아 있는 것은 몸에 투명감이 있지만 말리면 고운 핑크색을 띤다. 말린 것은 요리에 독특한 향을 내고 장식 효과도 준다.

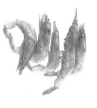

크릴새우

새우와 모양이 닮은 갑각류다. 붉은 식용 색소로 물들여서 사쿠라새우 대용품으로 만들기도 한다. 새우보다 맛이 떨어지기 때문에 가공품으로 쓰이는 경우가 많다.

●● 완벽 조리를 위한 길잡이

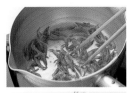

사쿠라새우 볶기
말린 사쿠라새우는 볶아서 사용하면 특유의 비린 맛이 사라지고 향과 식감이 좋아진다. 달군 팬이나 냄비에 사쿠라새우를 넣고 기름을 두르지 않고 볶는다.

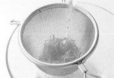

잔멸치의 소금기 빼기
잔멸치는 짠맛이 강하기 때문에 요리에 사용하기 전에 뜨거운 물을 끼얹어서 소금기를 뺀다. 체에 잔멸치를 담아 뜨거운 물을 원을 그리듯 돌려가며 끼얹은 다음 물기를 뺀다. 이렇게 손질해 두면 염분의 섭취를 줄일 수 있다.

건어물

건어물은 생선·조개류를 한 번 데쳐서 건조시킨 것이다. 새우나 조개류도 포함되지만, 여기서는 치어나 유어 말린 것을 살펴보기로 한다. 물에 끓여 우려내면 진하고 깊은 맛을 내기 때문에 된장국이나 채소 조림 등에 이용한다. 보존할 때는 건조제를 넣은 밀폐용기에 보관한다.

말린 날치

노릇하게 구운 말린 날치는 풍미가 뛰어나서 맛국물을 만드는 고급 재료로 이용된다. 일본에서는 신년의 축하 요리인 '조우니(雑煮)'라는 떡국의 국물을 내는 데 쓰인다.

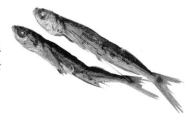

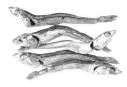

마른 멸치

건어물의 대명사로 불리며 가장 많이 쓰인다. 모양이 바르고 배가 터지거나 몸이 부서지지 않은 것, 푸른빛이 도는 광택이 있고 배 쪽으로 조금 흰 것이 좋다.

중멸치

멸치의 유어를 소금물에 삶아 말린 것으로 잔멸치보다 조금 더 크다.

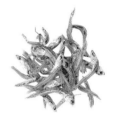

잔멸치

약 3cm 이하의 멸치 치어를 소금물에 삶아 말린 것이다. 마른 멸치보다 수분이 더 많으며 부드러운 것부터 딱딱한 것까지 여러 종류가 있다.

말린 까나리

까나리의 치어를 소금물에 삶아 말린 것으로 맛도 씹는 질감도 강하다. 몸이 가는 것이 좋다.

반건조 잔멸치

멸치 등의 치어를 삶아서 반건조한 것을 말한다. 보통 '잔멸치'라고 부르는 것은 완전히 말린 것으로 '반건조 잔멸치'와 구분해서 부르지만 말리기 전의 재료는 같다. 반건조 잔멸치는 색이 희고 반투명한 것이 좋다.

뼈째 먹는
생선
잔새우

머리부터 꼬리까지 통째로 먹으면,
몸통만 먹게 되는 토막 생선에서 얻을 수 없는 각종 영양소를 섭취할 수 있다.
쉬운 조리법으로 간편하게 매일 식탁에 올릴 수 있는 레시피를 익혀 두자.

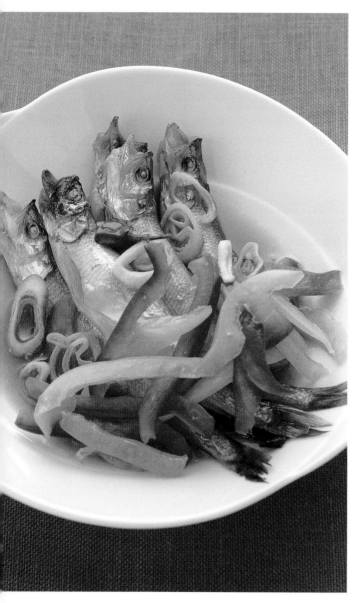

열빙어와 파프리카 마리네이드

구운 열빙어가 새콤달콤한 마리네이드로 변신했다. 열빙어를 바삭하게 굽는 것이 맛내기 비결이다.

재료(2인분)

열빙어 10마리, 빨강 파프리카 ¼개, 노랑 파프리카 ¼개, 대파 10cm, 마리네이드 액 (식초 ½컵, 설탕 1큰술, 간장 1큰술, 소금 ½ 작은술, 후추 조금, 마른 고추(잘라서 씨를 뺀다) 1개)

이렇게 만드세요

1. 납작한 그릇에 마리네이드 액을 잘 섞어 놓는다.
2. 빨강 파프리카, 노랑 파프리카는 얄팍하게 썰고 대파는 송송 썬다.
3. 마리네이드 액에 썰어 놓은 파프리카와 대파를 넣는다.
4. 열빙어는 석쇠에 올려 바삭하게 구운 다음 뜨거울 때 ❸에 넣고 10~15분간 두어 맛이 고루 배도록 한다.

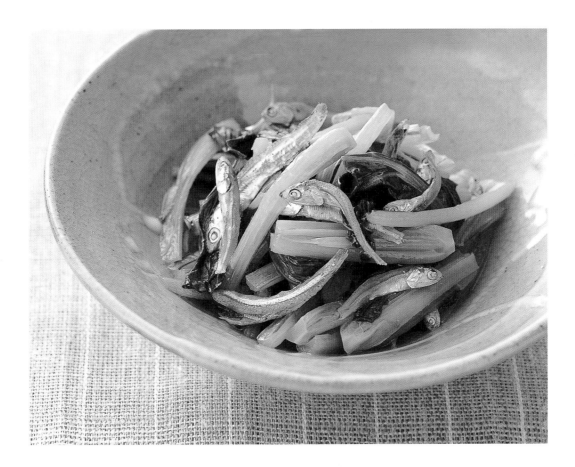

멸치와 고마츠나 조림

멸치를 볶아서 넣으면 한결 더 감칠맛 나고 구수해
진다.

재료(2인분)

마른 멸치 10g, 고마츠나 ½단(150g), 조림장(맛국
물 ½컵, 청주 1큰술, 간장 1큰술, 설탕 ½큰술), 참기름
1큰술

이렇게 만드세요

① 고마츠나는 4~5cm 길이로 자른다.

② 팬에 참기름을 두르고 마른 멸치를 넣어 바
삭해지도록 볶는다. 여기에 고마츠나를 넣
고 볶다가 기름이 돌면 조림장 재료를 넣고
물기를 날려 가며 강한 불로 조린다.

③ 고마츠나가 나른하게 익으면 불을 끄고 그릇
에 담는다.

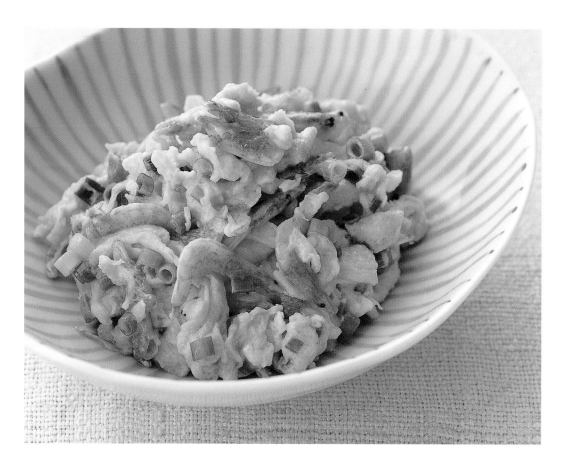

사쿠라새우와
실파 달걀 볶음

그대로 밥에 얹어 먹어도 별미다.

재료(2인분)

사쿠라새우 10g, 실파(송송 썬 것) 30g, 달걀 3개, 소금 조금, 식용유 1큰술

이렇게 만드세요

❶ 사쿠라새우는 달군 팬에 기름 없이 중간 불에서 바삭하게 볶는다.

❷ 달걀을 풀고 볶아 놓은 사쿠라새우, 실파, 소금을 넣어 섞는다.

❸ 팬에 식용유를 두르고 ❷를 부어 넣는다. 잘 섞어 주다가 달걀이 부풀어 오르면 불을 끄고 그릇에 담는다.

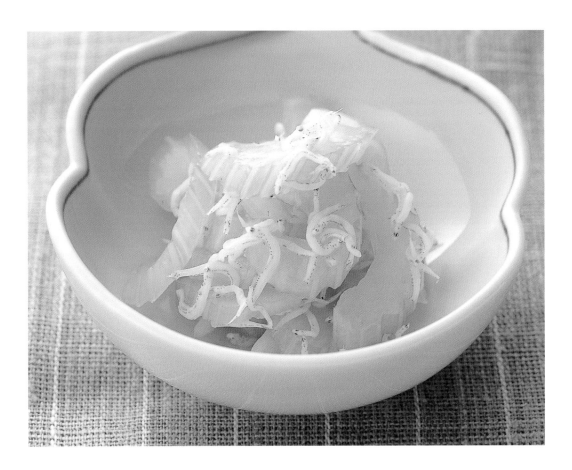

반건조 잔멸치와
셀러리 단초무침

새콤달콤한 단촛물과 셀러리로 산뜻한 맛을 즐긴다.

재료(2인분)

반건조 잔멸치 20g, 셀러리 2줄기(150g), 단촛물(식초
1½큰술, 조미술 ½큰술, 설탕 ¼큰술, 소금 작은술)

❶ 반건조 잔멸치는 체에 담아 뜨거운 물을 끼
   얹는다.

❷ 셀러리는 겉의 질기 섬유질을 얇게 벗겨 내
   고 3~4mm 폭으로 어슷하게 썰어 소금물(물
   1컵에 소금 1작은술)에 담가 둔다. 나긋하게 절
   여지면 물기를 짠다.

❸ 볼에 단촛물 재료를 넣고 섞는다. 여기에 반
   건조 잔멸치와 셀러리를 넣어 버무린 다음
   그릇에 담는다.

콩

    콩류는 콩과 식물의 종자다. 싹을 틔우는 데 필요한 각종 영양소가 한 알의 콩 안에 빼곡히 들어 있어 주요 영양소를 풍부하게 함유한다. 특히 콩은 '밭에서 나는 쇠고기' 라고 불릴 만큼 양질의 단백질이 풍부하다. 대두 단백질에는 혈중 콜레스테롤을 저하시키는 작용이 있는 것으로 밝혀졌다. 또한 콩은 과산화지질의 생성을 억제하는 사포닌을 함유하고 있으며 식이섬유가 많은 것도 특징이다.

    같은 콩이라도 그 종류가 다양해서 덜 여물었을 때가 더 맛있어서 채 익기 전에 수확하는 콩이 있는가 하면 완전히 여문 종자를 저장해서 사용하는 품종도 있다. 또 덜 익은 콩을 꼬투리째 채소처럼 먹는 품종도 있다. 대부분 가을에서 겨울에 걸쳐 수확하기 때문에 햇콩은 늦가을부터 겨울에 맛볼 수 있다.

대두

다른 콩에 비해 양질의 단백질이 풍부하고 당질이 적은 것이 특징이다. 레시틴이나 이소플라본 등 건강을 유지하는 데 도움이 되는 여러 가지 성분으로 주목을 받고 있다. 대두는 장기간 저장하면 맛이 떨어지기 때문에 되도록 빨리 먹는 것이 좋다.

검은콩

색이 검고 알이 크다. 최근 들어 그 영양적 가치가 부각되면서 검은콩을 이용한 낫토 상품도 등장하고 있다. 일본에서는 설탕과 간장을 넣고 조려서 설날 음식으로 차려 낸다.

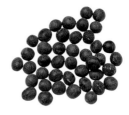

푸른콩

풋콩용의 품종이다. 일본에서는 완전히 익은 푸른콩을 삶아서 짠맛 나는 국물에 조려 먹기도 한다. 볶아서 가루를 낸 것은 푸른 콩고물로 쓰인다.

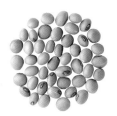

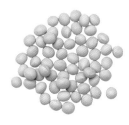

노란콩

일반적으로 우리가 콩이라고 부르는 대두를 말한다. 중간 크기의 알 이하는 간장이나 된장, 두부를 만드는 원료로 이용된다. 볶아서 가루를 내 콩가루로 쓰기도 한다.

풋콩

대두를 완전히 여물기 전에 수확한 것이다. 마른 콩에 비해 비타민C가 풍부하다. 소금으로 꼬투리의 표면을 문지른 다음 끓는 물에 데치면 색이 선명해진다. 사진은 일본의 야마가타 현 츠루오카에서 재배되는 풋콩으로 독특한 풍미와 단맛이 있어 풋콩의 왕으로 불린다.

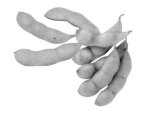

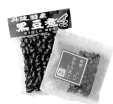

가공 대두

마른 콩보다 맛이 떨어지지만 콩을 삶거나 쪄서 통조림으로 만든 제품을 이용하면 조리시간을 줄일 수 있다. 조리하지 않고 그대로 먹을 수 있는 콩 가공품도 식탁에 현명하게 활용해 보자.

●● 완벽 조리를 위한 길잡이

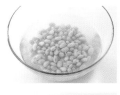

마른 콩 불리기
마른 콩은 시간을 두고 천천히 불린다. 넉넉한 양의 물로 씻은 다음 티끌이나 위로 떠오르는 콩을 제거하고 일단 물기를 뺀다. 콩의 3~4배의 물에 담가 하룻밤(7~8시간) 둔다.

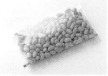

콩 보존하기
물에 불린 콩은 그대로 얼려 둘 수 없지만 삶은 것은 냉동보존이 가능하다. 냉동해서 보관하면 필요할 때 바로 꺼내 사용할 수 있어 편리하다. 콩을 삶아서 식힌 다음 작은 양으로 나누어 냉동해 둔다.

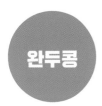

완두콩

식이섬유의 양이 콩 중에서 으뜸이다. 덜 익은 콩을 꼬투리째 먹는 꼬투리완두콩, 꼬투리를 벗겨 내고 부드러운 콩만 먹는 완두콩, 완전히 여문 콩을 말려서 먹는 푸른완두콩과 붉은완두콩의 세 가지 종류가 있다.

꼬투리완두콩

꼬투리째 먹는 종류를 통틀어 일컫는다. 사진은 기누사야 종이다. 꼬투리가 두껍고 크기가 큰 스냅완두와 단맛이 나는 사토우자야도 있다.

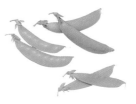

붉은완두콩

다 여문 콩을 말리면 갈색이 되는데 물에 불리면 검어진다. 불린 다음 끓는 물에 소금을 조금 넣고 삶아서 단맛 나는 콩조림을 만들기도 한다.

푸른완두콩

일본에서는 달고 부드럽게 조려서 차를 마실 때 곁들여 먹거나 과자처럼 먹기도 한다. 또는 그린피스처럼 밥에 넣어 먹기도 한다.

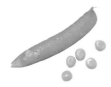

그린피스

푸른완두콩의 덜 여문 열매로, 꼬투리를 벗겨 내고 콩만 먹는 완두콩 종류의 하나다. 꼬투리의 녹색이 연한 것이 싱싱하고 맛있다. 싱그러운 초록 빛깔을 살려 밥에 넣어 먹거나 스프 등에 이용한다.

강낭콩

탄수화물이 많고 지질이 적은 것이 특징이다. 달게 조려 먹거나 각종 스튜 요리나 샐러드에 이용하기도 한다. 강낭콩은 종류가 매우 다양해서 크기나 모양 또는 색이나 무늬 등이 다른 것이 많다.

피강낭콩

메추리 알과 비슷한 무늬가 있다. 맛이 담백하며 콩조림의 대명사가 될 만큼 생산량이 많다.

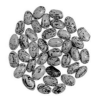

붉은강낭콩

알이 큰 적자색 품종을 통틀어 일컫는다. 시판되는 콩조림에 많이 사용되며 육류와 함께 조려도 맛이 잘 어우러진다.

꼬투리강낭콩

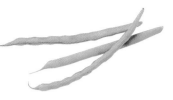

어린 꼬투리를 먹는 품종을 통틀어 일컫는 것으로 양질의 단백질과 비타민, 미네랄을 함유하고 있다. 삶아서 냉동보존할 수 있다.

흰강낭콩

가장 맛이 좋은 고급 품종은 콩조림이나 콩 설탕절임 등에 이용된다. 알이 작은 것은 떡의 소를 만드는 데 쓰이거나, 달게 조린 다음 삶은 고구마를 으깨 만든 소에 섞어 만드는 음식에 이용된다.

콩 설탕절임

강낭콩을 가공한 것으로 꿀로 달게 조린 콩에 설탕을 묻혀 만든다. 차를 마실 때 함께 먹으면 좋다. 팥이나 푸른완두콩으로 만들기도 한다.

기타

잠두(누에콩)

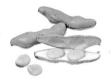

진한 녹색을 띠며 꼬투리 한 개에 세 알 정도 들어 있는 것이 많다. 공기에 닿으면 맛이 급속히 떨어지기 때문에 사용하기 직전에 꼬투리를 까서 콩을 발라내는 것이 좋다.

팥

팥밥이나 팥죽으로 만들어 먹거나 떡이나 빵에 넣는 소의 재료로 쓴다.

동부콩

팥과 닮았지만 다른 종류다. 씹는 맛이 있고 향도 좋다. 팥보다 껍질이 두꺼워서 밥에 넣어 먹거나 조림용으로 좋다. 하룻밤 물에 불린 다음 사용한다.

병아리콩

이집트콩 또는 갈반조라고도 한다. 맛이 담백해서 육류와 함께 조리거나 스프로 만들기도 하고 샐러드로 해서 먹기도 한다.

렌즈콩

렌즈 모양을 한 콩으로 알이 작다. 오렌지색, 초록색, 노란색 등 종류가 많고 껍질을 벗긴 것도 있다. 스튜나 샐러드, 카레 등에 쓰인다.

콩

마른 콩도 하룻밤 물에 담가 불리면 30분 정도만 익혀도 먹을 수 있다.
더 간편하게 사용하려면 통조림 콩이나 냉동식품을 이용한다.

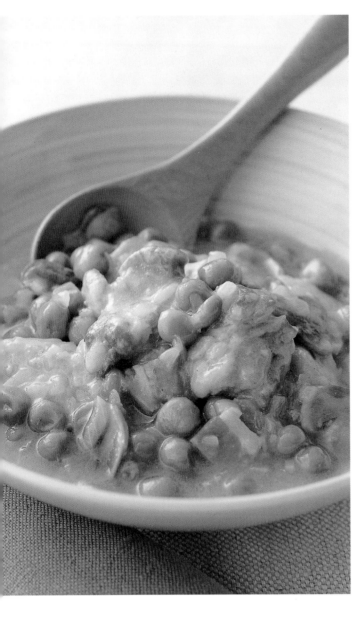

그린피스와 돼지고기 스튜

근사한 스튜 요리도 이렇게 간단하게 완성된다.

재료(2인분)

그린피스 200g(꼬투리를 제외한 콩의 양), 돼지고기 어깨등심(덩어리) 200g, 양파 ½개(100g), 양송이버섯 50g, 베이컨 1장, 고기 양념(다진 마늘 ⅙작은술, 소금·후추 조금), 스튜 양념(월계수 잎 1장, 타임 조금, 설탕 ½작은술, 소금·후추 조금), 밀가루(박력분) 2작은술, 식용유 1큰술

이렇게 만드세요

❶ 돼지고기는 한 입 크기로 썰어 고기 양념에 버무린다.

❷ 베이컨은 깍둑썰기 한다. 양송이버섯은 얇게 썰고 양파는 굵게 다진다.

❸ 냄비에 식용유를 두르고 베이컨과 양송이버섯, 양파를 넣어 볶는다. 양파가 익으면 밑간한 돼지고기를 넣는다. 돼지고기의 색이 변하면 밀가루를 솔솔 뿌려서 볶다가 더운물 1컵(분량 외)과 스튜 양념 재료를 넣는다.

❹ 잘 저어 주면서 중간 불에서 10분간 끓이다가 그린피스를 넣고 다시 10분 정도 더 끓여 준다.

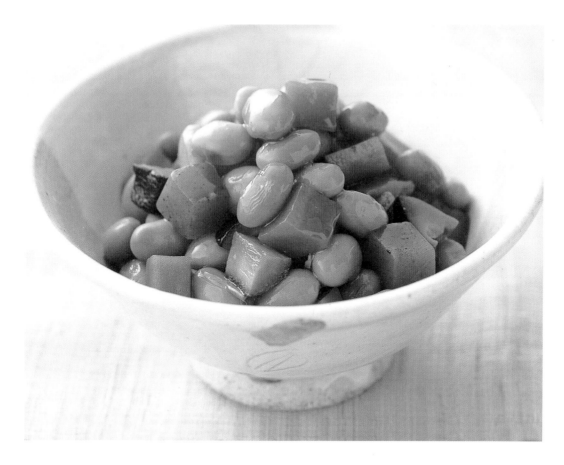

모듬 채소 콩조림

밑반찬으로 준비해 두면 간편하게 건강까지 챙길 수 있다.

재료(4인 + 밑반찬 분량)

대두 1컵(150g. 통조림이나 삶은 대두는 280g), 곤약 ½장, 우엉 ⅔대(100g), 당근 ⅔개(80g), 마른 표고버섯 2장, 설탕 4큰술, 간장 3큰술, 조미술 1큰술

이렇게 만드세요

❶ 대두는 가볍게 씻은 다음 분량의 4배 정도의 물에 담가 하룻밤 불려 둔다.

❷ 불린 대두를 냄비에 넣고 가열해서 끓기 시작하면 약한 불로 줄인다. 위에 뜬 거품을 걷어 내면서 대두가 부드럽게 익을 때까지 40~50분간 삶는다.

❸ 마른 표고버섯은 물에 불린 다음 물기를 짜고 사방 1cm 크기로 썬다.

❹ 우엉은 작게 깍둑썰기 해서 물에 헹구고 곤약은 깍둑썰기 해서 데쳐 놓는다. 당근은 작게 깍둑썰기 한다.

❺ ❷의 냄비에서 대두가 잠길 만큼만 물을 남기고 따라 낸 다음 당근과 불린 표고버섯, 우엉, 곤약, 설탕을 넣고 7~8분간 끓인다. 여기에 조미술과 간장을 넣고 국물이 거의 없어질 때까지 조린다.

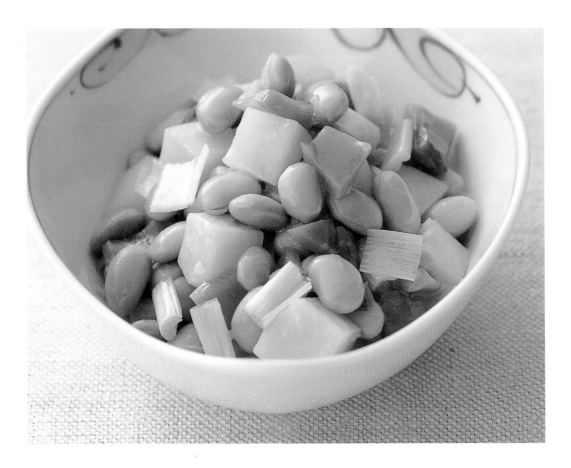

풋콩 자차이 볶음

참기름의 고소한 향과 자차이*의 아삭거리는 식감이
요리의 포인트.

재료(2인분)

풋콩(꼬투리째) 200g , 자차이(양념 된 것) 50g, 감자
작은 것 1개(150g), 대파 ½대, 볶음장(청주 1큰술, 설
탕 ⅓작은술, 간장 ⅓작은술 , 소금·후추 조금씩), 참기
름 1작은술

이렇게 만드세요

❶ 풋콩은 꼬투리째 끓는 물에 소금을 조금 넣
고 데친다. 찬물로 헹궈서 식힌 다음 콩을
발라낸다.

❷ 자차이는 굵직하게 다진다.

❸ 대파는 길이 방향으로 4등분한 다음 1cm 길
이로 썬다. 감자는 작게 깍둑썰기 한다.

❹ 팬에 참기름을 두르고 감자와 대파 썬 것을
볶는다. 감자가 투명해지면 풋콩과 자차이를
넣어 볶는다. 재료에 기름이 돌면 더운물 ¼
컵(분량 외)과 볶음장 재료를 넣는다. 중간 불
에서 국물이 없어질 때까지 볶아 준다.

* 자차이 : 아찌와 같은 중국의 절인 채소 음식

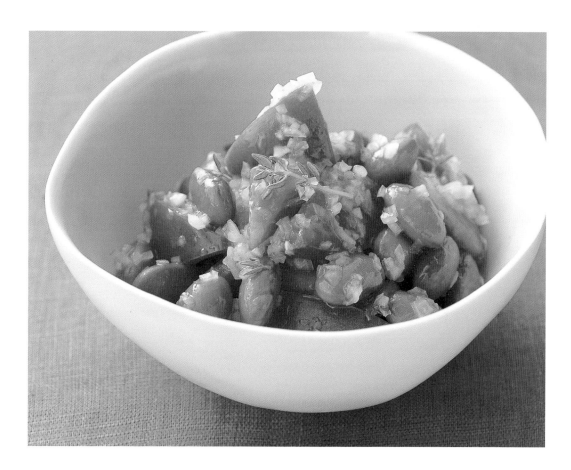

붉은 강낭콩 샐러드

강낭콩 마리네이드와 토마토의 맛궁합이 돋보인다.

재료(2인분)

붉은 강낭콩 ½컵, 양파 ¼개(50g), 토마토 1개(150g), 드레싱(식초 3큰술, 올리브유 2큰술, 백포도주 1큰술, 소금 ½작은술, 후추 조금, 다진 마늘 1쪽 분량, 타임(되도록이면 잎만) 1줄기)

이렇게 만드세요

❶ 붉은 강낭콩은 하룻밤 물에 담가 불린다. 그대로 냄비에 넣고 가열해서 끓기 시작하면 약한 불로 줄이고 콩이 부드러워질 때까지 30분 정도 삶는다.

❷ 볼에 드레싱 재료를 넣고 잘 섞은 다음 물기를 뺀 붉은강낭콩을 뜨거울 때 넣는다.

❸ 양파는 다지고 토마토는 한 입 크기로 썬 다음 식혀 놓은 ❷와 한데 섞는다.

깨

식물의 종자인 깨는 두부 못지않게 영양가 높은 식품으로 세계 여러 곳에서 자양과 강장을 위한 만능약으로 쓰이고 있다.

깨는 그 성분의 약 50%가 지질인데, 대부분이 '불포화지방산'으로 혈액에 함유된 지질의 균형을 바로잡아 동맥경화를 예방한다. 약 20%를 차지하는 단백질은 인체에 필요한 필수아미노산을 여러 종류 함유하고 있다. 원기와 젊음을 유지하는 비타민E, 비타민B군, 철분, 칼슘 등도 그 작은 한 알 속에 빈틈없이 들어차 있다. 게다가 식이섬유는 깨 2큰술로 우엉 약 50g에 맞먹는 양을 섭취할 수 있을 만큼 풍부하다.

●● 완벽 조리를 위한 길잡이

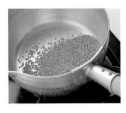

깨 볶기
씻어 말린 깨뿐 아니라 시판되는 볶은 깨도 사용하기 전에 다시 한 번 살짝 볶아 주면 향이 한결 좋아진다. 물기 없는 냄비에 깨를 넣고 약한 불에서 타지 않도록 볶다가 향이 나기 시작하면 불을 끈다. 깨를 볶을 때는 깨가 잘 튀어 오르기 때문에 되도록 속이 깊은 냄비를 사용하는 것이 좋다. 오른쪽 사진과 같이 깨를 볶을 때 사용하는 전용 용기도 있다.

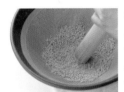

깨 갈기
깨를 곱게 갈아서 먹으면 소화흡수가 좋아진다. 시판되는 깻가루를 사용하면 간편하기는 하지만 갓 볶은 깨를 그 자리에서 갈았을 때의 향은 따를 수가 없다. 볶은 깨를 식기 전에 절구에 넣고 촉촉해질 때까지 절굿공이로 빻아 가며 갈아 준다.

깨의 종류

깨는 보통 날것으로 먹지 않기 때문에 맛과 사용의 편의를 위해 가공한 것이 많다. 깨알은 씹어서 잘게 부수기가 어려우므로 깨의 영양소를 충분히 섭취하려면 갈거나 빻아서 사용하는 것이 효과적이다.

노란깨

산지는 지중해 연안이며 일본의 경우 주로 터키로부터 수입하고 있다. 향이 매우 좋아 특히 풍미를 즐기려는 요리에 사용한다.

검은깨

알이 굵고 향이 강하다. 검은깨의 색소 성분은 수용성이라서 검은깨를 밥에 뿌리면 밥에 색이 묻어나기도 한다. 검은깨의 지질 함량은 40~45% 정도다.

흰깨

종자가 흰색인 품종으로 검은 깨에 비해 알이 잘다. 흰깨의 지질 함량은 50~55% 정도이며 깨 중에서 가장 높다. 흰깨의 흰색은 칼슘의 색이다.

씻어 말린 깨

물에 씻어 가열 건조한 것이다. 그러나 속까지 익힌 것은 아니어서 그대로 먹기에는 적당하지 않다. 가열 조리해서 먹는다.

볶은 깨

물에 씻은 다음 고소하게 볶은 것이다. 갓 볶았을 때가 가장 향이 강하며 시간이 지나면서 점차 향이 약해진다. 사용하기 전에 한 번 더 볶아 주면 좋다.

깻가루

볶은 깨를 가루로 빻은 것이다. 가루 상태로 섭취하면 통깨에 비해 소화흡수율이 높아진다. 깨의 풍미가 살아 있도록 너무 곱지 않게 칼로 다진 형태의 것도 소량 포장되어 시판되고 있다.

깨 가공제품

깨는 고소한 향과 깊은 맛으로 요리의 풍미를 높이고 맛을 살린다. 이런 깨의 매력을 간편한 방법으로 손쉽게 즐길 수 있도록 한 수저 뿌리거나 얹어 먹는 형태로 가공된 제품이 여러 종류 있다. 식탁에 다양하게 활용해 보자.

깨 두부

깨를 페이스트 형태가 될 때까지 갈아서 여기에 갈분(칡녹말)과 물을 섞은 다음 가열하면서 곱게 개서 묵처럼 식혀 굳힌 것이다. 고추냉이를 곁들여 먹어도 좋다.

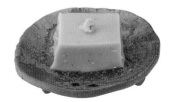

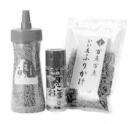

뿌려 먹는 깨

풍미가 좋은 깨는 밥에 뿌려 먹어도 그만이다. 시판되는 것을 이용하거나 가정에서 직접 만들어 식탁에 영양을 듬뿍 담아 보자.

깨 쿠키

쿠키 반죽에 깨를 섞거나 묻혀서 구운 것이다. 겉에서는 잘 보이지 않지만 깨 페이스트나 깻가루를 이용해서 만든 쿠키도 있다.

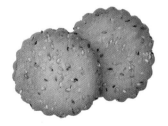

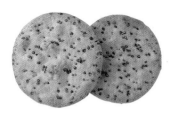

깨 전병

깨가 들어 있는 짭짤한 맛의 전병. 고소한 깨의 풍미가 식욕을 자극한다. 간식으로도 그만이다.

깨소스

드레싱이나 면 요리의 장국 등에 깨 페이스트나 깻가루를 섞어 만든 것이다. 다양한 종류의 깨소스가 시판되고 있다.

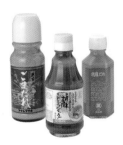

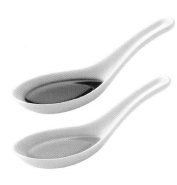

깨 페이스트

깨를 갈아서 페이스트 형태로 만든 것이다. 깨 양념장이나 깨소스를 만들 때 꼭 필요한 재료로 시판되는 것도 있다.

● 검은깨 페이스트

● 흰깨 페이스트

참기름

깨를 볶아서 압착하기 때문에 향이 진하며 볶은 참기름이라고도 한다. 리놀산과 올레인산을 함유하며 비타민E도 풍부하다.

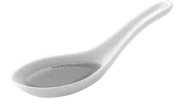

정제 참기름

깨를 볶지 않고 그대로 짜서 정제한 것이다. 묽은 편이고 거의 무색으로 향이 부드럽다. 특유의 맛이 강하지 않아 다양하게 사용할 수 있다.

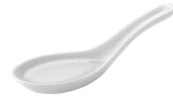

●● 음식 궁합이 좋은 식품

콩과 깨

깨는 영양이 풍부하지만 부족한 영양소도 있기 때문에 다양한 식품과 함께 섭취하는 것이 바람직하다. 예를 들어 깨에는 우리 신체에 필요한 필수아미노산인 리신(lysine)이 모자라기 때문에 리신이 풍부한 콩과 함께 섭취하면 아미노산의 구성이 좋아져서 영양가가 높아진다.

녹황색 채소와 깨

깨는 녹황색 채소와 함께 먹으면 더욱 효율적으로 영양을 섭취할 수 있다. 녹황색 채소의 비타민C가 깨에 함유된 철분의 흡수를 돕고, 깨의 지방은 녹황색 채소에 함유된 베타카로틴의 흡수력을 높여 주기 때문이다. 깨소스로 버무린 시금치나물은 그야말로 음식 궁합이 돋보이는 요리라고 할 수 있다.

깨

고소하게 볶거나 곱게 갈거나 또는 버무리기 좋게 갠 것도 있다.
모양 따라 향미도 즐거움도 가지가지.
요리에 맞게 골라 쓰다 보면 그냥 뿌려 먹는 것보다 훨씬 듬뿍 먹게 된다.

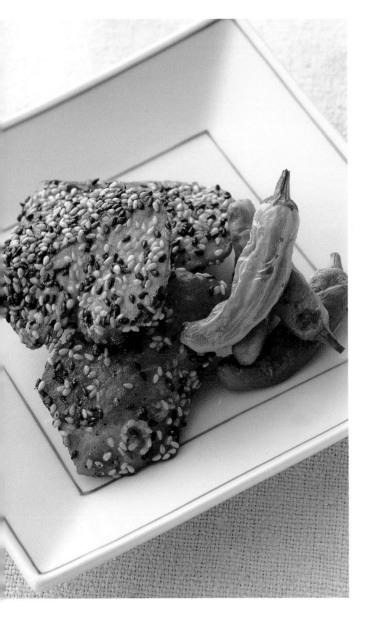

연어 깨범벅 구이

연어에 검은깨와 흰깨를 묻혀 고소하게
구워 냈다. 입 속에서 톡톡 터지는 깨를
씹는 맛이 즐겁다.

재료(2인분)

연어(생물) 2토막, 꽈리고추 8개, 연어 양
념(청주 ½큰술, 간장 ½큰술), 깨범벅(볶은
흰깨 2큰술, 볶은 검은깨 1큰술), 밀가루(박
력분) 적당량, 식용유 1큰술

이렇게 만드세요

❶ 연어는 한 입 크기로 썰어 양념 재
  료로 버무린다. 15분간 재운 다음
  물기를 닦아 낸다.

❷ 연어에 흰깨와 검은깨 합한 것을
  묻힌 다음 밀가루를 가볍게 눌러
  가며 묻혀 준다.

❸ 팬에 식용유를 두르고 ❷를 넣어
  중간 불에서 바삭하게 굽는다.

❹ 꽈리고추는 표면에 칼집을 넣어
  달군 팬에 기름 없이 볶는다. ❸의
  구운 연어와 함께 그릇에 담아낸다.

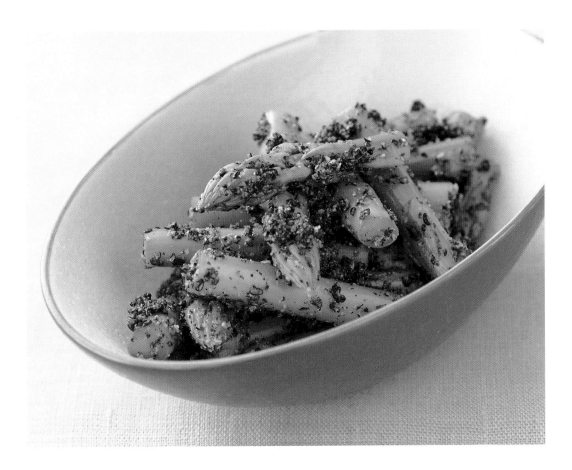

아스파라거스 깨 무침

깨 무침은 깨를 듬뿍 먹을 수 있는 지혜로운
요리법이다.

재료(2인분)

아스파라거스 1단(150g), 볶은 검은깨 3큰술, 무침장
(간장 ½큰술, 설탕 ½큰술)

이렇게 만드세요

① 아스파라거스는 뿌리 쪽의 단단한 부분을
잘라 내고 4cm 길이로 자른다. 끓는 물에
소금을 조금 넣고 아스파라거스가 무르지
않게 살짝 데쳐 낸다. 찬물에 헹구어 식힌
다음 물기를 잘 뺀다.

② 절구 등을 이용해서 깨를 조금 굵게 빻는다.
여기에 무침장 재료를 넣고 함께 갈아서 잘
섞어 준다.

③ 아스파라거스를 ②로 고루 버무린 다음 그
릇에 담아낸다.

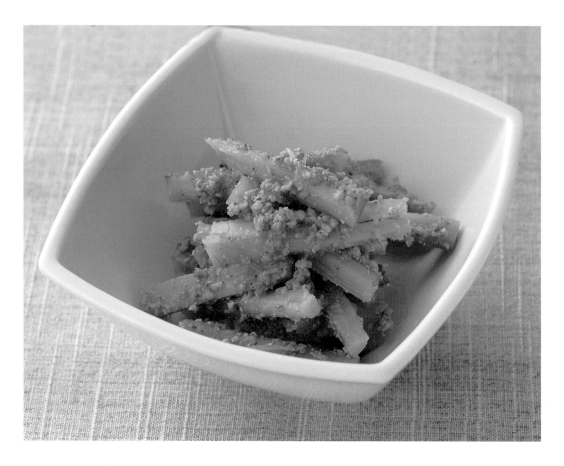

우엉 깨초 무침

우엉을 방망이로 두들겨서 버무리면 먹기에도 부드럽고 맛도 잘 밴다.

재료(2인분)

우엉 ⅔대(100g), 볶은 흰깨 1큰술, 조림장(맛국물 ⅔컵, 설탕 ⅓작은술, 소금 조금), 무침장(식초 1½큰술, 설탕 ½큰술, 조미술 ½작은술, 간장 ¼작은술, 소금 ¼작은술)

이렇게 만드세요

❶ 우엉은 냄비에 들어갈 정도의 길이로 잘라 12~13분간 데친다. 물기를 뺀 우엉을 방망이로 두들겨서 표면이 갈라지게 한 다음 3~4cm 길이로 자르고 다시 길이 방향으로 6~8개로 쪼갠다.

❷ 냄비에 우엉과 조림장 재료를 넣고 국물이 없어질 때까지 조린 다음 그대로 식힌다.

❸ 절구 등을 이용해서 깨를 조금 굵게 빻는다. 여기에 무침장 재료를 넣고 함께 갈아서 잘 섞어 준다.

❹ 조린 우엉을 ❸으로 고루 버무린 다음 그릇에 담아낸다.

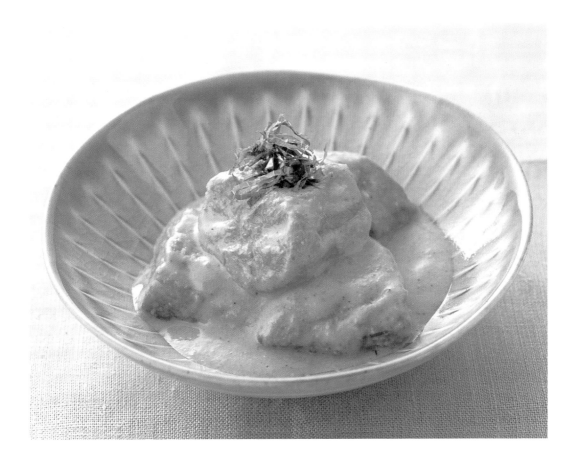

가지 깨된장 조림

튀겨서 조려 낸 가지가 입 속에서 녹듯이 부드럽다.

재료(2인분)

가지 3개(240g), 볶은 흰깨 3큰술, 푸른 차조기 2장, 미소된장(저염 흰 된장) 1큰술, 조림장(맛국물 ½컵, 청주 ½큰술, 설탕 ½큰술, 간장 ½작은술, 소금 조금), 튀김용 기름 적당량

이렇게 만드세요

❶ 가지는 껍질을 벗기고 3~4cm 폭으로 썬다. 170~180℃의 튀김 기름에서 바삭하게 튀긴 다음 기름을 뺀다. 푸른 차조기는 곱게 채 썬다.

❷ 깨는 알갱이가 씹히지 않을 만큼 곱게 간다.

❸ 냄비에 조림장 재료를 넣고 끓이다가 튀긴 가지를 넣고 누름뚜껑을 덮어 5~6분간 조린다.

❹ ❸에 갈아 놓은 깨와 흰 된장을 풀어 넣고 한소끔 끓여서 맛이 배도록 한다. 그릇에 담고 푸른 차조기 채 썬 것을 위에 얹어 낸다.

살아 있는 균이 건강을 지켜 주는
'발효식품'을 먹는다

미생물이라는 지극히 작은 생명체를 고스란히 섭취할 수 있는 것이 바로 발효식품이다. 미생물의 작용으로 만들어진 식품을 통해 식품 고유의 영양성분 외에도 미생물이라는 '전체식품'과 그 미생물이 만들어 내는 효소의 효과까지 한꺼번에 얻을 수 있다.

미생물에 의한 발효가 식품을 바꾼다

절임식품, 요구르트, 된장, 낫토와 같은 발효식품은 물질을 발효시키는 미생물의 작용에 의해 독특한 풍미와 감칠맛이 생기고 우리 몸에 이로운 상태가 된 식품을 말한다.

발효가 진행되면 황국균이나 효모 등의 미생물에 의해 효소가 만들어진다. 바로 이 효소가 우리의 건강을 지키느라 애쓰는 '일꾼'이다. 예를 들어 우유를 유산균으로 발효시킨 요구르트는 발효 과정에서 정장작용을 하는 성분이 생성된다. 이것이 변비를 해소하고 장의 기능을 활발하게 해 준다. 그 결과 부교감신경이 우위 상태가 되어 면역력이 높아진다. 또 다른 예로 콩을 낫토균으로 발효시킨 낫토에서는 낫토균에 의해 낫토키나제(nattokinase)라는 효소가 만들어지는데 이것이 혈액 속의 혈전을 용해하는 작용을 한다. 이처럼 발효를 통해 영양성분의 증가뿐만 아니라 건강을 위한 다양한 효과도 얻을 수 있다.

176

●● **발효에 의해 소화흡수율이 높은 형태로 바뀌고 맛도 좋아진다**

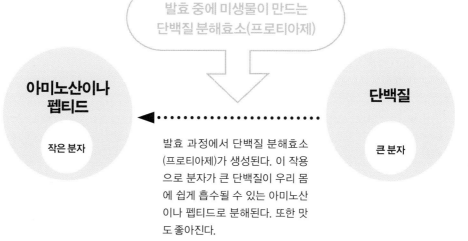

발효 중에 미생물이 만드는
탄수화물 분해효소(아밀라아제)

포도당 등

작은 분자

탄수화물

큰 분자

발효 과정에서 탄수화물 분해효소
(당화효소·아밀라아제)가 생성된
다. 이 작용으로 분자가 큰 탄수화
물이 분해되어 우리 몸에 쉽게 흡
수될 수 있는 작은 분자로 바뀐다.
또한 맛도 좋아진다.

발효 중에 미생물이 만드는
단백질 분해효소(프로티아제)

**아미노산이나
펩티드**

작은 분자

단백질

큰 분자

발효 과정에서 단백질 분해효소
(프로티아제)가 생성된다. 이 작용
으로 분자가 큰 단백질이 우리 몸
에 쉽게 흡수될 수 있는 아미노산
이나 펩티드로 분해된다. 또한 맛
도 좋아진다.

발효에 의한 효과

발효에 의한 효과는 크게 네 가지가 있다.

1. 보존성이 좋아진다

유익한 미생물이 증가함으로써 부패균 같은 다른 균의 번식이 억제된다. 식품이 쉽게 부패하지 않아 보존성이 향상된다.

2. 영양가가 높아진다

식품 고유의 영양소에, 미생물 자체의 '전체식품'으로서의 성분과 발효 과정에서 생성되는 효소에 함유된 다양한 종류의 영양성분이 더해진다.

3. 소화흡수율이 높아진다

화학반응을 원활하게 하는 효소가 탄수화물이나 단백질 등을 분해함으로써 소화흡수율이 높아진다.

4. 독특한 풍미와 감칠맛이 생긴다

분해 발효에 의해 생성되는 아미노산이나 핵산은 식품의 감칠맛을 내는 성분이다. 발효에 의해 식품의 맛이 더욱 깊어지고 풍부해지는 것이다.

유익한 미생물이 식품의 보존성을 높여 주고, 먹으면 면역력도 높아지는 발효식품. 늘 준비해 두고 가까이 해서 그 유익한 성분의 효과를 누리도록 하자.

●● 발효를 통해 얻는 식품의 이점

예를 들어 된장의 경우

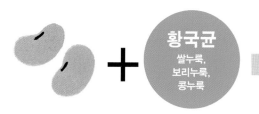

황국균
쌀누룩,
보리누룩,
콩누룩

발효
숙성

그 결과

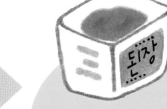

• 보존성이 좋아진다.
• 비타민 함유량이 증가한다.
• 소화흡수율이 높아진다.
• 독특한 풍미와 감칠맛이 생긴다.

●● 건강 지킴이 '발효식품' 알아보기

	특징	참고
절임식품	옛 방식대로 담그는 절임식품은 자연발효에 의해 만들어지며, 시간이 지나면서 발효가 진행되어 미생물의 수가 증가하고 특유의 풍미가 생긴다. 절임식품의 산미는 유산균이 만드는 유산의 맛이다.	주로 유산균과 효모가 발효를 담당한다. 최근에는 무발효 제품도 많아졌다.
요구르트	발효에 의해 우유의 영양성분 중 특히 단백질과 칼슘의 소화흡수율이 향상된다. 또 비타민B군도 증가한다. 장내 세균의 균형을 개선하는 효과가 있다.	유산균의 종류는 매우 많으며 장내 유해균의 증식을 억제해서 변비도 해소한다.
된장	일본된장인 미소에는 찐 콩에 쌀누룩을 첨가해서 숙성시킨 쌀된장, 보리누룩을 첨가한 보리된장, 콩누룩을 첨가한 콩된장 등이 있다. 황국균의 효소가 소화가 잘 되지 않는 대두 단백질을 분해한다.	황국균뿐만 아니라 효모균과 유산균에 의한 발효로 풍미가 강해진다.
낫토	낫토균, 황국균의 작용으로 콩을 발효시킨 것이다. 콩의 조직이 연화되어 소화흡수율이 향상되고 발효 과정에서 비타민K_2와 효소 낫토키나제를 생성한다.	혈전을 용해하는 작용과 장내 유익균을 늘려서 정장작용을 한다.

절임식품

   냉장고가 없던 시절 식품을 장기간 보존하기 위해 발달한 가공법이 바로 절임이다. 처음에는 단순히 소금에 절이는 방법밖에 없었지만, 시간이 흐르면서 절임액이나 절임법이 다양하게 개발되어, 현재는 일본 각지에 800종류 이상의 절임식품이 있는 것으로 알려져 있다. 절임식품의 뛰어난 점은 단순히 오래 보존할 수 있다는 것만이 아니다. 발효를 통해 영양가가 높아지고 식품 고유의 맛에 독특한 풍미가 더해질 뿐 아니라, 장 속에서 유익한 작용을 하는 유산균 등의 균을 섭취할 수가 있다.

   그 자리에서 만드는 즉석절임이나 조미료로 맛을 낸 절임보다 살아 있는 균을 고스란히 섭취할 수 있는 발효된 절임식품을 먹도록 하자.

소금절임

가장 간단한 절임식품이다. 채소의 경우 버무린 소금으로 인해 채소의 세포내액이 배어 나오게 되는데 거기에 유산균이 저절로 자라면서 발효가 된다. 오래 절일수록 발효가 진행되고 묵을수록 신맛이 강해진다.

단무지

무를 소금과 쌀겨로 절여서 만든다. 말린 무로 담그는 것과 무를 소금에 절여 수분을 제거해서 담그는 것이 있다. 단무지의 특징인 노란색은 울금을 이용해서 착색한다. 유산발효 외에 알코올발효에 의해서도 만든다.

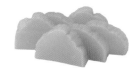

순무청절임

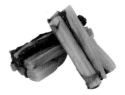

일본 신슈 지방의 특산품이다. 노자와(野澤) 온천 부근에서 재배되는 붉은 순무의 일종인 노자와나(野澤菜)의 줄기를 소금으로 절여 만들며 다시마나 고추 등을 함께 넣기도 한다. 선명한 녹색을 보존하기 위해 발효기간이 짧다.

오징어젓

일본의 대표적인 젓갈이다. 시오카라(鹽辛)라고 부르는 일본의 젓갈은 어패류의 살을 내장으로 버무려 소금을 넣고 숙성시켜 만든다. 오징어젓 중에는 신선할 때 먹는 것도 있는데 이것은 숙성기간이 짧아 발효식품은 아니다.

시바절임

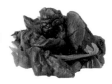

가지, 오이, 양하 등을 붉은 차조기와 함께 소금으로 절여서 유산발효시킨 일본의 절임식품으로 산미가 강하다. 일본 교토 오하라 지방이 기원지며 교토의 대표적인 절임식품이다.

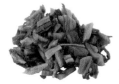

갓절임

일본 규슈의 특산품인 갓절임에는 두 종류가 있다. 하나는 갓을 소금과 울금으로 절인것인데 숙성 중에 유산발효되어 황갈색이 된다. 또 다른 하나는 소금으로 밑절임한 다음 다시 조미액으로 절인 것으로 발효시키지 않아 녹색을 띤다(사진).

순무절임

일본 교토의 특산품이다. 오랜 역사를 가지고 있는 절임식품으로 겨울에 수확하는 순무의 무청과 뿌리를 염장한 후에 온실에서 유산발효시킨 것으로 산미가 강하다.

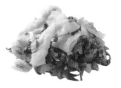

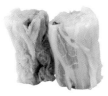

배추절임

배추에 소금을 뿌리고 무거운 것으로 눌러 절이는 겨울철의 대표적인 절임식품이다. 절일 때 다시마나 유자 또는 고추 등을 넣어 감칠맛과 풍미를 더한다.

속성 채소절임

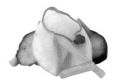

채소를 소금에 버무려 무거운 것으로 눌러 절인다. 절인 다음 날부터 발효시키지 않고 먹는다. 무나 오이, 순무, 가지 등 제철 채소를 사용한다.

내장젓(가다랑어젓)

어패류의 내장을 염장해서 1년 정도 숙성시킨 것이다. 대표적인 것은 가다랑어의 내장으로 담근 것이다. 일본어로 '슈토우(酒盗)'라고 하는데 이름이 뜻하는 대로 최고의 술안주로 꼽힌다.

누룩 절임

소금으로 밑절임한 채소나 어패류를 다시 '코오지(麴)'라는 일종의 누룩으로 절여 만든 절임식품이다. 코오지란 쌀, 보리, 콩 등에 황국균을 번식시킨 것이다. 황국균이 만드는 효소가 영양소를 분해해서 독특한 맛을 자아낸다.

무 누룩절임

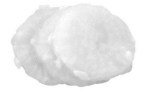

소금으로 밑절임한 무를 다시 코오지로 절인 것으로 독특한 단맛이 난다. 일본 도쿄의 유명한 절임식품으로 에도 시대에 처음 장에서 팔기 시작했다고 한다.

누룩 속성절임

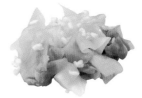

소금으로 밑절임한 채소나 어패류를 다시 코오지로 절여 만든 것으로 유산균뿐 아니라 황국균이 첨가돼서 빨리 절여진다. 감칠맛도 증가되어 맛이 풍부하면서도 부드럽다.

초절임

발효시켜서 만든 것과 발효시키지 않고 식초에 절이는 두 가지 종류가 있다. 발효시킨 것은 강한 산미와 특유의 풍미가 있다. 육류 요리의 고명으로 사용해도 좋다.

락교 절임

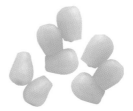

예전에는 소금에 절인 락교를 자연발효시켰는데, 지금은 소금에 절인 후에 소금기를 빼고 다시 단촛물로 절이는 방법이 일반적이다.

피클

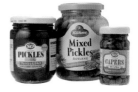

서양의 대표적인 절임식품이다. 식초를 기본으로 하는 조미액에 절여서 만든다. 사우어크라우트(sauerkraut, 양배추 소금절임)처럼 소금절임 한 채소를 유산발효시켜서 신맛을 낸 것도 있다.

술지게미 절임

청주를 걸러 내고 남는 술지게미를 사용해서 소금으로 밑절임한 채소나 어패류 등을 절인 것이다. 입 안에 머무는 은은한 술의 향기가 식욕을 돋운다.

울외 장아찌

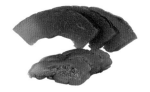

일본의 나라 지방에서 시작된 술지게미 절임으로 '나라즈케'라고 부른다. 절임 재료로는 원래 울외*만 쓰였지만 지금은 가지나 무, 오이 등 종류가 풍부하다.

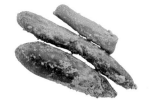

쌀겨 절임

가정에서 가장 손쉽게 담글 수 있는 발효 절임식품이다. 쌀겨에 소금을 넣고 숙성시켜 만든 절임용 쌀겨로 절여서 만든다. 비타민B군이나 식물성 유산균을 풍부하게 함유하고 있어 영양 면에서도 우수하다.

●● 절임용 쌀겨를 오래 보존하려면

매일 섞어 주면서 공기에 닿게 하면 적당한 발효 상태가 유지된다. 만약 수분이 생겨 질어지면 볶은 쌀겨를 추가한다. 절일 때 다시마나 고추를 함께 넣어 주면 맛이 좋아진다. 집을 비우거나 해서 오랫동안 사용하지 않을 때는 '장기간 사용하지 않을 경우'(131쪽)를 참고한다. 밀폐용기에 담아 냉동해 두어도 된다.

●● 완벽 조리를 위한 길잡이

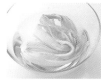

소금기 빼기

절임식품을 그대로 요리에 사용하면 맛이 진하고 짜기 때문에 소금기를 빼 주는 것이 좋다. 단무지 등 염분이 강한 것은 물에 7~8분 담가 짠맛을 우려 낸다. 배추절임처럼 염분이 약한 경우라면 살짝 헹궈 내는 것으로 충분하다.

잘게 썰기

절임식품을 그다지 좋아하지 않는 사람도 곱게 채를 썰거나 다져서 잘게 썰어 놓으면 쉽게 먹을 수 있다. 요리에 활용하거나 맛이 강하게 느껴질 때 이용하면 좋은 방법이다.

---

* 울외 : 박과의 덩굴식물로 찌그러진 달걀 모양의 길다란 열매를 맺는다.

절임 식품

절임식품을 요리에 이용할 때 잘게 썰어 넣으면 겉돌지 않고 다른 재료와 잘 어우러진다.
절임식품 특유의 감칠맛과 짭짤한 맛이 훌륭한 천연 조미료 역할을 한다.

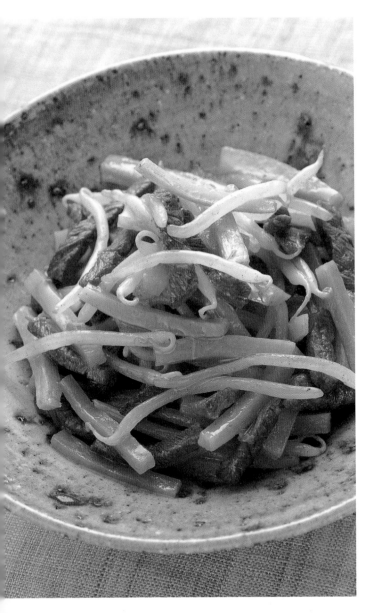

단무지와 숙주와 쇠고기 볶음

단무지와 쇠고기의 의외의 조합이 놀랄 만한 맛을 만들어 낸다. 단무지는 가늘게 썰어야 씹을 때 질기지 않다.

재료(2인분)

단무지 100g, 쇠고기 넓적다리살(구이용) 100g, 숙주 ¾봉지(150g), 고기 양념(청주 1작은술, 간장 1작은술), 볶음장(간장 ½작은술, 설탕 ½작은술, 후추 조금), 식용유 ½큰술

이렇게 만드세요

❶ 단무지는 3~4cm 길이로 자른 다음 가늘게 썰어 물에 7~8분간 담가서 짠맛을 우려낸다.

❷ 숙주는 뿌리를 다듬어 손질해 둔다.

❸ 쇠고기는 가늘게 썰어 고기 양념에 버무려 둔다.

❹ 팬에 식용유를 두르고 쇠고기를 볶는다. 익으면 단무지와 숙주를 넣고 볶는다. 재료에 기름이 돌면 볶음장 재료와 더운물 ¼컵(분량 외)을 붓는다. 뒤적여 주면서 물기가 없어질 때까지 조린다.

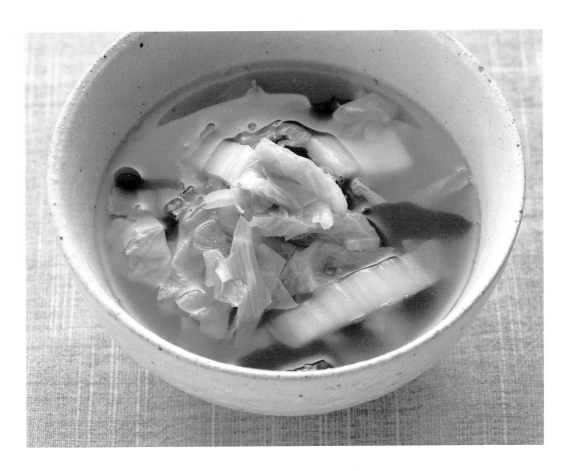

배추절임국

배추절임을 먼저 참기름으로 볶다가 끓이는 것이
맛내기 비결이다.

재료(2인분)

배추절임 100g, 유바(건조)＊ 1장, 목이버섯 4장, 고형
닭육수 ½개, 청주 1큰술, 소금·후추 조금씩, 참기름
½큰술

이렇게 만드세요

❶ 배추절임은 물에 7~8분간 담가 둔 다음 물
기를 꼭 짜고 1cm 폭으로 썬다.

❷ 유바와 목이버섯은 물에 담가 불려 둔다. 유
바는 1~2cm 폭으로 자르고 목이버섯은 밑
동을 떼고 2~3개로 자른다.

❸ 냄비에 참기름을 두르고 썰어 놓은 배추절
임을 볶는다. 물기가 없어지면 더운물 1½컵
(분량 외)과 청주를 넣고 고형 닭육수를 손
으로 부수어 넣는다. 여기에 유바와 목이
버섯을 넣고 끓이다가 소금과 후추로 간을
맞춘다.

＊ 유바(건조) : 콩물을 끓일 때 표면에 생기는 연한 노란색의
   얇은 막을 걷어 낸 것. 생유바와 건조 유바가 있다.

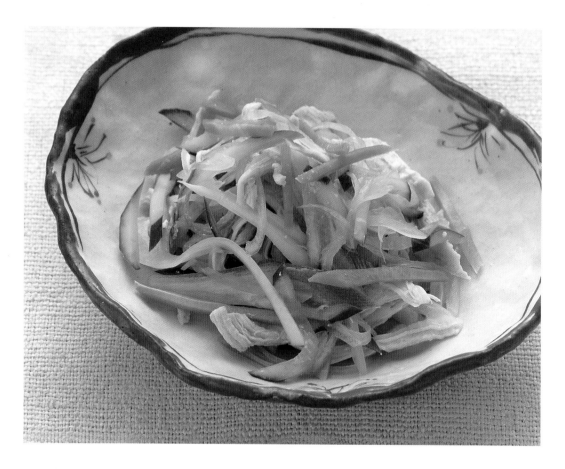

닭가슴살과
쌀겨절임 샐러드

쌀겨절임을 이용해서 만든 일본풍 샐러드다.

재료(2인분)

오이 쌀겨절임 ½개, 당근 쌀겨절임 ⅓개, 닭가슴살
2장, 양파 ¼개(50g), 양하 2개, 청주 1큰술, 소금 조
금, 드레싱(참기름 ½작은술, 간장 ⅓작은술)

이렇게 만드세요

❶ 냄비에 닭가슴살, 청주, 소금, 더운물 ¼컵
(분량 외)을 넣고 뚜껑을 닫은 후 7~8분간
삶는다. 식으면 가늘게 찢어 놓는다.

❷ 양파는 길이 방향으로 얄팍하게 썰고 양하
는 길이 방향으로 반으로 갈라 얄팍하게 어
슷썰기 한다. 합해서 찬물에 헹구어 물기를
뺀다.

❸ 오이와 당근의 쌀겨절임은 모두 가늘게
썬다.

❹ 손질한 닭가슴살과 양파, 양하, 오이와 당
근 쌀겨절임 썬 것을 한데 합하고 드레싱으
로 고루 버무려서 그릇에 담아낸다.

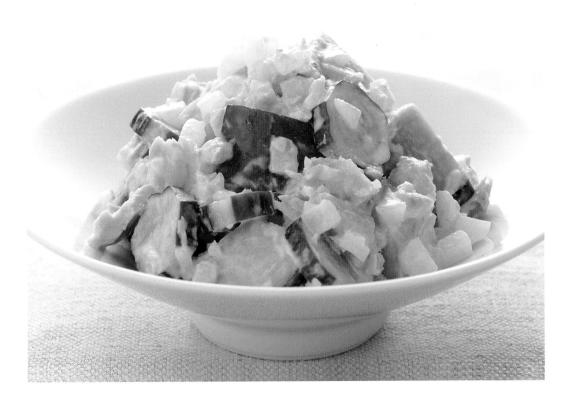

무 누룩절임과
고구마 샐러드

누룩의 풍미가 마요네즈와 절묘하게 어울린다.

재료(2인분)

무 누룩절임 50g, 고구마 200g, 오이 ½개, 참치 통조림 작은 것 ½캔(30g), 마요네즈 2큰술, 후추 조금

이렇게 만드세요

❶ 고구마는 2cm 두께로 은행잎 모양으로 썰어 물에 헹군다. 부드럽게 삶아 체에 밭쳐서 식힌다.

❷ 무 누룩절임은 겉에 묻은 누룩을 씻어 내고 굵게 다진다.

❸ 오이는 길이 방향으로 번갈아 가며 껍질을 벗기고 2~3mm 폭으로 둥글게 썬다. 소금물에 담가 나긋하게 절여지면 물기를 짠다.

❹ 참치살은 통조림의 기름을 잘 뺀 다음 살을 헤쳐 놓는다.

❺ 고구마, 무 누룩절임, 오이, 참치살을 볼에 한데 넣고 마요네즈와 후추를 넣어 고루 버무린다.

요구르트

요구르트는 우유 등에 유산균을 첨가해서 발효시킨 발효유다. 유산균의 작용으로 우유의 당질이 분해되면서 유산이 만들어져 특유의 상쾌한 향과 산미가 생긴다.

장내 비피더스균을 늘리려면 그 먹이가 되는 유당과 유산균이 필요하다. 요구르트는 이 두 가지를 함께 섭취할 수 있는 효과적인 식품이다. 유산균은 장내 유해균의 증식을 억제하고 유익균을 늘려서 장내 세균의 균형을 유지한다.

요구르트는 보통 그대로 먹지만 요리에도 이용할 수 있다. 유산균은 가열하면 사멸하지만, 죽은 유산균도 식이섬유와 마찬가지의 기능을 하며, 장내 비피더스균을 늘리는 데 도움을 주므로 정장작용을 기대할 수 있다. 장이 건강하게 활동하면 자율신경과 면역의 균형이 모두 개선된다.

플레인 요구르트
첨가물 없이 우유나 탈지유를 유산균으로 발효시킨 것으로 요리에 사용할 때는 이런 무당 타입이 좋다. 가장 단순한 발효유이며 자연적으로 응고되거나 끈적해진다. 물기를 빼서 사용하는 경우가 많다.

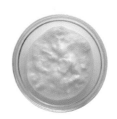

하드 요구르트
젤라틴이나 한천, 증점제 등을 넣어 푸딩 상태로 굳힌 것이다. 물기를 빼서 사용하는 경우가 거의 없다.

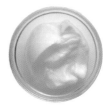

소프트 요구르트

감미료나 과즙, 과육, 과일 향 등을 첨가한 것으로 종류가 다양하다.

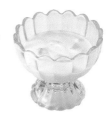

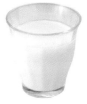
드링크 요구르트

요구르트를 교반(휘저어 섞음)해서 액상으로 만든 것으로 과즙이나 과일 향을 첨가한 것도 있다.

프로즌 요구르트

요구르트를 교반하면서 동결시킨 것으로 셔벗 상태다. 아이스크림에 비해 칼로리가 낮다.

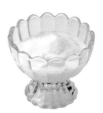

●● 음식 궁합이 좋은 식품

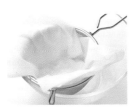

요구르트 물기 빼기
요리에 요구르트를 이용할 때 그대로 쓰게 되면 요리 전체가 묽어지기 때문에 물기를 빼서 사용하는 것이 좋다. 요구르트를 체에 밭쳐서 20～30분간 두면 수분이 저절로 빠지게 된다.

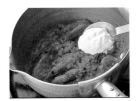

요구르트를 가열 요리에 사용하기
유산균의 효과를 최대한 살리려면 드레싱이나 무침 요리에 생으로 사용하는 것이 좋다. 만약 가열하는 요리에 써야 한다면 살아 있는 유산균을 되도록 잃지 않도록 불을 끄고 나서 마지막에 넣어 준다.

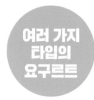

여러 가지 타입의 요구르트

언제라도 간편하게 그대로 먹을 수 있는 것이 요구르트의 매력이다. 간식으로도 그만이고 요리에 이용하면 한 끼 식사로도 충분하므로 다양하게 응용해서 일상적으로 섭취하도록 한다. 여기서 소개하는 요구르트 외에 최근에는 프로바이오틱스(probiotics)라는 특정 유산균을 강화시킨 제품이 인기다. 프로바이오틱스란 살아 있는 상태로 위장을 통과해서 장내 플로라(장내세균총)를 개선함으로써 신체에 유익하게 작용하는 미생물 또는 그것을 함유한 식품을 말한다. 소비자의 요구와 기호에 맞춘 제품이 다양하게 나와 있다.

식물성 타입

식물성 유산균이나 두유를 원료로 한 요구르트.

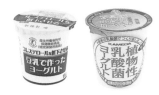

저지방 타입

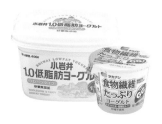

유지 성분을 줄인 것으로 콜레스테롤 수치를 염려하거나 비만 관리 중인 경우에 권할 만하다.

카스피해 요구르트

장수에 대한 연구를 하던 일본의 연구자가 코카서스 지방의 장수촌으로부터 가지고 온 요구르트다. 가정에서도 손쉽게 만들 수 있다는 점이 입소문으로 널리 퍼지면서 언제부터인가 이 이름으로 불리게 되었다.

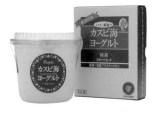

생크림 타입

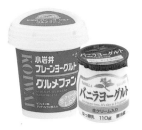

생크림을 넣어 천천히 발효시킨 것으로 맛이 진하다.

●● 발효유와 유산균 음료

요구르트 제품을 보면 종류별 명칭에 '발효유'또는 '유산균 음료'와 같은 표시가 있다. 이 표기는 법률로 정해진 것으로 '발효유'라고 되어 있으면 살아 있는 유산균이 풍부하게 들어 있다는 뜻이다. 균의 수는 다음 표와 같다.

종류(표시명)		무지유 고형분(%)	유산균 수 또는 효모 수(1㎖당)
발효유		8.0% 이상	10,000,000 이상
유산제품 유산균 음료	생균	3.0% 이상	10,000,000 이상
	살균	3.0% 이상	−
유산균 음료		3.0% 미만	1,000,000 이상

일본후생노동성 '우유 및 유제품의 성분 규격 등에 관한 성령'에서 발췌

요구르트

건강에 이로운 여러 가지 효과가 밝혀진 요구르트.
요리에 이용하면 더욱 듬뿍 먹을 수 있다.

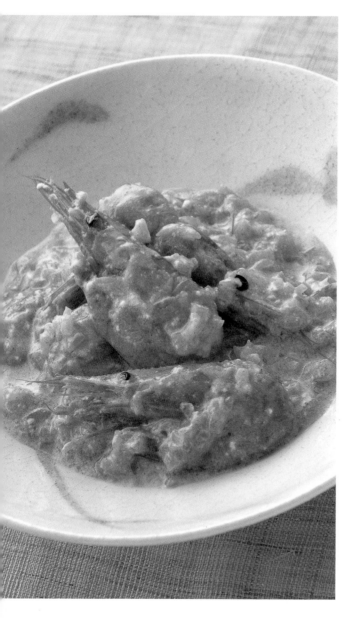

요구르트 카레소스 새우 조림

새우는 잘 구운 후에 조려 준다. 카레에 요구르트
를 넣으면 매운맛이 줄고 맛이 부드러워진다. 요
구르트는 마지막에 넣어 주는 것이 좋다.

재료(2인분)

분홍새우 10마리(100g), 다진 양파 ½개 분량(100g),
카레가루 2작은술, 월계수 잎 1장, 고형 닭육수 ¼개,
소스(플레인 요구르트 ½컵, 남프라* 1큰술, 설탕 1큰
술), 밀가루(박력분) 조금, 식용유 1½큰술

이렇게 만드세요

❶ 체에 종이타월을 깔고 요구르트를 부은 다
음 15~20분간 그대로 두어 물기를 뺀다.

❷ 새우는 등 쪽의 내장을 빼낸 다음 밀가루를
묻힌다. 팬에 식용유 1큰술을 두르고 새우
를 넣어 껍질이 바삭해지도록 굽는다.

❸ 냄비에 식용유 ½큰술을 두르고 양파를
볶는다. 양파가 익으면 카레가루를 넣고
고루 섞어 주면서 볶는다.

❹ ❸에 더운물 ½컵(분량 외), 고형 닭육수, 월
계수 잎을 넣고 가열한다. 끓기 시작하면
중간 불로 줄여서 5~6분간 더 끓인다.

❺ 구운 새우를 넣고 3~4분간 끓인 다음
소스 재료를 넣고 잘 섞어 준다. 다시 한
소끔 끓인다.

* 남프라 : 생선을 발효시킨 젓국으로 동남아 요리에 많
이 쓰이며 우리의 간장에 해당된다.

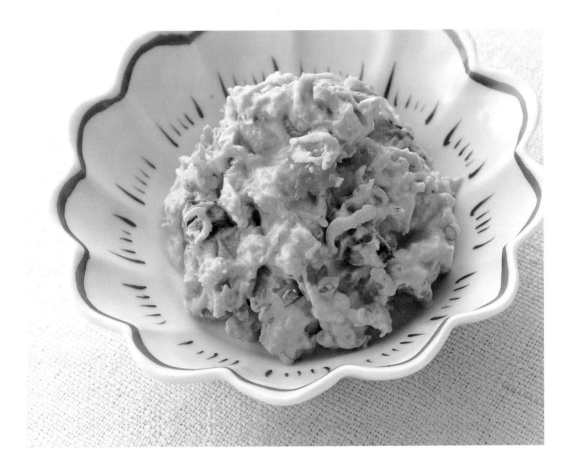

단호박 샐러드

요구르트의 새콤함 덕에 단호박의 단맛이 더욱 강하게 느껴진다.

재료(2인분)

단호박 300g, 요구르트 ½컵, 잔멸치 10g, 실파(송송 썬 것) 3큰술, 단호박 밑간(식초 2작은술, 소금 조금, 후추 조금), 드레싱(설탕 2작은술, 간장 ½작은술, 소금 ⅙작은술, 후추 조금)

이렇게 만드세요

① 체에 종이타월을 깔고 요구르트를 부은 다음 15~20분간 그대로 두어 물기를 뺀다.

② 단호박은 씨와 속을 제거하고 껍질을 군데군데 벗긴다. 한 입 크기로 썰어 부드럽게 삶은 다음 뜨거울 때 식초와 소금, 후추로 밑간해서 식힌다.

③ 잔멸치는 체에 담아 뜨거운 물을 끼얹는다.

④ 밑간한 단호박에 물기를 뺀 요구르트와 드레싱 재료, 잔멸치, 실파를 넣고 잘 버무려 준다.

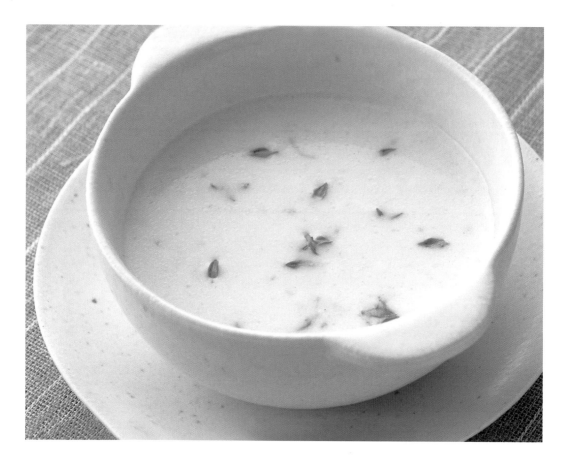

요구르트 스프

스프에 흔치 않은 상큼한 맛이 신선한 느낌을 준다.
마늘과 허브의 풍부한 향도 즐길 수 있다.

재료(2인분)

요구르트 ¾컵, 마늘 2쪽, 고형 닭육수 ½개, 월계수 잎
1장, 타임(있으면) 조금, 설탕 ¼작은술, 소금·후추 조
금, 식용유 1작은술

이렇게 만드세요

❶ 냄비에 식용유를 두르고 반으로 쪼갠 마늘
을 노릇하게 볶는다.

❷ ❶에 더운물 ¾컵(분량 외), 고형 닭육수, 월계
수 잎, 타임을 넣고 가열한다. 끓기 시작하면
약한 불로 줄이고 마늘이 익을 때까지 7~8
분간 끓인다.

❸ 냄비 속에서 마늘을 굵게 으깬 다음 요구르
트를 넣고 섞는다. 분량의 설탕, 소금, 후추
로 간을 맞춘다.

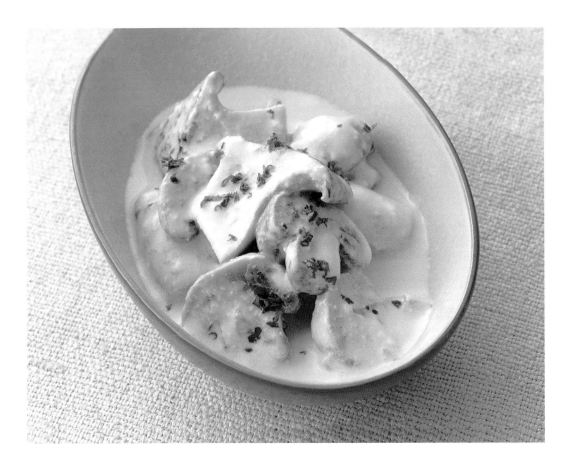

버섯 요구르트 조림

요구르트 풍미 가득한 담백하고 깔끔한 맛이 자랑
이다.

재료(2인분)

새송이버섯 3개(100g), 양송이버섯 100g, 요구르트
¾컵, 백포도주 2큰술, 월계수 잎 1장, 파슬리(있으면
다진 것으로) 조금, 소금·후추 조금씩, 식용유 ½큰술

이렇게 만드세요

❶ 체에 종이타월을 깔고 요구르트를 부은 다
음 15~20분간 그대로 두어 물기를 뺀다.

❷ 새송이버섯은 3~4cm 길이로 자르고 다시
길이 방향으로 반으로 가른다. 양송이버섯은
길이 방향으로 반으로 자른다.

❸ 냄비에 식용유를 두르고 썰어 놓은 새송이
버섯과 양송이버섯을 볶는다. 재료에 기름이
돌면 백포도주, 월계수 잎을 넣고 뚜껑을 덮
어 3~4분간 찌듯이 익힌다. 여기에 물기를
뺀 요구르트를 넣어 섞어 주고 한소끔 끓인
다음 소금, 후추로 간을 맞추고 파슬리를 뿌
려 낸다.

미소된장

일본의 된장인 미소는 찐 콩을 황국균 등으로 발효 숙성시킨 것이다. 미소 1g에는 생균이 100만에서 1000만 개 함유되어 있다. 콩은 영양가가 뛰어나지만 생콩 상태로는 소화가 잘 되지 않는다. 그런데 콩을 된장으로 만들면 황국균, 효모, 유산균의 작용으로 분자가 큰 영양소가 분해되어 작아지면서 소화흡수율이 크게 증가한다.

된장은 예부터 건강식품으로 여겨져 왔다. 최근에는 '미소된장국을 먹는 빈도가 높을수록 위암에 의한 사망률이 낮다*'는 연구 결과와 된장의 건강 효과가 연이어 보고되고 있다.

일본의 경우 시판되는 된장은 산지의 이름을 딴 것이 많지만, 된장을 담그는 데 사용하는 코오지(麴)라는 누룩의 종류로도 나눌 수가 있다. 코오지란 쌀, 보리, 콩 등에 황국균을 번식시킨 것으로 이를 각각 쌀누룩, 보리누룩, 콩누룩이라고 하며, 이것을 사용해서 쌀 미소된장, 보리 미소된장, 콩 미소된장의 세 가지 유형의 된장이 만들어진다.

*1981년 일본 암학회에서 보고된 내용

콩 미소된장

콩된장은 쌀된장이나 보리된장과 담그는 방법이 다르다. 콩을 푹 쪄서 메주를 만든 다음 표면에 종국(황국균의 포자)을 묻혀서 양조한다. 되직하고 농후한 풍미의 된장으로 완성된다.

핫초우 된장

진한 적갈색을 띠는 된장으로 산지의 이름을 따서 핫초우(八丁) 미소라고 불린다. 독특한 떫은맛과 쓴맛이 있으며 콩된장 중에서는 비싼 편에 속한다.

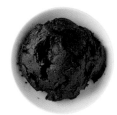

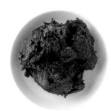

붉은 콩된장

되직한 핫초우 된장에 쌀된장이나 조미료를 첨가해서 부드럽게 가공한 된장이다. 된장국을 만드는 데 적합하다.

쌀 미소된장

찐 콩에 쌀누룩과 소금을 섞어 담그는 된장이다. 염분 함유량에 따라 강한 맛 된장과 순한 맛 된장으로 나누고, 색의 차이에 따라 붉은 된장, 담색 된장, 흰 된장으로 나눈다. 된장의 색은 공정에 따라 차이가 나기는 하지만 주로 숙성기간에 의해 결정된다. 숙성기간이 짧을수록 색이 연하고 길수록 갈색을 띤다.

붉은 된장

● 강한 맛

염분이 많고 숙성기간이 길어 색이 진하다. 대표적인 것은 센다이(仙台) 미소, 츠가루(津輕) 미소, 에치고(越後) 미소 등이 있다.

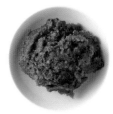

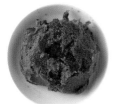

● 순한 맛

염분이 적은 편이고 고온에서 단기 숙성시켜 전분의 당화를 촉진한 된장이다. 에도(江戶) 미소가 유명하다.

담색 된장

● 강한 맛

대표적인 것은 신슈(信州) 미소로 연한 노란색을 띤다. 최대한 색이 연하게 나오도록 양조된다.

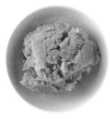

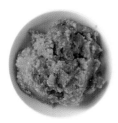

● 순한 맛

염분을 줄이고 쌀누룩을 많이 넣어서 단기간에 숙성시킨 된장으로 맛이 순하다. 다만 장기간 보존하기가 어렵다.

흰 된장

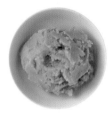

● 강한 맛

원재료인 콩을 삶아서 그 물은 버리고 단기간에 숙성시켜 색을 연하게 낸 된장이다. 염분 함유량이 높아 맛이 짜다.

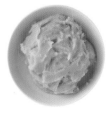

● 순한 맛

쌀누룩의 양이 많아 진한 단맛이 난다. 사이쿄우(西京) 미소, 후추우(府中) 미소, 사누키(讚岐) 미소 등이 유명하다.

보리 미소된장

찐 콩에 보리누룩과 소금을 섞어 숙성시킨 된장이다. 일본에서 보리된장의 생산량은 전체 된장의 10% 정도다. 대부분이 규슈와 추고쿠 지방에서 생산되는데 사이타마 현이나 도치기 현에서도 만들어지고 있다.

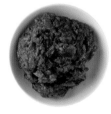

● 강한 맛

보리누룩의 비율을 낮추어 염분이 강하며, 장기간 숙성시킨 것이다. 색이 진하고 보리된장 특유의 풍미와 감칠맛이 있다. 나가사키(長崎) 미소가 유명하다.

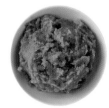

● 순한 맛

비교적 숙성기간이 짧아 1~3개월이면 된장이 만들어진다. 구마모토 현이나 가고시마 현에서 생산되는 것은 색이 연한 것이 많다. 사진은 히로시마(廣島) 미소다.

●● 된장의 염분

미소된장국의 염분을 걱정하는 사람도 있는데 미소된장국 자체의 염분은 한 공기에 약 1.4g이다. 결코 많은 양이 아니다. 그래도 염분이 염려된다면 시금치나 쑥갓 같은 푸른 채소, 토란 등의 감자류, 다시마나 미역 같은 해조류를 건지로 넣으면 된다. 이들 재료에 함유된 칼륨과 식이섬유에는 여분의 염분을 어느 정도 배출하는 작용이 있다.

맛된장 반찬이나 술안주로 먹을 목적으로 만들어진 된장이다. 처음부터 맛된장용으로 담그는 '양조 맛된장'과 완성된 된장에 채소나 조미료 등을 넣어서 만든 '가공 맛된장'이 있다.

유자 된장

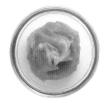

가공 맛된장의 하나로 흰 된장에 유자, 조미술, 설탕, 물엿, 향신료 등을 첨가해서 가열하면서 되직하게 개서 만든다. 생선이나 고기 등에 발라 된장구이를 해서 먹거나, 두부를 불에 살짝 그슬린 다음 표면에 발라 다시 굽는 요리 등에 이용된다.

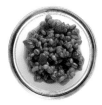

모로미 된장

양조 맛된장의 하나로 쌀누룩, 보리누룩, 콩누룩을 섞은 것에 간장과 조미술을 첨가해서 숙성시킨 것이다. 채소에 곁들여 먹으면 그 맛이 일품이다.

긴잔지(金山寺) 된장

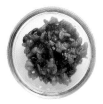

양조 맛된장의 하나로 껍질을 벗긴 콩에 보리, 채소, 소금 등을 첨가해서 발효시켜 조미료나 향신료를 넣어 완성한다.

● ● 완벽 조리를 위한 길잡이

혼합 된장 만들기

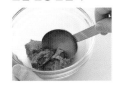

종류가 다른 몇 가지 된장을 준비해 두고 요리에 맞게 골라 쓰면 맛에 변화를 줄 수 있고 요리의 종류도 늘어난다. 미리 두세 종류의 된장을 섞어 입맛에 맞춰 혼합 된장을 만들어 두면 더욱 간편하게 사용할 수 있다. 되도록 종류가 서로 다른 것끼리 섞어 주는 것이 좋다.

혼합 된장을 만들 때는 다음의 5가지 요령을 따른다.

1. 색(붉은 된장과 흰 된장) 2. 형상(체에 걸러 결이 고운 된장과 알갱이가 씹히는 된장) 3. 맛(강한 맛과 순한 맛) 4. 산지(도호쿠(東北)와 규슈(九州) 등) 5. 원료(보리누룩과 쌀누룩 등)

된장을 넣는 시점

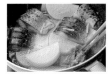

일본된장인 미소의 구수한 향을 내는 성분은 열에 약하기 때문에 조림 요리가 아니면 마지막에 넣는 것이 풍미를 살릴 수 있는 비결이다. 특히 미소된장국을 만들 때는 건지가 다 익었는지 확인한 다음 불을 끄기 바로 전에 된장을 넣도록 한다.

**미소
된장**

우리 식탁에도 친숙해진 미소된장은 현미식과도 잘 어울린다.
다양한 아이디어로 개성 있는 된장 요리에 도전해 본다.

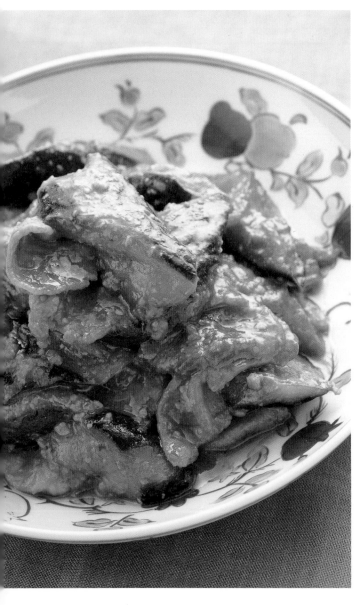

가지와 돼지고기
미소된장 볶음

밥 한 공기 거뜬히 비우게 만드는 인기 메
뉴다. 된장을 미리 다른 양념과 섞어 놓으
면 재료에 쉽게 버무릴 수 있다.

재료(2인분)

가지 3개(240g), 돼지고기 등심(얇게 썬
것) 200g, 맛국물 ½컵, 볶음장(설탕 2½큰
술, 미소된장 2큰술, 조미술 2작은술), 식용
유 ½큰술

이렇게 만드세요

❶ 가지는 길이 방향으로 번갈아 가며
껍질을 벗긴 다음 삼각 모양이 되
도록 각을 돌려 가며 썬다.

❷ 돼지고기는 한 입 크기로 썬다.

❸ 볶음장 재료를 한데 섞어 맛국물
을 넣고 잘 풀어 준다.

❹ 팬에 기름을 두르고 돼지고기를 볶
다가 익으면 가지를 넣고 볶아 준
다. 가지가 노릇해지면 ❸를 붓는
다. 중간 불에서 몇 번 뒤적여 주면
서 국물이 거의 없어질 때까지 볶
는다.

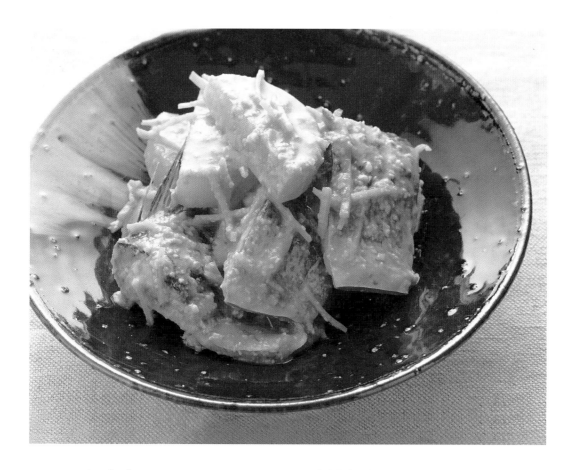

고등어와 무
미소된장 조림

고등어가 다 조려지고 나서 마지막에 된장을 넣는 것
이 맛의 비결이다.

재료(2인분)

고등어 ½손 분량(250g, 배를 반으로 가른 것의 한쪽),
무 250g, 생강 큰 것 1쪽, 청주 1큰술, 설탕 1큰술, 미
소된장 2큰술

이렇게 만드세요

1 고등어는 3cm 폭으로 자르고 껍질 쪽에 칼
   집을 넣는다.

2 무는 1cm 두께로 반달 모양으로 썬다. 생강
   은 채 썬다.

3 냄비에 청주와 설탕, 물 1컵(분량 외)을 넣고
   가열한다. 끓기 시작하면 고등어를 가지런
   히 바닥에 깔아 준다. 다시 끓어오르면 생
   강 채 썬 것을 넣는다. 고등어 표면이 익으면
   무를 넣는다. 누름뚜껑을 덮어 중간 불에서
   15~20분간 조린다.

4 무가 익으면 조림 국물에 된장을 풀어 넣고
   한소끔 끓인다.

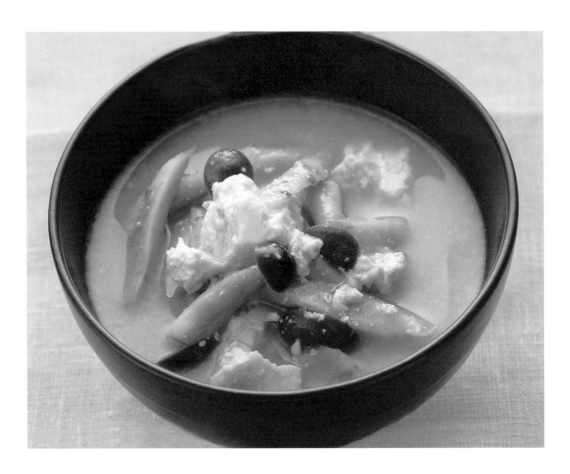

우엉과 만가닥버섯과
두부 미소된장국

미소된장국에 들어갈 재료를 먼저 볶아서 맛을 우려
낸다. 여러 가지 건지를 더 넣어 넉넉하게 만들어도
좋을 듯하다.

재료(2인분)

우엉 ⅓대(50g), 만가닥버섯 ½팩(50g), 두부(단단한
것) ½모(150g), 맛국물 ½컵, 미소된장 1½큰술, 식용
유 ½큰술

이렇게 만드세요

❶ 두부는 먹기 좋은 크기로 손으로 뜯어낸 다
음 체에 밭쳐서 물기를 뺀다.

❷ 우엉은 연필 깎듯 칼로 비껴 썬다. 물에 10분
정도 담가 둔 후 물기를 뺀다.

❸ 만가닥버섯은 밑동을 잘라 내고 가닥을 나
눈다.

❹ 냄비에 식용유를 두르고 뜯어 놓은 두부를
볶는다. 물기가 없어지면 우엉과 만가닥버섯
을 넣고 우엉 표면이 익으면 맛국물을 부어
준다.

❺ 끓기 시작하면 중간 불로 줄이고 거품을 걷
어 낸다. 우엉이 부드럽게 익으면 된장을 풀
어 넣고 다시 한소끔 끓인다.

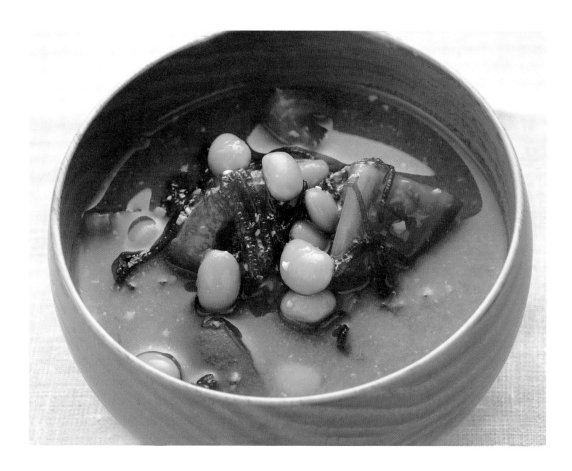

토마토와 큰실말과
풋콩 미소된장국

독특한 재료의 조합이 내는 상상 밖의 맛을 꼭 한 번
즐겨 보기 바란다.

토마토 1개(150g), 큰실말 100g, 풋콩(꼬투리째)
100g, 맛국물 1½컵, 미소된장 1½큰술

이렇게 만드세요

❶ 토마토는 한 입 크기로 썬다.

❷ 큰실말은 체에 담아 물을 끼얹어 가며 가볍
게 씻는다.

❸ 풋콩은 끓는 물에 소금을 조금 넣고 꼬투리
째 삶아 낸 다음 콩을 발라낸다.

❹ 냄비에 맛국물을 끓이다가 된장을 풀어 넣
는다. 끓기 시작하면 토마토, 큰실말, 풋콩을
넣고 다시 한소끔 끓인다.

낫토

　콩을 이용한 발효식품인 낫토는 미용과 건강에 뛰어난 효과를 발휘한다. 원료인 콩에 함유된 비타민과 이소플라빈, 사포닌은 노화의 원인이 되는 활성산소를 제거한다. 또한 발효 과정을 거치면서 콩에 들어 있는 양질의 단백질과 비타민B군, 식이섬유가 우리 몸에 소화흡수되기 쉬운 상태로 만들어질 뿐만 아니라, 낫토균의 작용으로 본래 콩에는 없었던 우수한 영양소가 새로 형성되기도 한다. 낫토에 함유된 비타민K$_2$는 뼈에 충분한 칼슘이 보급되도록 도와 뼈를 튼튼하게 해 주는 성분이다. 낫토의 끈적끈적한 부분에 함유된 효소인 낫토키나제는 혈전을 용해하는 효과가 있다.

　또한 낫토균에는 강한 항균작용이 있어 장내 유해균을 억제하고 유익균을 늘리기 때문에 정장 효과도 기대할 수 있다.

낫토

볏짚에 붙어 있는 낫토균으로 찐 콩을 자연발효시킨 것이 낫토의 시작이다. 지금은 찐 콩에 낫토균을 첨가해서 40℃의 환경에서 20시간 정도 발효시켜 만든다. 낫토는 비비면 실타래처럼 끈적끈적하게 묻어나는 독특한 점성이 있다.

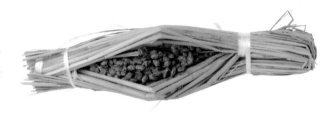

볏짚에 자연히 생긴 낫토균으로 발효시킨 것으로 볏짚 꾸러미에 담겨 있다.

다양한 크기

낫토의 원료인 콩의 크기에 따라 낫토 알에도 여러 종류가 있다. 예전에는 알이 큰 것이 주류였지만 최근에는 밥에 얹어 먹기 쉽고 비비기도 쉬운, 알이 잔 것이 인기다. 원하는 크기를 골라 입맛에 맞게 양념해서 먹는다.

● 대립(大粒) 낫토
한 알의 크기가 8mm 이상인 큰 콩으로 만든다.

● 중립(中粒) 낫토
한 알의 크기가 7.4〜7.9mm인 중간 정도 되는 콩으로 만든다.

● 소립(小粒) 낫토
한 알의 크기가 5.6〜 7.3mm인 작은 콩으로 만든다.

● 극소립(極小粒) 낫토
한 알의 크기가 5.5mm 이하인 매우 작은 콩으로 만든다.

검은콩 낫토

검은콩으로 만든 낫토다. 검은콩의 건강 효과가 화제가 되면서 그 인기도 높아지고 있다. 알이 큰 편이고 식감은 노란콩에 비해 단단한 편이다.

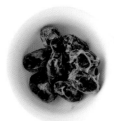

쪼갠 콩 낫토

콩의 크기와 상관없이 볶은 콩을 굵게 부숴서 껍질을 제거한 것으로 만든 낫토다. 감칠맛 성분이 가장 많다.

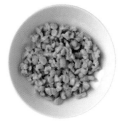

시오 낫토

낫토균이 아니라 황국균으로 발효시키기 때문에 풍미는 낫토보다 오히려 된장이나 모로미에 가까우며 비벼도 끈적거리는 실이 생기지 않는다. 중국의 승려를 통해 전해진 음식으로 기원은 일반적인 낫토보다 더 오래되었다. 일본에서는 절에서 만들었기 때문에 절이라는 일본어 '테라(寺)'를 붙여 '테라 낫토'라고도 부른다. 술안주로 어울리는 소금기가 강한 맛을 가지고 있다. 차에 곁들이거나 밥과 함께 먹으면 별미다.

하마 낫토

찐 콩에 황국균을 묻혀 소금물에 담가서 발효시킨 후에 햇볕에 말린 것이다.

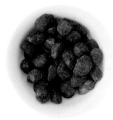

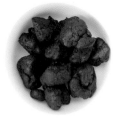

다이도쿠지 낫토

찐 콩에 보릿가루를 섞고 황국균을 묻혀 발효시킨 것이다. 소금물에 담갔다가 햇볕에 건조시킨 다음 1년간 숙성시켜 만든다. 일본 교토에 있는 다이도쿠지(大德寺)의 특산품이다.

●● 완벽 조리를 위한 길잡이

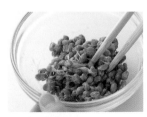

먹기 전에 잘 비벼 준다

낫토는 30번 이상을 기준으로 잘 저어서 비벼 준 다음에 먹는다. 비비면 비빌수록 낫토균이 생생해져서 특유의 냄새가 누그러질 뿐만 아니라 갇혀 있던 감칠맛 성분이 빠져나오면서 맛도 좋아진다.

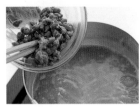

되도록 가열하지 않고 사용한다

낫토키나제는 단백질로 이루어진 효소다. 가열하면 변성되어 그 기능을 잃게 되므로 그대로 먹는 것이 가장 효과적이다. 또 갓 지은 뜨거운 밥보다는 조금 식힌 밥에 올려 먹는 것이 좋다. 국물에 넣을 경우는 조리 가장 마지막에 넣어서 거의 익히지 않는 것이 좋다.

고명을 곁들이면 효과가 높아진다

낫토와 궁합이 맞는 고명 중에는 이 책에서 권하는 '기피식품'이 포함되어 있다. 바로 연겨자, 파, 칠미가루, 매실육 등이다. 이러한 식품을 낫토에 적당량 고명으로 곁들여 먹으면 기피반응에 의한 면역력 상승 효과도 함께 얻을 수 있다.

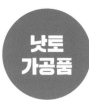

낫토 가공품

생 낫토를 오래 보존하기 어려웠던 시대에 언제든지 먹을 수 있도록 보존 효과를 높여 가공한 것이다. 소금기가 있기 때문에 그대로 술안주로 내거나 차를 마실 때 곁들여도 좋다. 최근에는 간편하게 사용할 수 있고 여러모로 활용할 수 있도록 동결건조법으로 가공한 제품들도 나온다.

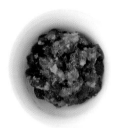

유키와리 낫토

낫토에 쌀누룩과 소금을 첨가해서 숙성시킨 것으로 일본 야마가타 지방의 특산품이다. 그대로 먹어도 되고 파나 강판에 간 무와 비벼서 먹기도 한다.

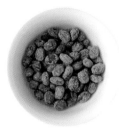

마른 낫토

낫토를 소금에 절여서 끈적끈적한 점성이 없어질 무렵에 햇볕에 말린 것이다. 바짝 말린 것은 오랫동안 보존할 수 있다.

뿌려 먹는 낫토

낫토 특유의 냄새를 싫어하는 사람을 위해 동결건조시켜 냄새를 적게 한 제품이나, 비비지 않고도 간편하게 먹을 수 있는 뿌려 먹는 타입의 낫토 등, 다양하게 개발된 여러 종류의 제품이 시판되고 있다.

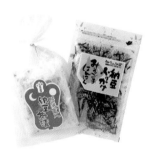

낫토

낫토에 늘 밥이 따라와야 하는 것은 아니다. 낫토만으로도 얼마든지 근사한 요리가 될 수 있고 색다른 아이디어로 금세 맛깔스런 반찬으로 변신할 수도 있다.

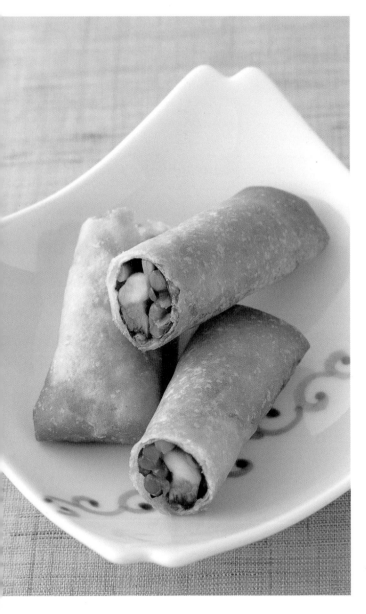

낫토 춘권

낫토를 그다지 즐기지 않더라도 이 정도라면 충분히 맛있게 먹을 수 있지 않을까? 술안주로도 어울린다.

재료(3인분)

낫토 100g, 잎새버섯 ½팩(50g), 푸른 차조기 3장, 춘권피 3장, 간장 1큰술, 참기름 1작은술, 식용유 적당량, 밀가루(박력분) 적당량

이렇게 만드세요

❶ 잎새버섯은 가늘게 찢어 참기름으로 볶아 놓는다.

❷ 낫토는 끈기가 생기도록 잘 비벼준 다음 볶아 놓은 잎새버섯과 간장을 넣고 섞어 준다.

❸ 춘권피를 펼쳐서 푸른 차조기를 깔고 ❷를 얹어서 둥글게 만다. 물로 되직하게 갠 밀가루를 춘권피 끝 부분에 발라서 풀어지지 않도록 단단하게 붙인다.

❹ 170~180℃로 달군 기름에 노릇하게 튀겨 낸다.

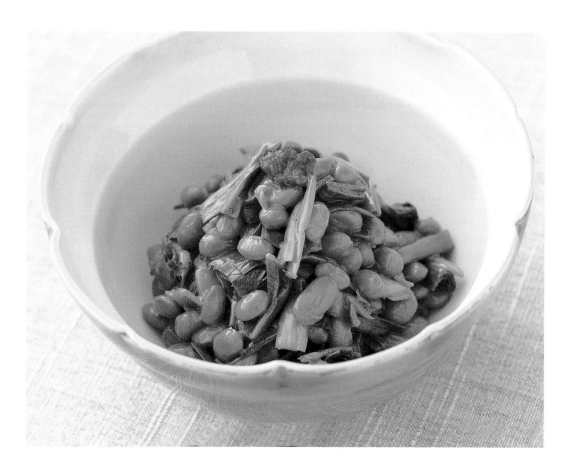

부추 낫토 무침

얼얼한 두반장의 맵싸한 맛이 기운을 돋우는 낫토 보양식이다.

재료(2인분)

부추 1단(100g), 낫토 50g, 간장 2작은술, 조미술 1작은술, 두반장 조금

이렇게 만드세요

① 부추는 끓는 물에 소금을 조금 넣고 살짝 데친다. 찬물에 헹구어 재빨리 식힌 다음 물기를 짜고 3cm 길이로 자른다.

② 낫토는 끈기가 생기도록 잘 비벼 준 다음 간장과 조미술을 넣고 고루 섞어준다.

③ 데쳐 놓은 부추와 ②의 양념한 낫토를 버무려서 그릇에 담고 두반장을 위에 곁들인다.

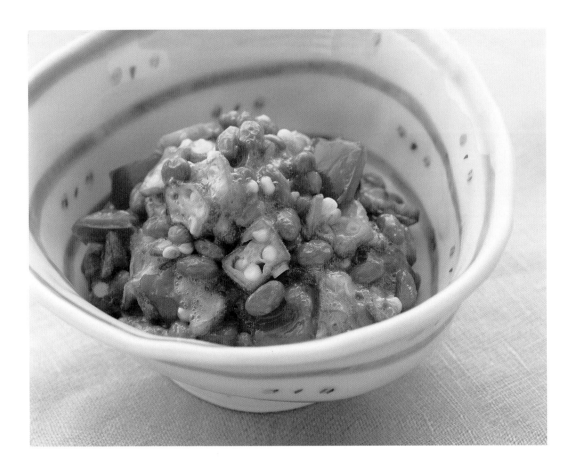

낫토와 오크라와
토마토 무침

낫토와 오크라가 만나 끈적거림 일색일 것 같더니 토
마토의 산미가 더해져서 입맛 깔끔하고 색감도 고운
요리가 되었다.

재료(2인분)

낫토 50g, 오크라* 5개, 토마토 작은 것 1개(100g), 무
침장(참기름 ½작은술, 소금 ¼작은술, 후추 조금)

* 오크라 : 아프리카 북동부 원산이며 크기가 풋고추와 비
  슷하며 단면이 5각형 모양인 기능성 열대 채소

이렇게 만드세요

❶ 오크라는 가볍게 씻은 다음 넉넉한 양의 소
금으로 표면을 문질러 준다. 그대로 재빨리
데쳐 찬물에 헹구고 식으면 물기를 닦아 송
송 썬다.

❷ 토마토는 옆으로 반으로 잘라 씨를 제거하고
사방 1cm로 썬다.

❸ 낫토는 끈기가 생기도록 잘 비벼 준 다음 무
침장을 넣고 고루 섞어 준다.

❹ 앞서 손질해 둔 오크라와 토마토, 무침장으
로 양념한 낫토를 한데 넣고 잘 버무린다.

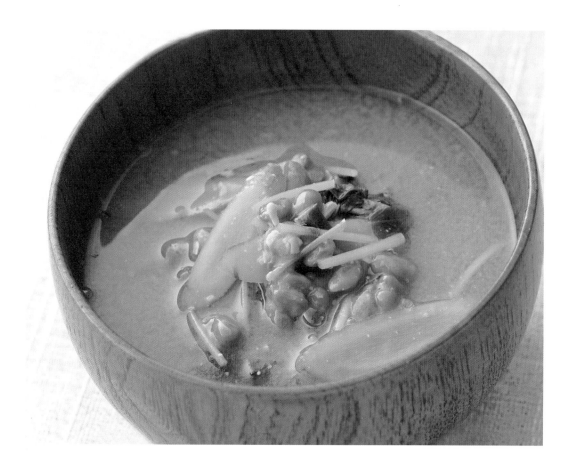

낫토국

낫토는 끈기가 생기도록 잘 비벼 준 다음 조리 마지막
에 넣는 것이 좋다.

재료(2인분)

낫토 50g, 우엉 ⅓대(50g), 파드득나물 40g, 미소된장
1½큰술, 맛국물 1½컵

이렇게 만드세요

① 우엉은 연필 깎듯 칼로 비껴 썬 다음 물에 헹
구어 물기를 뺀다.

② 낫토는 끈기가 생기도록 잘 비벼 준다.

③ 냄비에 맛국물과 우엉을 넣고 가열한다. 끓
기 시작하면 약한 불로 줄이고 거품을 걷어
가면서 7~8분간 끓인다. 우엉이 익으면 된
장을 풀어 넣고 한소끔 끓인다.

④ ③에 낫토와 먹기 좋게 썬 파드득나물을 넣
고 그릇에 담아낸다.

장을 활성화해서 면역력을 향상시키는
'식이섬유'를 충분히 섭취한다

식이섬유는 영양소는 아니지만 장관을 자극해서 그 활동을 활발하게 한다. 장이 움직인다는 것은 부교감신경이 우위 상태에 있다는 의미다. 따라서 림프구도 증가한다. 게다가 식이섬유는 장내의 유해물질 등을 흡착해서 배출하는 역할도 한다.

배변을 촉진해서 우리 몸속을 깨끗하게 해준다

채소나 버섯, 해조류에 많은 식이섬유는 인간의 소화효소로는 소화되기 어려운 성분이다. 식이섬유가 다량 함유된 식재료 중에는 육질이 단단하거나 질긴 것들이 많기 때문에 자연히 씹는 횟수가 늘어나 타액의 분비가 촉진된다. 또한 식이섬유는 위나 장에서 수분을 흡수해서 팽창한다. 그 때문에 변의 부피가 늘어나서 장관을 자극하고 장의 기능을 활발하게 만든다. 이러한 '씹는다 – 장이 움직인다 – 배변한다'라는 일련의 소화 활동은 모두 부교감신경을 우위 상태로 만든다. 부교감신경이 우위를 차지하면 혈액의 흐름이 원활해질 뿐만 아니라 림프구가 증가해서 면역 기능이 활성화된다.

식이섬유는 또한 우리 신체를 깨끗하게 만드는 데도 뛰어난 역할을 한다. 변통이 좋아지면 장에 들어온 농약이나 유해균이 만드는 유해물질과 과산화지질이 장에 머무는 시간이 짧아진다. 장 속

212

이 깨끗해지면 유익균이 늘어나고 이로 인해 림프구가 증가하기 때문에 면역력이 더욱 더 향상된다.

면역기능을 활성화하는 영양소가 듬뿍 들어 있다

버섯이나 채소, 해조류는 식이섬유 외에도 건강과 활력을 유지하는 성분을 다양하게 함유한 우등생들이다. 미네랄과 비타민 등이 풍부하고 면역기능을 활성화하는 비밀병기까지 갖추고 있다. 예를 들어 버섯에 함유된 식이섬유의 일종인 베타글루칸(β-glucan)에는 면역기능을 활성화해서 암세포의 증식을 억제하는 작용이 있는 것으로 알려져 있다. 또한 해조류에는 철분이나 칼슘과 같은 여러 종류의 미네랄이 듬뿍 들어 있다.

채소에는 베타카로틴 등의 항산화물질이 다량 함유되어 있다. 이 물질은 면역력 저하의 원인이 되는 체내의 산화를 막는 역할을 한다.

그러나 아무리 몸에 이로운 것이라고 해도 지나친 섭취는 절대 금물이다. 식이섬유를 과잉 섭취하면 소화관이 피로해져서 활동이 둔해지고 이로 인해 오히려 변비가 되는 경우도 있다. 자신의 배변 상태를 체크해 가면서 섭취의 정도를 조절하도록 한다.

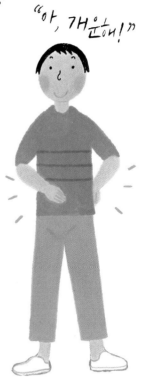

"아, 개운해!"

암을 예방할 수 있는 식품

아래 도표는 미국 국립 암연구소를 중심으로 진행되고 있는 암 예방 프로젝트에서 항암 효과가 있는 식품을 피라미드 형태로 배열해서 보고한 것인데 모두 식물성 식품이다. 최근의 연구를 통해 식물성 식품에서 항산화물질 등 면역력 향상에 크게 도움이 되는 성분이 연이어 발견되고 있다.

마늘, 양배추,
감초, 대두, 생강,
미나릿과 식물
(당근, 셀러리, 파스닙*)

중요도 ↑

양파, 차, 강황, 현미, 통밀,
감귤류(오렌지, 레몬, 그레이프프루트),
가짓과(토마토, 가지, 피망),
십자화과(브로콜리, 콜리플라워, 싹양배추)

메론, 허브(차이브, 바질, 타라곤, 민트, 오레가노,
타임, 로즈메리, 세이지),
오이, 감자, 보리, 딸기류

출전: 미국 국립 암연구소 '디자이너 푸드 프로그램(Designer Foods Program)'

* 미나릿과의 두해살이풀 또는 드물게 한해살이풀. 설탕당근이라고도 한다. 식용으로 하는 하얀 뿌리는 육질이 당근과 비슷하며 향이 좋고 싱싱하며 단맛이 나지만 조금 쓴맛도 있다. 얇게 썰어 스프 등을 만든다.

●● 주요 식품의 식이섬유 알아보기

	특징	효능
버섯	물에 녹지 않는 불용성 식이섬유를 함유하고 있다. 소화관 내에서 소화액 등의 수분을 흡수하여 팽창함으로써 변의 부피를 늘려 부드럽게 만든다. 비타민D가 많고 저칼로리다.	불용성 식이섬유는 변통을 좋게 해서 변이 장에 머무는 시간을 줄여 준다. 결과적으로 대장암의 예방에 도움이 된다. 면역기능을 향상시키고 콜레스테롤 수치도 개선한다. 다이어트 중에도 부담 없이 이용할 수 있는 식품이다.
해조류	물에 녹는 타입인 수용성 식이섬유를 함유하고 있다. 미네랄이 풍부하고 칼로리는 낮다. 다시마, 미역, 김 외에 우뭇가사리로 만드는 한천도 식이섬유가 풍부한 해조류 식품이다.	수용성 식이섬유는 함께 먹은 식품의 당분이나 염분의 흡수를 늦추어 콜레스테롤의 흡수를 억제한다. 결과적으로 당뇨병, 고혈압, 동맥경화의 예방과 개선에 도움이 되며 다이어트에도 효과적이다.
채소	장을 자극해서 그 활동을 촉진하는 불용성 식이섬유가 많다. 우리 식탁에 빠질 수 없는 비타민과 미네랄의 공급원이다. 채소의 선명한 색에도 건강을 유지하는 데 도움이 되는 물질이 함유되어 있다.	장관 내의 여분의 콜레스테롤이나 염분을 배출한다. 녹황색 채소에는 신진대사를 활발하게 하는 베타카로틴이 많고 담황색 채소에는 면역 호르몬을 증가시키는 작용이 있는 것으로 알려져 있다.

버섯

버섯은 종류에 상관없이 식이섬유가 풍부해서 표고버섯 세 장만으로도 샐러드 볼 하나 가득한 생채소와 맞먹는 양의 식이섬유를 섭취할 수 있다. 더구나 칼로리가 낮아서 체중을 걱정하는 사람도 먹기에 부담이 없다.

버섯에 들어 있는 식이섬유는 주로 불용성 식이섬유로 물에 녹지 않는 타입이다. 소화관에 들어가면 수분을 흡수하면서 부드러워져 부피가 늘어나는 성질이 있다. 이 때문에 변의 양이 늘고 이것이 장관을 자극함으로써 장의 활동이 활발해지며 동시에 부교감신경이 우위 상태가 된다. 장의 연동운동이 촉진되면 배변이 원활해져 변비를 예방하고 치료하는 데도 도움이 된다.

천연 버섯은 계절의 미각으로 입맛을 돋우고 재배 버섯은 일 년 내내 개성 있는 풍미로 우리의 건강 식탁을 지켜 준다. 이처럼 버섯은 늘 가까이 두고 매일 맛보아도 좋을 영양 식재료다.

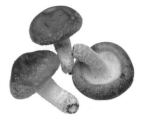

생표고버섯
자루가 짧고 갓이 도톰하며 안쪽의 주름이 흰 것이 좋다. 석쇠에 올려 구워서 먹거나 볶음 요리에 쓴다.

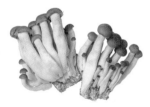

만가닥버섯
육질이 단단하고 씹는 질감과 맛이 뛰어나서 일식, 양식, 중식 등 어떤 요리에도 어울린다.

마른 표고버섯

대부분 40℃ 전후의 열풍으로 건조시킨 것이다. 사용하기 전에 갓의 흰색 주름 부분을 위로 두어 햇볕에 말려주면 자외선에 의해 비타민D의 생성량이 크게 늘어난다.

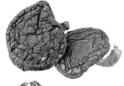

● 향신
기온이 높은 시기에 자란 것으로 갓이 퍼져서 평평하고 두께가 얇다.

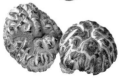

● 동고
기온이 낮은 시기에 천천히 자란 것으로 갓이 다 퍼지기 전에 말린다.

송이버섯

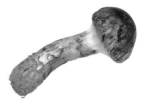

맛과 향이 뛰어난 송이버섯은 대표적인 가을의 미각으로 손꼽힌다. 고를 때는 자루가 굵고 흰빛이 나며 만져 보아 단단하고 통통한 것이 좋다. 식이섬유의 함유량이 생버섯 중에서 으뜸이다.

●● 버섯의 식이섬유 함유량(100g당)

'일본인의 영양 필요량'의 부기(附記)란을 보면 성인 기준의 바람직한 식이섬유 섭취량은 20～25g으로 되어 있다. 반드시 지켜야 하는 것은 아니지만 하나의 기준으로 삼기 바란다

단위(g)

	수용성 식이섬유	지용성 식이섬유	총량
팽이버섯	0.4	3.5	3.9
표고버섯	0.5	3.0	3.5
만가닥버섯	0.3	3.4	3.7
맛버섯	1.0	2.3	3.3
새송이버섯	0.3	4.0	4.3
잎새버섯	0.3	2.4	2.7
양송이버섯	0.2	1.8	2.0
송이버섯	0.3	4.4	4.7
마른 표고버섯(데친 것)	0.3	7.2	7.5
목이버섯(데친 것)	0	5.2	5.2

일본 과학기술청 자원조사회 편 '제5차 개정 일본 식품 표준 성분표'에서 발췌

새송이버섯

탄력 있는 육질이 씹는 질감을 즐겁게 한다. 일 년 내내 구할 수 있는 생버섯 중 식이섬유 함유량이 으뜸이다. 새송이버섯은 서양 요리 외에도 튀김이나 불고기처럼 기름을 사용하는 요리에 잘 맞는다.

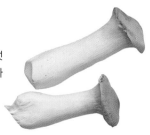

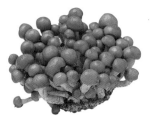

맛버섯

맛버섯의 독특한 점액 성분은 무틴(mutin)이라는 수용성 식이섬유이다. 국의 건지로 쓰면 감칠맛이 우러나서 맛이 좋아진다. 혀에 닿는 매끄러운 촉감을 살려 무침 요리에 사용해도 좋다. 고를 때는 점성이 투명하고 엉기거나 탁하지 않은 것이 좋다.

검은 목이버섯

맛이 담백한 검은 목이버섯은 물에 불리면 오돌오돌한 특유의 질감이 되살아난다. 여름에서 가을에 걸쳐 시중에 나오는 생것은 쫄깃한 식감을 자랑한다.

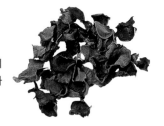

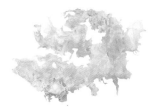

흰 목이버섯

예부터 자양강장에 좋다고 하여 약선 요리에도 쓰이고 있다. 특별한 맛은 없지만 입에 닿는 감촉이 부드럽다. 검은 목이버섯과 모양은 비슷하지만 종이 다르다. 흰 목이버섯은 물에 불려서 스프의 건지로 쓰거나 후식을 만드는 데 이용한다.

● ● 버섯의 영양성분

버섯에는 칼로리의 양은 적지만 비타민B군과 비타민D가 많이 들어 있다. 체내 균형을 바로잡는 버섯은 '가끔씩 푸짐하게'보다는 '매일 조금씩' 먹는 편이 좋다. 버섯 중에는 자외선을 받으면 비타민D로 변하는 물질을 함유하고 있어, 먹기 직전에 햇볕을 쪼이면 비타민D가 증가하는 것도 있다.
또한 일부 버섯에서는 베타글루칸이라는 다당류 성분(식이섬유의 일종)이 발견되었는데, 이것이 항암 활성을 나타내고 면역기능을 높이는 것으로 밝혀졌다.

팽이버섯

비타민B군이 풍부하다. 향이나 맛이 독특한 편이 아니라서 누구나 쉽게 먹을 수 있고 씹는 맛도 좋아 어떤 요리에 넣어도 맛이 잘 어우러진다.

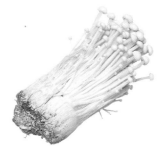

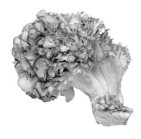

잎새버섯

먹기 직전에 30분만 햇볕을 쪼여 주어도 비타민D의 효과가 훨씬 커진다. 잎새버섯은 부드러우면서도 깊은 맛이 나서 조림이나 튀김을 비롯한 여러 요리에 쓰인다. 조임이 단단하고 탄력 있는 것이 신선하다.

양송이버섯

서양 요리에 자주 등장하는 버섯이다. 가열해서 조리하면 풍미가 진해지고 글루탐산에 의해 감칠맛이 강해진다. 생것을 손질할 때는 자르자마자 재빨리 레몬즙을 뿌려 두면 변색을 막을 수 있다. 신선한 양송이버섯은 익히지 않고 그대로 샐러드로 먹어도 좋다.

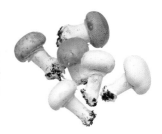

●●● 완벽 조리를 위한 길잡이

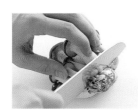

버섯 밑동 자르기

버섯의 뿌리에 있는 밑동 부분은 단단해서 먹기가 어렵다. 밑동을 제거할 때는 칼로 썰면 되도록 작게 잘라 낼 수 있다. 잎새버섯이나 만가닥버섯처럼 작은 송이로 나누어지는 버섯은 먼저 가닥을 나눈 다음에 밑동을 자르는 편이 낭비가 없다. 검은 목이버섯이나 흰 목이버섯은 먼저 물에 담가 불리고 나서 단단한 밑동을 잘라 낸다.

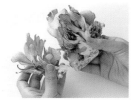

버섯의 물기 제거와 가르기

버섯류는 물기가 있으면 좋지 않다. 표면에 묻은 이물질은 젖은 행주 등으로 닦아 내거나 살짝 헹구어 재빨리 물기를 제거한다. 표고버섯의 기둥이나 새송이버섯, 잎새버섯 등은 칼을 쓰지 않고 손으로 찢듯이 가닥을 나누면 씹는 질감이 더욱 좋아진다.

버섯

버섯 요리의 비결은 오래 조리거나 볶지 않는 데 있다.
살짝 익혀서 버섯 특유의 풍미와 씹는 질감을 한껏 즐긴다.

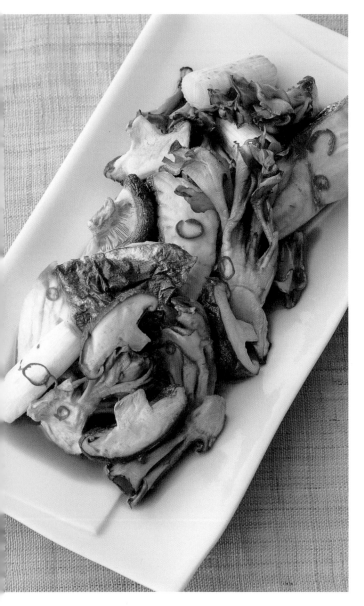

모듬 버섯 구이

버섯을 굽자마자 재빨리 양념장에 재우는
것이 맛내기 비결이다. 매콤한 양념장이
자칫 밋밋할 수 있는 버섯의 담백한 맛을
또렷하게 만들어 준다.

재료(2인분)

잎새버섯 1팩(100g), 표고버섯 4장, 대파
1대, 삼치 2토막, 양념장(맛국물 ½컵, 간장
¼컵, 조미술 ¼컵, 마른 고추(잘라서 씨를 뺀
다) 1개)

이렇게 만드세요

❶ 냄비에 양념장 재료를 넣고 한소
끔 끓인다.

❷ 잎새버섯은 밑동을 잘라 내고 큼
직하게 찢어 놓는다. 표고버섯은
기둥을 떼고 반으로 썬다.

❸ 대파는 4cm 길이로 자른다. 삼치
는 한 입 크기로 썬다.

❹ 석쇠를 달구어 손질한 잎새버섯과
표고버섯, 대파, 삼치를 올려 굽는
다. 다 구워진 것부터 끓여 놓은
양념장에 넣고 15~20분간 재워서
맛이 배도록 한다.

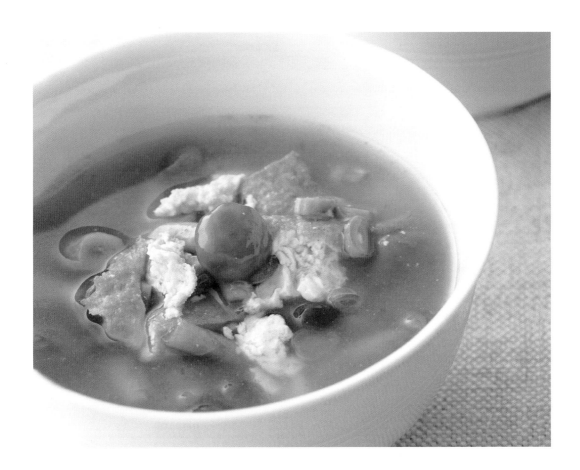

맛버섯 스프

여러 가지 식감을 한꺼번에 즐길 수 있는 스프다.
맛깔스런 국물 맛이 잘 스며들도록 튀김두부는 작게
찢어 넣는다.

재료(2인분)

맛버섯 100g, 튀김두부 ¼장, 꼬투리강낭콩 3개
(20g), 고형 닭육수 1개, 간장 ½작은술, 소금·후추 조
금씩

이렇게 만드세요

❶ 맛버섯은 가볍게 물로 씻는다.

❷ 튀김두부는 뜨거운 물을 끼얹어서 기름기를
빼 다음 작게 찢어 놓는다. 꼬투리강낭콩은
송송 썬다.

❸ 냄비에 물 2컵(분량 외)을 끓이다가 고형 닭
육수와 맛버섯, 튀김두부를 넣고 다시 한소
끔 끓인 다음 간장과 소금, 후추로 간을 맞
춘다.

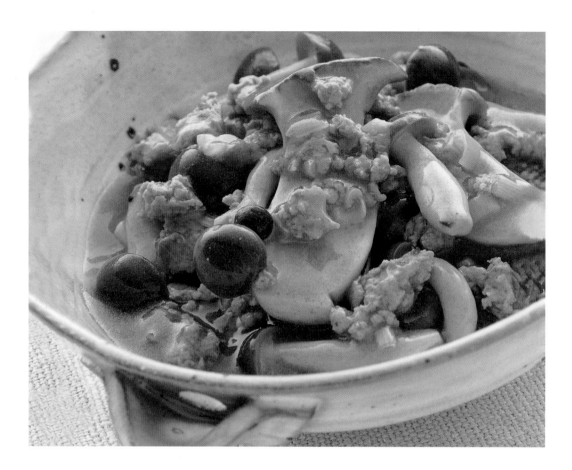

중화풍 버섯 볶음

새송이버섯의 쫄깃하게 씹히는 맛이 요리의 포인트다. 다진 고기는 뭉치지 않게 보슬보슬하게 볶아 준다.

재료(2인분)

만가닥버섯 1팩, 새송이버섯 3개(100g), 다진 대파 ½ 대 분량, 다진 마늘 1쪽 분량, 돼지고기 다진 것 100g, 볶음장(두반장 ½작은술, 간장 1작은술, 설탕 ½작은술, 소금·후추 조금), 녹말가루 1작은술, 참기름 ½큰술

이렇게 만드세요

① 만가닥버섯은 밑동을 잘라 내고 가닥을 나눈다. 새송이버섯은 먹기 좋은 크기로 자른다.

② 볶음장 재료를 한데 섞어 둔다. 냄비에 참기름을 두르고 대파와 마늘을 볶다가 향이 나기 시작하면 돼지고기 다진 것을 넣고 보슬보슬하게 볶는다. 여기에 볶음장을 넣고 맛이 잘 배도록 볶는다.

③ 손질한 만가닥버섯과 새송이버섯을 넣고 볶다가 전체가 고루 섞이면 더운물 ½컵(분량 외)을 붓고 다시 잘 섞어 준다. 2~3분간 끓여서 익힌 다음 물녹말(녹말가루를 2배의 물에 푼 것)을 넣어 농도를 맞춘다.

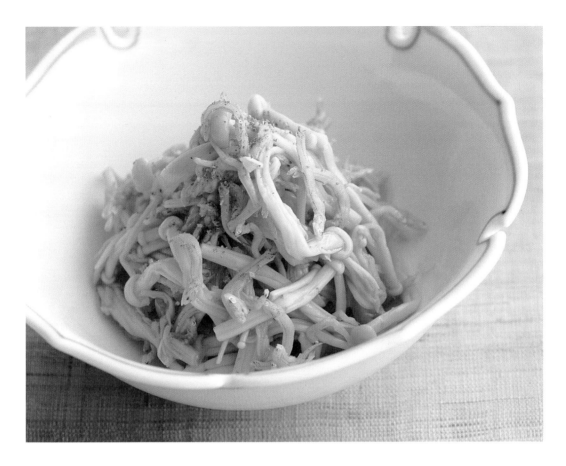

팽이버섯과 잔멸치 조림

팽이버섯은 익히면 부피가 줄어들어 듬뿍 먹어도
부담이 없다. 조려 두면 며칠 두고 먹을 수 있어 밑반
찬으로도 제격이다.

재료(2인분)

팽이버섯 2봉지, 잔멸치 20g, 다진 생강 1큰술, 조림
장(청주 1큰술, 간장 ½큰술, 조미술 ½큰술), 산초가루
조금

이렇게 만드세요

① 팽이버섯은 밑동을 잘라 내고 길이를 반으
로 썬 다음 가닥을 먹기 좋게 나눈다.

② 잔멸치는 체에 담아 뜨거운 물을 끼얹는다.

③ 냄비에 조림장 재료를 넣고 중간 불로 가열
한다. 여기에 손질한 팽이버섯과 잔멸치, 다
진 생강을 넣고 뚜껑을 덮어 끓인다. 중간에
몇 번 섞어 준다. 재료가 익으면 뚜껑을 열
고 뒤적여 주면서 국물이 없어질 때까지 조
린다.

④ 그릇에 담고 위에 산초가루를 뿌려 낸다.

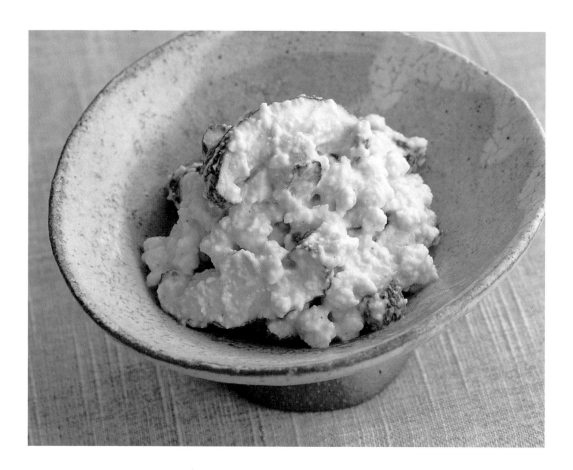

구운 표고버섯
두부소스 무침

두부소스의 담백한 맛을 간편하게 즐길 수 있다.

재료(2인분)

표고버섯 큰 것 6장, 두부(단단한 것) ¼모, 소스(흰깨
페이스트 1큰술, 설탕 1큰술, 소금 조금)

❶ 표고버섯은 기둥을 떼고 석쇠에 올려 나른
  해질 정도로 구워 낸 다음 5~6mm 폭으로
  썬다.

❷ 두부는 으깬 다음 체에 밭쳐 20~30분간 물
  기를 뺀다.

❸ 물기를 제거한 두부를 볼에 담고 소스 재료
  를 넣어 전체가 부드러워질 때까지 잘 섞어
  준다.

❹ 구운 표고버섯을 ❸의 두부소스로 버무린다.

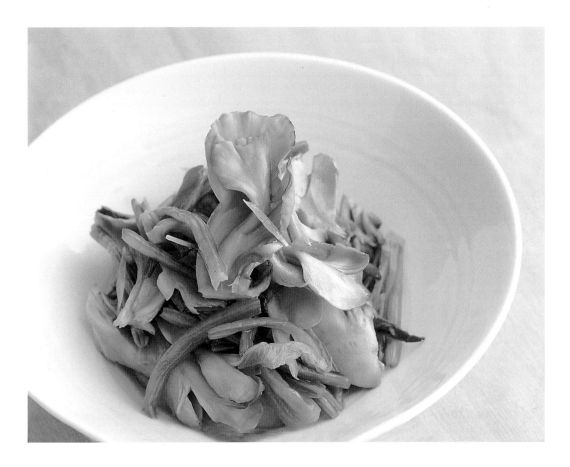

잎새버섯과 시금치의
유자 향미 무침

유자의 향기와 산미가 주는 신선한 느낌을 맛본다.

재료(2인분)

잎새버섯 1팩(100g), 시금치 ⅓단(100g), 유자 껍질 ¼
개 분량, 무침장(맛국물 1큰술, 간장 1큰술, 조미술 ½
큰술, 유자즙 ½큰술)

이렇게 만드세요

❶ 잎새버섯은 밑동을 자른 다음 한 입 크기로
찢어 놓는다. 알루미늄 호일로 싸서 석쇠에
올려 7~8분간 찌듯이 굽는다.

❷ 시금치는 끓는 물에 소금을 넣고 데쳐 낸다.
찬물에 헹구어 재빨리 식힌 다음 물기를 짜
고 3~4cm 길이로 자른다.

❸ 유자 껍질의 노란색 부분을 칼로 얇게 벗긴
다음 곱게 채 썬다.

❹ 무침장 재료를 섞어서 잎새버섯과 시금치,
채 썬 유자 껍질에 넣고 버무린 다음 그릇에
담아낸다.

해조류

    채소나 콩, 버섯의 식이섬유는 물에 녹지 않는 불용성 식이섬유다. 이와 달리 해조류의 식이섬유는 주로 수용성 식이섬유이며 끈적거리는 점성 부분에 특히 많이 함유되어 있다. 해조류의 식이섬유는 교감신경을 우위 상태로 만드는 나트륨과 소화관 속에서 결합하여 그 배설을 촉진하고 나트륨이 체내로 흡수되는 것을 억제한다. 나트륨의 과잉 섭취는 고혈압의 원인이 되기도 하므로 결과적으로 고혈압의 예방과 개선에도 도움이 된다. 또한 장내 세균의 균형을 바로잡아 콜레스테롤을 개선하는 작용을 하는 것으로 알려져 있다.

    해조류에는 부교감신경을 우위 상태로 만드는 미네랄도 듬뿍 들어 있다. 해수 중의 미네랄과 마찬가지로 칼슘, 철, 요오드, 아연, 나트륨, 마그네슘, 칼륨 등 그 종류도 풍부하다.

미역

칼슘과 칼륨을 많이 함유하고 있다. 그런데 칼륨은 물에 녹는 성질이 있기 때문에 물에 불리는 시간은 짧은 편이 좋다. 미역은 제조방법에 따라 크게 '염장 미역'과 '마른미역'으로 나눈다. 최근에는 미역 줄기나 미역귀도 건강식품으로 부각되고 있다.

염장 미역

대부분은 생미역을 데친 다음 소금으로 절인 것이다. 소금기를 빼고 나서 사용한다.

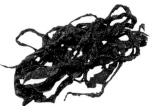

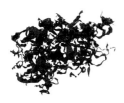

자른 미역

데쳐서 소금기를 뺀 염장 미역을 잘라 열풍으로 건조시킨 것이다. 간편하게 사용할 수 있어 마른미역의 대부분을 차지한다.

미역귀

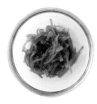

미역 줄기의 양쪽 주름 모양 부위로 끈기가 있는 것이 특징이다. 미역귀 생것을 잘게 다져서 뜨거운 물을 끼얹은 다음 물기를 빼고 비벼서 끈기가 생기면 여기에 맛국물을 붓고 입맛에 맞게 간장과 식초 등으로 간을 해서 먹기도 한다.

김

김은 중량의 ⅓이 식이섬유다. 게다가 '바다의 콩'으로 불릴 만큼 단백질을 많이 함유하고 있다. 철분과 비타민도 풍부하다. 풍미가 좋고 간편하게 먹을 수 있어 매일 식탁에 올렸으면 하는 유익한 식품이다.

생김

말리기 전 상태의 생김을 말한다. 물김이라고도 한다. 뜨거운 물을 살짝 끼얹으면 바로 사용할 수 있다. 초회에 이용하거나 회에 곁들여 내도 좋다.

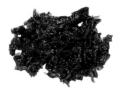

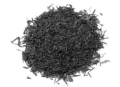

파래

향긋하면서도 은은한 쓴맛을 지닌다. 철, 칼슘, 비타민C를 함유하고 있다.

갈래곰보

닭 벼슬과 닮은 붉은색 해조류다. 탈색시킨 흰색 갈래곰보와 석회 처리한 녹색 갈래곰보도 있다.

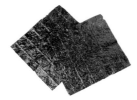

마른 김

생김을 가늘게 잘라 종이처럼 얇게 떠 말려서 만든다. 감칠맛 성분인 아미노산이 많아 단맛이 느껴진다.

꼬시래기

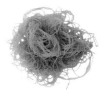

염장품은 소금기를 빼서 끓는 물에 데쳐 내면 색이 선명해진다. 꼬들꼬들하게 씹히는 질감이 좋아 회에 곁들여 내기도 한다.

다시마

감칠맛 성분인 글루탐산이 풍부해서 물에 담가 우려내면 맛있는 국물이 만들어진다. 그러나 식이섬유를 섭취하려면 다시마째 먹는 것이 좋다. 조림이나 국물 요리, 단맛 조림 등에 쓰인다.

일반 다시마

보통 국물용으로 사용한다. 섬유가 부드러워 다시마조림이나 다시마말이용으로도 좋다.

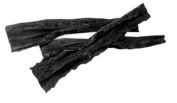

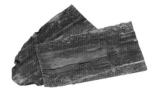

고급 국물용 다시마

향이 강하고 깊고 진한 맛을 내는 국물용 고급 다시마로 섬유가 부드러운 편이다.

도로로 다시마

식초에 절여서 부드럽게 만든 다시마의 절단면을 가지런히 겹친 다음 표면을 얄팍하게 깎아 낸 것이다.

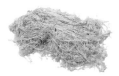

다시마채

다시마를 가늘게 채 썰어 말린 것으로 생것도 있다. 특별한 손질이 필요 없고 불리거나 조리하는 데도 시간이 절약되어 여러 요리에 활용할 수 있다.

●● **완벽 조리를 위한 길잡이**

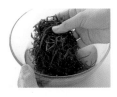

다시마 불리기

다시마 표면에는 감칠맛 성분이 듬뿍 들어 있다. 그래서 씻어 내지 말고 물기를 꼭 짠 젖은 행주로 지저분한 것만 가볍게 닦아 내고 사용하는 것이 좋다. 다시마채의 경우는 물에 불려 쓰는데, 지나치게 오래 담가 두면 맛 성분이 빠져나가기 때문에 1분 정도 담가 둔 후에 건져 낸다.

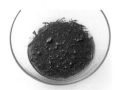

톳 불리기

물을 갈아 주면서 모래 따위의 티끌을 제거하는 정도로만 씻은 다음 넉넉한 양의 물에 담가 30분 정도 그대로 둔다. 톳에서 우러나온 검은색 국물에도 영양분이 들어 있으므로 다 불었으면 물기를 가볍게 짜낸다. 물에 불리면 약 5~6배로 늘어난다.

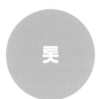

톳

해조류 중에서도 특히 식이섬유와 칼슘이 풍부하다. 떫은 맛이 강하기 때문에 한 번 건조시킨 다음 물에 불려서 사용한다. 시중에 나와 있는 생톳은 말린 톳을 물에 불린 것이다.

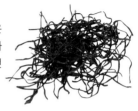

큰실말

염장한 것은 소금기를 빼고 생것은 끓는 물에 데쳐서 쓴다. 국의 건지나 초회에 이용한다. 조미가 된 큰실말은 간편하게 사용할 수 있어 인기가 높다.

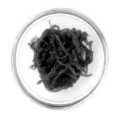

●● 우무와 한천

우무는 우뭇가사리나 꼬시래기, 석묵 등의 해조류를 끓인 다음 식혀서 묵처럼 굳힌 것이다. 한천은 우무를 냉동 건조시킨 것이다. 우무나 한천에 들어 있는 풍부한 식이섬유가 장의 활동을 개선해 준다.

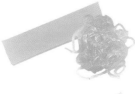

우무
일본에서는 전용 용기*를 이용해서 국수 모양으로 만들어 먹는다. 양념장이 딸려 있는 가공 우무도 인기다.

막대 한천
우무를 건조시켜 만든 직육면체 모양의 한천으로 각 한천 또는 봉 한천이라고도 한다.

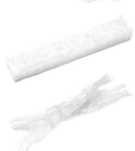

실 한천
전용 용기를 이용해서 국수 모양으로 만든 우무를 건조시킨 것이다.

＊ 전용 용기 : 긴 직육면체 모양의 상자 한 으로 우무를 넣고 머리가 납작한 봉으로 뒤에서 밀면 다른 한쪽에 달린 어레미 모양의 구멍으로 우무가 국수처럼 빠져나온다.

해조류

미끈거리는 촉감과 그 특유의 맛에 바다의 영양을 가득 담은 해조류.
매일 맛보았으면 하는 건강 식재료다.

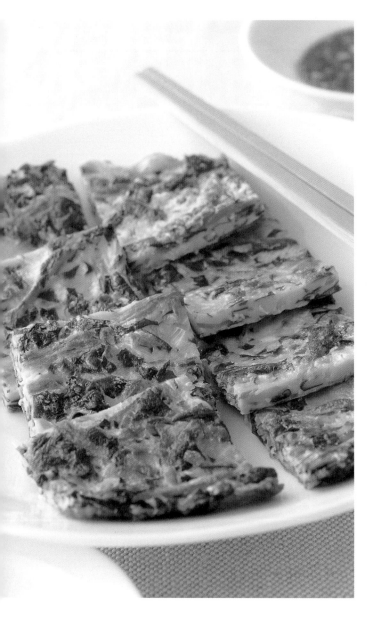

미역 부침개

앞뒤 노릇하게 구워 내야 먹음직스럽다.

재료(2인분)

마른미역 5g, 당근 ¼개(30g), 대파 10cm,
부침 반죽(밀가루(박력분) 50g, 달걀 1개,
소금 조금), 양념장(대파 5cm, 간장 1큰술,
설탕 ½큰술, 참기름 1작은술, 마른 고추 다진
것 조금), 참기름 ½큰술

이렇게 만드세요

❶ 미역은 물에 불린 다음 물기를 꼭
짜서 잘게 썬다. 당근은 채 썰고 대
파는 다져 놓는다.

❷ 부침 반죽 재료에 물 ½컵(분량 외)을
부어 멍울이 생기지 않게 곱게 풀
어 준 다음 썰어 놓은 미역과 당근,
대파를 넣는다.

❸ 팬에 참기름을 두르고 ❷의 반죽을
떠 넣는다. 반죽이 팬 전체로 고루
퍼지게 한 다음 뚜껑을 덮어 중간
불에서 지진다. 표면이 익으면 뒤집
어서 앞뒤를 노릇하게 지져 낸다.

❹ 한 입 크기로 잘라 접시에 담고 분
량의 재료를 섞어 만든 양념장을
곁들인다.

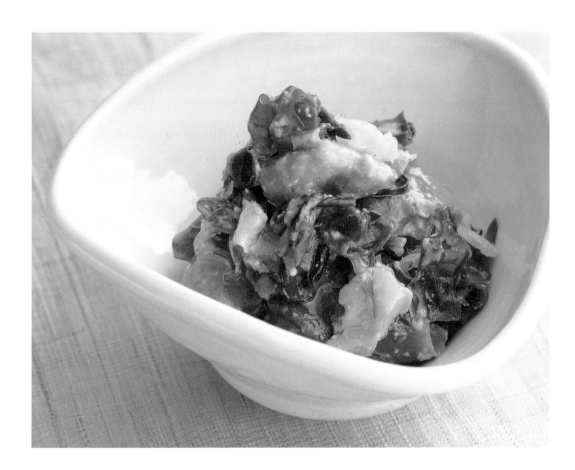

참치와 모듬 해조류
초된장 무침

언제라도 간편하게 사용할 수 있는 모듬 해조류를
참치살과 초된장으로 버무려 깔끔하게 즐긴다.

재료(2인분)

참치살(횟감으로 자른 덩어리) 80g, 모듬 해조류(건
조) 10g, 무침장(미소된장 1½큰술, 식초 1큰술, 설탕
1큰술)

이렇게 만드세요

❶ 해조류는 물에 담가 7~8분간 불린 다음 살
짝 씻어서 물기를 뺀다.

❷ 참치살은 저며 썬다.

❸ 무침장 재료를 덩어리가 지지 않게 잘 갠 다
음 불린 해조류와 참치살을 버무려서 그릇
에 담는다.

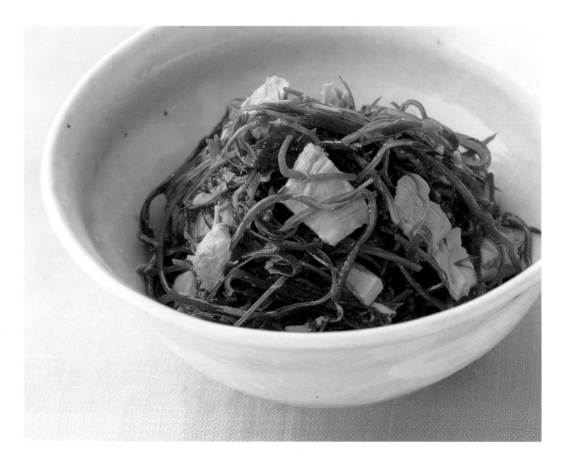

다시마채와 참치 조림

쉽게 구할 수 있는 다시마채와 참치 통조림을 이용해서 간편하게 준비하는 밑반찬. 냉장고에서 1주일 정도 보존할 수 있다.

재료(4인분)

다시마채(건조) 25g, 참치 통조림 작은 것 1개(60g), 다진 생강 1큰술, 조림장(맛국물 1¼컵, 간장 2작은술, 설탕 1작은술, 소금 ¼작은술), 참기름 ½큰술

이렇게 만드세요

1. 다시마채는 넉넉한 양의 물에 넣어 주물러서 씻는다. 1~2분간 물에 담가 불린 다음 물기를 빼고 먹기 좋은 길이로 잘라 놓는다.

2. 냄비에 참기름을 두르고 불린 다시마채를 볶는다. 물기가 없어지고 기름이 돌면 통조림의 기름을 뺀 참치와 다진 생강, 조림장 재료를 넣는다.

3. 끓어오르면 약한 불로 줄이고 누름뚜껑을 덮어 중간에 뒤적여 주면서 조림 국물이 거의 없어질 때까지 조려서 맛이 배도록 한다.

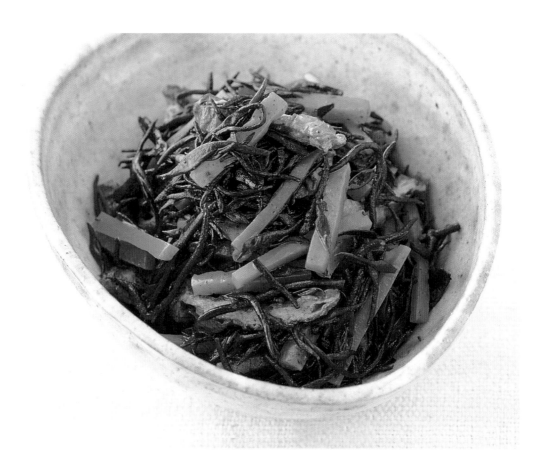

톳 조림

철분이 풍부한 톳을 이용한 우리 집 단골 메뉴다.

재료(2인분)

톳 20g, 당근 ⅓개(50g), 곤약 ⅓장(100g), 유부 1장, 조림장(맛국물 1½컵, 설탕 1큰술, 간장 ½큰술, 소금 ¼ 작은술), 식용유 ½큰술

이렇게 만드세요

❶ 톳은 살짝 씻어 물에 담가 불린 다음 물기를 짠다.

❷ 당근, 곤약, 유부는 각각 가늘게 썬다.

❸ 곤약은 끓는 물에 데쳐 내고 유부는 살짝 데친 다음 체에 밭쳐 기름기를 뺀다.

❹ 냄비에 식용유를 두르고 불린 톳을 볶다가 물기가 없어지면 썰어 놓은 당근과 곤약, 유부를 넣고 볶아 준다. 기름이 돌면 조림장 재료를 넣는다.

❺ 끓어오르면 약한 불로 줄이고 누름뚜껑을 덮어 국물이 거의 없어질 때까지 조린다.

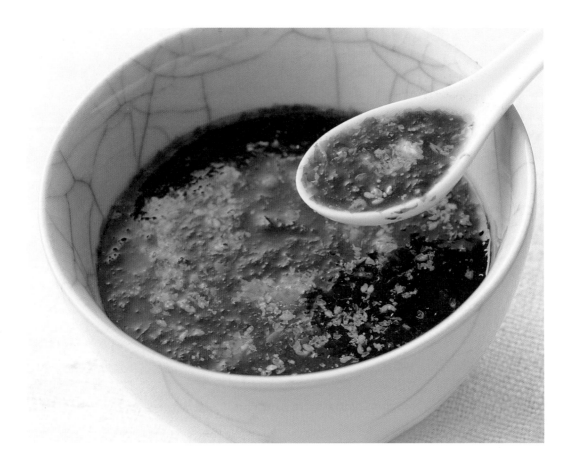

김 스프

김을 부셔 넣기만 하면 완성되는 간단한 스프 속에 생강과 깨의 풍미가 살아 있다.

이렇게 만드세요

❶ 김은 작게 부셔 놓는다.

❷ 냄비에 물 1½컵(분량 외)을 붓고 끓이다가 고형 닭육수, 청주, 김을 넣고 한소끔 더 끓인다. 김이 퍼지면 소금, 후추로 간을 맞춘다.

❸ 불을 끄고 참기름을 떨어뜨린다.

❹ 그릇에 담아 다진 생강과 볶은 깨를 뿌려 낸다.

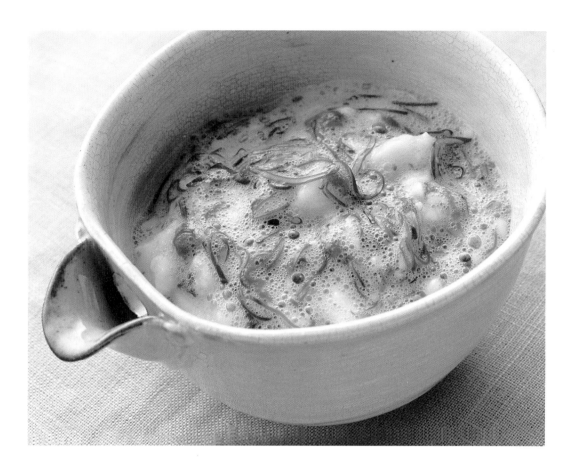

미역귀와
참마 매실육 무침

미끈미끈한 미역귀가 끈적끈적한 참마와 만나 매실육의 산미가 더 상큼하게 느껴지는 별미다.

재료(2인분)

미역귀(채 썬 것) 150g, 참마 150g, 매실상아찌 2개, 무침장(조미술 1작은술, 식초 1작은술, 간장 조금)

이렇게 만드세요

❶ 참마는 껍질을 벗긴 다음 식초를 넣은 물에 10분 정도 담가 둔다. 표면의 점액 성분을 씻어 낸 다음 물기를 뺀다. 한 입 크기로 썰어 비닐 팩 등에 넣고 절굿공이 등으로 두들겨서 부순다.

❷ 매실은 과육을 칼로 다져서 으깬 다음 무침장 재료와 섞어 놓는다.

❸ 미역귀 채 썬 것과 부순 참마를 한데 섞고 ❷를 넣어 잘 버무려 준다.

채소

매일같이 우리 식탁에 오르는 채소는 비타민과 미네랄의 중요한 공급원이다. 채소는 장의 활동을 촉진하는 불용성 식이섬유를 적절하게 함유하고 있어 변통을 좋게 하고, 장내 유해균이 내는 유해물질을 흡착해 배출함으로써 장내 환경을 개선해 준다.

신선한 채소에 많은 비타민C는 신체 조직을 젊고 싱싱하게 지켜 주는 비타민이다. 녹황색 채소에 풍부한 비타민A는 피부와 점막의 신진대사를 높여 저항력을 길러 준다. 그 밖에도 다양한 미네랄과 동물이 만들어 낼 수 없는 식물성 비영양소를 함유하고 있다. 여기서는 채소와 더불어 감자류도 함께 소개한다.

식이섬유 함유량이 높은 것부터 순서대로 소개한다(가식부 100g 중).
식이섬유가 많은 것과 적은 것을 고루 섞어 식탁에 올리자!

채소의 영양가적 분류	
녹황색 채소 녹 표시	채소 중에서 가식부 100g 중의 카로틴 함유량이 600㎍(마이크로그램) 이상인 채소와, 카로틴 함유량이 600㎍(마이크로그램) 미만이라도 섭취하는 빈도나 양이 많아 실제적인 카로틴 공급원으로 유효한 채소를 말한다. 그러나 성분상으로는 녹황색 채소라도 먹는 빈도나 양이 적은 경우(쑥이나 고추 등)는 녹황색 채소로 표시하지 않는다. 카로틴은 체내에서 비타민A로 바뀐다. 지용성이므로 흡수를 좋게 하려면 기름을 사용해서 조리하거나 기름과 함께 섭취하는 것이 좋다.
담색 채소 담 표시	채소를 겉모양이 아닌 영양상의 의미로 분류하면 그 성분에 따라 녹황색 채소와 담색 채소로 크게 나눌 수 있다. 담색 채소라고 해도 녹황색 채소에 비해 영양상 결코 뒤지지 않는다.

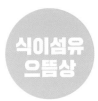

식이섬유 으뜸상

식이섬유 5.0g 이상. 풍부한 양의 식이섬유를 함유하고 있다.

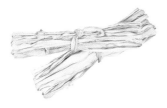

박고지 (담) 30.1g(데친 것은 5.3g)

박의 열매의 과육을 끈 모양으로 길게 벗겨서 말린 것이다. 사용할 때는 물에 씻어 찬물에 넣고 가열해서 부드러워질 때까지 삶는다. 마른 것에 비해 무게가 약 7배로 불어난다.

무말랭이 (담) 20.7g(물에 불린 것은 4.6g)

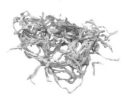

무를 잘라 말린 것이다. 불릴 때는 물속에서 씻어서 먼지나 이물질을 제거한 다음 물에 20분 정도 담가 둔다.

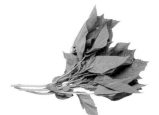

모로헤이야 (녹) 5.9g

식이섬유뿐 아니라 칼륨, 칼슘, 카로틴, 비타민C의 함유량도 으뜸이다.

우엉 (담) 5.7g

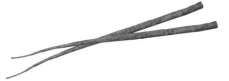

껍질에 독특한 풍미가 있으므로 솔로 문지르거나 칼등으로 살살 긁어 내는 정도로 손질해서 조리한다.

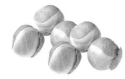

싹양배추 (녹) 5.5g

쓴맛이 있어 끓는 물에 소금을 조금 넣고 데친 다음 사용한다.

오크라 (녹) 5.0g

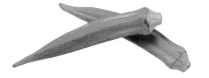

끈적끈적한 점성은 수용성 식이섬유인 펙틴(pectin)이다.

※ 식재료 이름과 함께 표시한 수치는 그 식품의 가식부(먹을 수 있는 부위) 100g 중의 식이섬유의 양을 말한다.

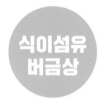

식이섬유 버금상

식이섬유 3.0g 이상 5.0g 미만. 충분한 양의 식이섬유를 함유하고 있다.

브로콜리 녹 4.4g

비타민C가 풍부하다. 줄기에도 영양소가 있으므로 버리지 말고 요리에 이용하도록 한다.

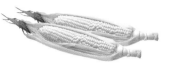

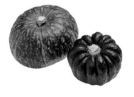

단호박 녹 3.5g

카로틴과 비타민C가 듬뿍 들어 있다. 반찬뿐만 아니라 간식으로도 손색이 없다.

옥수수 담 3.0g

당질이 많고 알갱이 하나하나가 '전체식품'이다. 냉동품이나 통조림을 이용해도 된다.

식이섬유 우수상

식이섬유 2.0g 이상 3.0g 미만. 만족할 만한 양의 식이섬유를 함유하고 있다.

당근 녹 2.5g

카로틴이 듬뿍 들어 있다. 특히 껍질 가까이에 많이 함유되어 있다.

시금치 녹 2.9g

제철은 11~1월로 이때 가장 맛이 좋다.

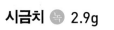

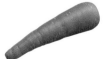

피망 녹 2.3g

진한 녹색을 띠며 비타민C가 풍부하다

가지 담 2.2g

굽거나 찌면 부피가 줄어들어 쉽게 먹을 수 있다.

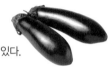

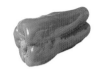

고구마 담 2.3g

칼로리는 같은 양의 쌀에 비해 약 ⅓정도다. 열에 강한 비타민C를 가지고 있다.

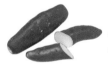

식이섬유 장려상

식이섬유 2.0g 미만. 적당한 양의 식이섬유를 함유하고 있다.

 청경채 (녹) 1.2g

양배추 (담) 1.8g

 쥬키니호박 (담) 1.3g

 고마츠나 (녹) 1.9g

 방울토마토 (녹) 1.4g

 토마토 (녹) 1.0g

 감자 (담) 1.3g

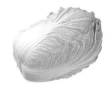 배추 (담) 1.3g

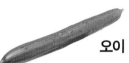 오이 (담) 1.1g

---

●● 완벽 조리를 위한 길잡이

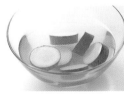

떫은맛 없애기
고구마나 가지와 같이 떫은맛이 있는 채소는 떫은맛을 없앤 다음 조리하면 색이 선명해진다. 자르자마자 물에 담가 5~10분 정도 두면 아린 맛이나 특유의 맛이 제거된다.

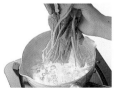

데치기
시금치의 쓴맛은 수산이라는 성분 때문이다. 이 성분으로 인해 철분이나 칼슘의 흡수가 방해를 받거나 결석이 생길 수 있으므로 데쳐서 쓴맛을 제거한 다음 사용한다. 이때는 비타민C가 파괴되지 않도록 끓는 물에 재빨리 데쳐 낸다.

채소

여기서 말하는 채소에는 푸른 채소, 뿌리채소, 과일이 포함된다.
특히 식이섬유가 많은 채소를 골라서 요리해 보았다.

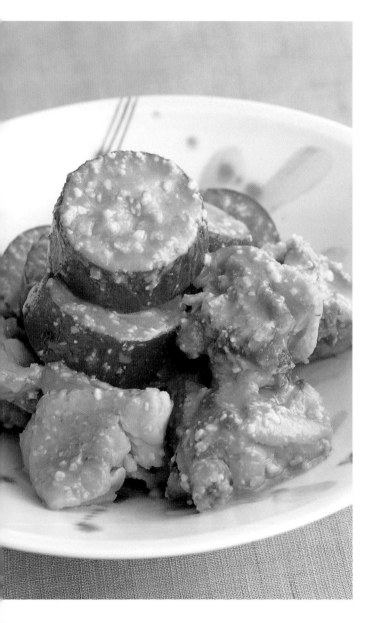

고구마와
닭고기 미소된장 조림

큼직하게 토막 낸 닭고기와 도톰하게 썬 고
구마의 맛깔스런 조림. 먹음직스럽게 담아
내서 푸짐하게 먹고 싶다.

재료(2인분)

고구마 300g, 닭고기(뼈 있는 넓적다리살을
토막 낸 것) 300g, 청주 ¼컵, 설탕 1큰술, 미
소된장 1½큰술

이렇게 만드세요

❶ 고구마는 1.5~2cm 두께로 둥글게
   썰어 물에 10~15분간 담가 떫은맛
   을 없앤 다음 물기를 뺀다.

❷ 냄비에 물 2컵(분량 외)과 청주를 함께
   넣고 끓이다가 닭고기를 넣는다. 다
   시 끓어오르면 약한 불로 줄이고 표
   면의 거품을 걷어 낸다. 누름뚜껑을
   덮어 20분 정도 조린다.

❸ 닭고기가 거의 익었으면 물기를 뺀
   고구마와 설탕을 넣고 15분 정도 더
   조린다.

❸ 고구마가 부드럽게 익었으면 된장을
   풀어 넣고 다시 한소끔 끓여 맛이 배
   도록 한다.

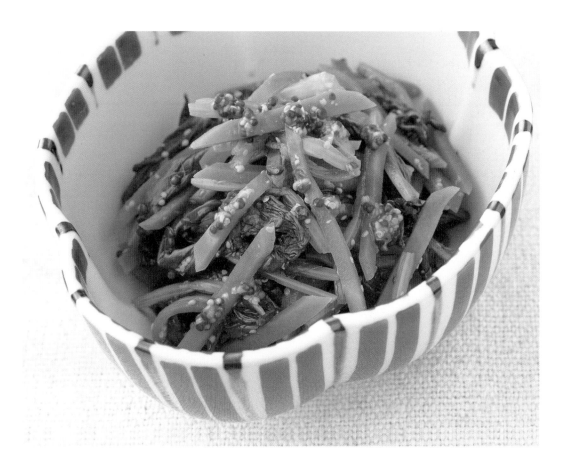

시금치와 당근
씨겨자소스 무침

씨겨자의 부드럽게 맵싸한 맛과 새콤달콤함이 살아
있는 무침 요리. 여기에 시금치와 당근의 선명한 색감
의 대비가 식욕을 돋운다.

재료(2인분)

시금치 ½단(150g), 당근 ½개(70g), 무침장(씨겨자 2
큰술, 간장 1작은술, 설탕 ¼작은술)

이렇게 만드세요

❶ 당근은 굵직하게 채 썰어 끓는 물에 2분 정
도 데친다. 찬물에 헹구어 식힌 다음 물기를
뺀다.

❷ 시금치는 끓는 물에 소금을 넣고 데쳐 낸
다. 찬물에 헹구어 식힌 다음 물기를 짜고
3~4cm 길이로 자른다.

❸ 무침장 재료를 잘 섞고 여기에 데쳐 놓은 당
근과 시금치를 넣고 버무린다.

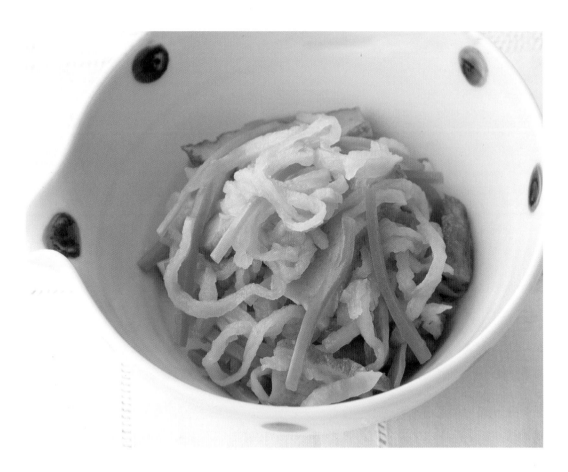

무말랭이 조림

생무에는 없던 맛깔스러움이 농축된 무말랭이. 조림
으로 만들어 두면 마음 든든한 밑반찬이 된다.

재료(2인분)

무말랭이 20g, 당근 ¼개(30g), 어묵 1장(50g), 조림
장(맛국물 1⅓컵, 설탕 ½큰술, 간장 ½큰술, 소금 ¼작
은술)

이렇게 만드세요

❶ 무말랭이는 넉넉한 양의 물에 넣어 주물러
   씻는다. 잠길 정도의 물에 담가 20분간 불
   린 다음 가볍게 물기를 짠다.

❷ 당근은 가늘게 썰고 어묵은 직사각형 모양
   으로 썬다.

❸ 냄비에 조림장 재료를 넣고 끓이다가 물기를
   짠 무말랭이, 썰어 놓은 당근과 어묵을 넣
   는다. 다시 끓기 시작하면 약한 불로 줄이고
   누름뚜껑을 덮어 조림 국물이 거의 없어질
   때까지 조린다.

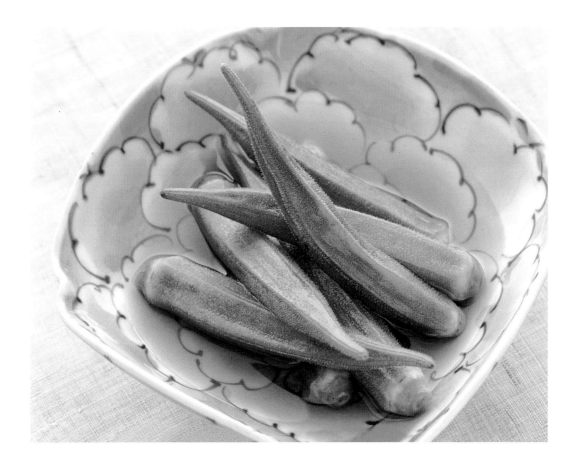

오크라 조림

오크라는 소금으로 밑손질한 다음 통째로 고운 색이
나도록 조린다.

재료(2인분)

오크라 8개(100g), 조림장(맛국물 1컵, 조미술 1큰술,
간장 ½작은술, 소금 ¼작은술)

이렇게 만드세요

❶ 오크라는 가볍게 씻어 낸 후 표면을 소금으
  로 비벼서 솜털을 제거한다. 소금을 씻어 낸
  다음 이쑤시개 등으로 표면에 고루 구멍을
  낸다.

❷ 냄비에 조림장 재료를 끓이다가 밑손질한 오
  크라를 넣고 2~3분간 조린다. 색이 선명해
  지면 불에서 내린 다음 그대로 식혀서 맛이
  배도록 한다.

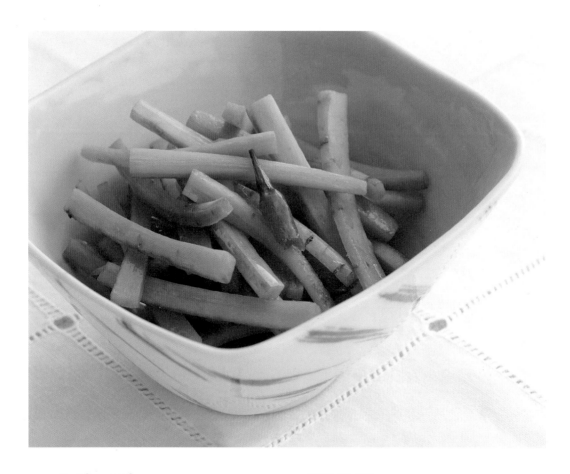

우엉 조림

우엉 특유의 아삭하게 씹히는 맛을 즐기려면 조금 굵직하게 써는 것이 좋다.

재료(2인분)

우엉 ⅔대(100g), 참기름 ½큰술, 마른 고추(씨를 뺀 것) 1개, 조림장(맛국물 ⅓컵, 설탕 ½큰술, 간장 1작은술, 소금 ¼작은술)

이렇게 만드세요

❶ 우엉은 4~5cm 길이로 자른 다음 길이 방향으로 6~8개로 쪼갠다. 물에 10~15분간 담가서 쓴맛을 제거한 후 물기를 짠다.

❷ 냄비에 참기름을 두르고 중간 불에서 우엉과 고추를 볶는다. 우엉의 표면이 투명해진 듯하면 조림장 재료를 넣고 뒤적여 주면서 물기가 없어질 때까지 조려 준다.

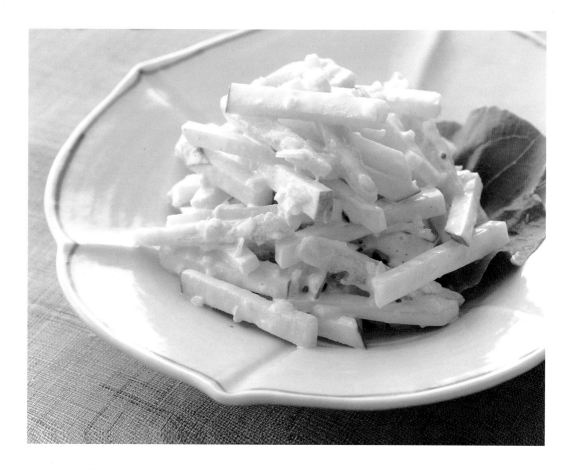

사과와 키위 샐러드

두 가지 과일이 함께 있어 더 맛있다.

재료(2인분)

사과 ½개(100g), 키위 1개(100g), 감자 작은 것 1개 (130g), 양파 ⅛개(30g), 드레싱(마요네즈 3큰술, 식초 1작은술, 후추 조금) 샐러드 잎 조금

① 사과와 키위, 감자는 굵게 채 썬다. 양파는 다진다.

② 사과는 변색을 막기 위해 소금물에 2~3분 간 담가 둔 후 물기를 뺀다.

③ 감자는 물에 5분 정도 담가 둔 후 조금 단단하게 삶아 낸다. 찬물에 헹궈 물기를 잘 뺀다.

④ 드레싱 재료를 고루 섞은 다음 손질해 둔 키위와 양파, 사과, 감자에 넣고 버무린다. 그릇에 샐러드 잎을 깔고 그 위에 담아낸다.

독특한 맛으로 신체를 자극하는
'기피식품'을
적당량 섭취한다

우리 신체는 불쾌한 것을 배출하고자 하는 시스템을 갖고 있다. 이를 '배설반사'라고 하는데, 부교감신경의 지배를 받는다. 시거나 쓰거나 매운 음식을 먹으면 우리 몸은 이를 배설하기 위해 '기피반응'을 일으켜 부교감신경이 우위 상태가 된다.

면역력을 강화하고 혈류 개선에 효과가 탁월

식초, 매실장아찌, 생강, 차조기, 고추 등 독특한 맛과 향을 지닌 이들 식품은 사실 우리 몸이 불쾌하게 여기는 '기피식품'이다. 시거나 쓰거나 매운맛 등은 대개 부패한 식품이나 독처럼 인간에게 유해한 물질에 많은 맛이기 때문에, 이러한 맛을 가진 것이 우리 몸에 들어오면 방어반응으로 인해 위장의 활동이 활발해지면서 그것을 배설하고자 한다. 이것이 '배설반사'이며 부교감신경 우위 상태에서 일어난다.

그래서 굳이 '기피식품'을 먹어서 부교감신경이 우위를 차지하도록 만드는 것이 바로 이 식사법의 목적이다. 매실장아찌를 먹고 '아이 시어!'라며 미각이 기능하면 배설 반사로 침이 분비되고 위장이 활발해지는 것도 즉각적으로 부교감신경이 우위 상태가 되었기 때문이다. 결과적으로 교감신경의 긴장이 해소되어 면역력도 높아진다. 또한 부교감신경이 우위 상태가 되면 혈관이 확장되어 혈액순환도 원활해진다.

소량으로 식욕을 돋우고 건강 효과도 만점

'기피식품'은 배설반사를 촉진하는 것 외에도 다양한 효과를 발휘한다. 예를 들면 식초나 매실장아찌 등의 신맛의 주성분인 구연산(citric acid)은 피로회복에 뛰어난 것으로 알려져 있다. 또한 기피식품에는 살균작용을 하는 것이 많다. 고추냉이의 매운맛 성분인 아릴 이소티오시아네이트(allyl isothiocyanate)는 간에 발암물질이 들어왔을 때 이를 몸 밖으로 배출하는 해독 효소를 활성화시키는 힘이 있다.

게다가 양념이나 고명으로 쓰여서 요리의 맛을 두드러지게 하고 식욕을 돋우는 것도 바로 이들 기피식품이다. 풍미가 독특한 만큼 한 번 맛보면 쉽게 빠지고 말아, '극상의 매운맛'을 즐기는 미식가들도 많다고 한다. 그러나 한 가지 주의해야 할 것은 기피식품의 과잉 섭취는 위장 등에 부담을 준다는 사실이다. 또한 지나치게 섭취하면 그 반동으로 인해 교감신경이 우위 상태가 되는 경우도 있다. 그러므로 기피식품은 소량을 적절하게 사용하는 것이 원칙이다.

●●● '기피식품' 알아보기

	주요 식품과 특징	효능
신맛 식품	식초, 매실장아찌, 레몬이나 유자 등의 감귤류, 묵은 장아찌 등이 있다. 신맛의 성분은 구연산, 사과산, 유산, 초산 등이다. 식욕을 자극하고 소화액의 분비를 촉진한다.	요리에 신맛이 더해지면 다소 싱거워도 맛있게 느껴지기 때문에 염분의 양을 줄일 수 있다. 매실장아찌는 예로부터 위장의 불쾌감이나 식욕부진에 쓰여 왔다. 초산을 함유한 식초는 고혈압을 예방하는 데도 효과적이다.
쓴맛 식품	여주, 피망, 차조기, 강황 등이 있다. 쓴맛의 대부분은 식물이 동물에게 먹히지 않기 위해 만들어 내는 것으로, 자신을 지키기 위한 성분이라고 한다.	소량의 쓴맛은 식욕을 돋우고 내장의 활동을 활발하게 한다. 이 밖에도 식중독 예방(차조기), 활성산소를 억제하는 항산화 작용(여주), 건위 효과와 간 기능 개선 효과(강황) 등이 있다.
매운맛 식품	파, 생강, 고추냉이, 무순, 겨자, 후추, 산초, 고추 등이 있다. 매운맛의 얼얼한 느낌은 미각이 아니라 매운맛 성분이 자극하는 통증인 통각이다.	소량의 매운맛은 식욕을 자극하므로 예부터 양념이나 고명으로 쓰여 왔다. 톡 쏘며 코의 점막을 자극하는 휘발 성분이 있는 것은 냄새를 제거하는 역할도 한다. 또한 신진대사를 왕성하게 하고 발한작용을 촉진하며 혈행을 좋게 하는 등의 효과가 있다.

Q 식품 이외의 배설반사에는 어떤 것이 있나요?

A 재채기는 세균이나 꽃가루 등의 이물질이나 추위에 대한 배설반사이고 구역질은 심신이 불쾌하게 느끼는 것을 토해 내려 하기 때문에 일어나는 배설반사입니다. 먼지나 연기가 날 때 눈물이 나오는 것도 불쾌한 것을 내보내려는 것 역시 배설반사의 하나지요.

Q 스트레스는 배설반사와 관계가 있나요?

A 스트레스라고 하는 불쾌한 상태로부터 벗어나고자 배설반사가 작용하는 경우도 있습니다. 예를 들어 과민성대장증후군은 스트레스로부터 벗어나기 위해 부교감신경 반사인 배설을 무리하게 자극해서 나타나는 것이지요.

Q 배설반사를 이용한 치료법은 무엇이 있나요?

A 따끔하게 아픈 침이나 쓴맛 나는 한약은 배설반사를 이용한 치료법이라고 볼 수 있습니다. 부교감신경을 자극함으로써 혈행을 촉진하고 증상을 완화시키려는 것이지요.

Q '웃음'도 배설반사라고 하는데 사실인가요?

A '웃음'은 싫은 일을 모면하기 위해 인간이 몸에 익혀 온 행위로 보기도 합니다. 생리학적으로 말하자면 원치 않는 일로 자율신경의 교감신경이 우위를 차지했을 때 웃음으로써 부교감신경을 우위 상태로 만드는 것이지요.

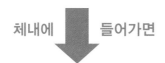

인간의 신체가 '꺼리고 싫어하는' 것
몸이 불쾌하게 느낀다 = 신맛, 쓴맛, 매운맛, 떫은맛

체내에 들어가면

" 빨리 몸 밖으로 내보내야지."
배설반사가 일어난다

위장의 활동이 활발해진다

부교감신경이 우위 상태가 된다

신체의 긴장이 이완되어 안정 상태가 된다
림프구가 증가한다

기피식품

기피식품은 신맛, 쓴맛, 매운맛의 세 가지로 대표되며 주로 어른들이 즐겨 찾는 성숙한 맛이다. 적당히 먹으면 몸에 적절한 자극을 줄 수 있다. 기피식품 중에는 주방에 늘 갖춰 두고 사용하는 식재료가 많기 때문에 일상적으로 먹는 요리에 한 스푼 뿌리거나 끼얹어서 조금씩만 곁들여도 좋다.

요리의 맛을 살려 주는 상쾌한 산미는 식욕을 자극해서 소화액의 분비를 촉진한다. 또한 신맛을 더하면 조금 모자란 듯 심심한 맛도 맛있게 마무리된다.

쓴맛이 강한 산채나 채소 등의 떫은맛은 미량의 미네랄이나 탄닌 성분이다. 소량의 쓴맛은 식욕을 돋우고 내장의 활동을 활발하게 하는 작용을 한다.

매운맛 성분에는 식욕을 증진시키고 신진대사를 활발하게 하며 발한작용을 촉진하는 작용이 있다. 고추뿐만 아니라 고추냉이나 겨자 등은 고명이나 양념으로 우리 식탁과도 오래 전부터 친숙한 기피식품이다.

신맛 식품

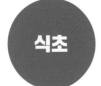

식초

곡물이나 과일에 초산균을 넣어 발효시킨 양조 식초와, 초산을 희석한 후 조미하여 제조하거나 양조 식초를 더해 만드는 합성 식초가 있다. 합성 식초에 비해 산미와 향이 부드러운 양조 식초가 식용으로 적합하다. 식초는 초무침이나 샐러드 외에도 기름기가 많거나 짠맛이 강한 요리에 조금 넣어 먹어도 좋다.

쌀 식초

쌀을 주 재료로 한 곡물로 만든 식초다. 부드러우면서도 감칠맛과 깊은 맛이 난다.

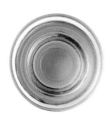

현미 식초

현미만을 원료로 해서 만든 양조 식초다. 쌀 식초보다 향이 더 강하고 맛이 깊다.

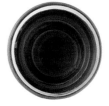

흑초

쌀 식초를 장기간 숙성시킨 것이다. 쌀 식초의 약 10~20배의 아미노산을 함유한다.

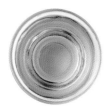

사과 식초

사과 과즙으로 만든 과실 식초다. 과일 향이 나며 맛이 깔끔하다.

와인 식초

와인이나 포도 과즙으로 만든 과실 식초다. 레드와인 식초는 약간 떫은맛이 나는 데 비해 화이트와인 식초는 특유의 맛이 거의 없는 편이다.

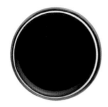

발사믹 식초

와인 식초의 하나로 장기간 통에서 숙성시켜 만드는 이탈리아의 암갈색 식초다.

몰트 식초

맥아를 사용한 곡물 식초의 하나로 향이 부드러우면서 깊은 맛이 난다.

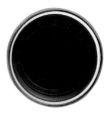

감귤류 과즙

레몬이나 유자처럼 신맛 나는 감귤류의 과즙도 효과가 있다. 생것을 즙을 내서 사용하기 번거롭다면 오른쪽 사진과 같은 시판 제품을 이용하면 편리하다.

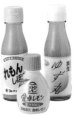

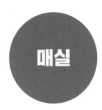

매실

덜 익은 매실과 씨 속에는 독성분이 들어 있어 먹을 수 없지만, 가공품은 예로부터 건강식품으로 애용되어 왔다. 매실의 신맛은 구연산이 주성분이다. 매실은 위 점막 증강 효과나 피로회복 효과 외에도 살균작용이 있어 식중독을 예방하는 데도 효과적이다.

매실장아찌

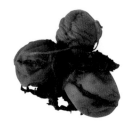

매실을 소금에 절인 후에 햇볕에 말린 다음 다시 염장했던 통에 넣어 숙성시킨 것이다. 붉게 물든 것은 소금에 절일 때 붉은 차조기를 함께 넣었기 때문이다. 생각만 해도 침이 고일 만큼 신맛이 강하다.

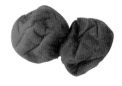

● 알이 크고 껍질이 얇으며 과육이 부드러운 매실로 만든 장아찌.

매실절임

매실을 소금에 절인 것이다. 말리지 않았기 때문에 씹으면 잘 끊어지고 식감이 파삭파삭하다.

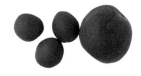

● 알이 작은 품종으로 만들거나, 알이 크면서 염분이나 산미가 약하게 담근 것이 있다.

매실육

매실장아찌의 과육을 페이스트 상태로 만든 것으로 시판되는 것은 조미되어 있다.

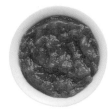

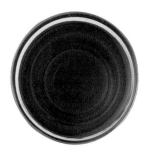

매실초

매실장아찌를 담그면서 소금절임 할 때 매실에서 우러난 과즙이다. 매실의 향기가 풍부하며 개운하고 깔끔한 신맛이 난다. 매실초에는 이미 염분이 들어 있으므로 사용할 때 다시 염분을 더할 필요가 없다.

쓴맛 식품

차조기 푸른 차조기와 붉은 차조기가 있다. 향기 성분에 방부작용이 있어 식중독을 예방하는 데도 도움이 된다.

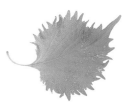

여주 특유의 쓴맛은 모모르데신이라는 성분 때문이다. 여주는 쓴맛이 매우 강하지만 조리 전에 손질해 두면 쓴맛을 누그러뜨릴 수 있다. 비타민C의 함유량도 많다.

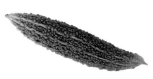

강황 (타메릭) 착색력이 강한 강황은 카레의 가장 기본이 되는 원료다. 강한 살균력을 가지고 있으며 간 기능을 높여서 소화를 돕는다.

●● 완벽 조리를 위한 길잡이

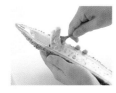

여주 손질하기
여주의 씨와 그 주변의 하얀 부분은 쓴맛이 너무 강해 먹기 힘들다. 먼저 여주를 반으로 가른 다음 숟가락 등으로 그 부분을 깨끗하게 파낸다. 그런 다음 껍질을 벗기지 않고 얇게 썰어 조리한다. 기름을 사용해서 조리하거나 가볍게 데치거나 소금으로 문지르면 쓴맛이 조금 줄어들어 먹기가 수월하다.

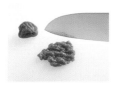

매실육 만들기
매실을 요리에 사용할 때는 매실장아찌의 씨를 뺀 다음 과육을 칼로 다져서 으깬다. 이것을 고운 체로 걸러 내면 더 부드럽게 만들 수 있다. 매실육에 조미술이나 간장을 넣어 묽기를 조절하면 다른 재료와 잘 어우러져 쉽게 버무릴 수 있다. 이때 조미술은 끓여서 알코올 성분을 날린 뒤에 사용한다.

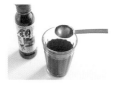

흑초 마시기
오랫동안 숙성시켜 만든 흑초는 다른 양조 식초에 비해 맛이 부드러운 편이지만, 그 상태 그대로 마시기는 쉽지 않다. 이때는 4~5배의 물로 희석한 다음 꿀과 같은 단맛을 첨가해서 마시는 것이 좋다.

매운맛 식품

파의 종류

특유의 매운맛과 독특한 냄새를 내는 이오우 화합물의 유화아릴류(알리신 등)가 부교감 신경을 자극한다. 예부터 파 종류는 잠을 불러서 불면을 해소한다고 했는데 그 이유가 바로 이 성분의 작용 때문이다. 또한 파에는 체온을 높여서 혈액순환을 좋게 하는 효능도 있다. 만약 '기피반응'을 기대한다면 소량을 생으로 먹는 것이 좋다. 유화아릴류는 가열하면 휘발해서 매운맛을 잃게 된다. 또한 물로 빠져나가기 때문에 생으로 먹을 때도 너무 오래 씻거나 담가 두지 않도록 한다.

양파

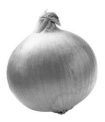

매운 양파는 말 그대로 매운맛이 강하고, 이에 비해 단 양파는 매운맛이 부드러운 편이다. 양파를 썰 때 눈물이 나는 것은 '기피반응'을 일으키는 매운맛 성분 때문이다.

에샬레트

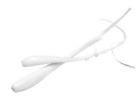

락교를 생으로 맛있게 먹을 수 있도록 연백재배(軟白栽培)한 것이다. 향미 채소인 에샬로트(echalote)와는 다른 종류다.

대파(줄기파)

대파를 썰었을 때 톡 쏘는 매운맛 성분이 바로 알리신(allicin)이다. 매운맛을 살리려면 양념이나 고명으로 쓰는 것이 좋다. 낫토나 메밀국수에도 이용한다.

잎파

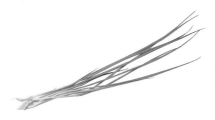

매운맛과 향이 모두 적당해서 송송 썰거나 다져서 생으로 듬뿍 사용할 수 있다. 실파, 골파, 쪽파 등이 있다.

마늘

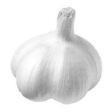

자르거나 다져서 세포가 파괴되면 효소가 작용해서 특유의 냄새인 알리신이 생성된다. 알리신은 자극성이 매우 강한 성분이므로 너무 많이 섭취하지 않도록 주의한다.

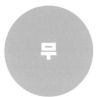

무

끝이 뾰족한 뿌리 쪽이 매운맛이 더 강하다. 여름 무는 꽤 매운 편이지만 가을무는 매운맛이 덜하다. 무를 갈 때 강판에 대고 밀어붙이듯이 직선으로 갈면 매운맛이 더 강해진다.

매운 무

일본에서 재배되는 무의 재배품종 중 하나다. 15cm 정도로 크기가 작고 단단하며 매운맛이 강하다. 강판에 갈아 메밀국수의 고명으로 쓴다.

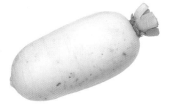

무순

무의 어린싹을 수확한 것이다. 적당하게 알싸한 매운맛이 난다.

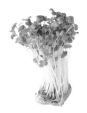

생강

생강의 매운맛은 진저론(zingerone)과 쇼가올(shogaol) 성분 때문이다. 이 성분은 가열해도 대부분 보존된다. 생강에는 위를 튼튼하게 하고 구역질을 멈추게 하며 몸을 따뜻하게 하는 효능이 있어 한방약재로도 쓰인다. 요리에 양념이나 고명으로 사용하는 것 외에도 강판에 갈아서 홍차에 넣어 차로 마시면 손쉽게 섭취할 수 있다.

고추냉이

고추냉이는 그냥 깨물어도 맵지 않지만 강판에 갈면 강하고 톡 쏘는 자극적인 매운맛을 발휘한다. 매운맛의 주성분이 바로 세포 속에 들어 있기 때문이다. 될 수 있는 대로 세포가 파괴되도록 곱게 가는 것이 좋다.

고추냉이 뿌리

고추냉이의 뿌리줄기를 강판에 갈아 사용하는데 잎이나 줄기에도 매운맛 성분이 있다.

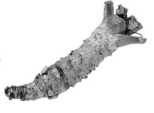

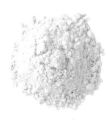

분말 고추냉이

가루로 된 고추냉이의 주원료는 서양고추냉이라고 하는 홀스래디시(horsradish)다. 고추냉이 뿌리와 매운맛 성분은 동일하다.

겨자

십자화과 식물의 종자를 건조시킨 것으로 씨앗 그대로 또는 가루로 만들어 사용한다. 휘발성이 있는 매운맛 성분으로 인해 코를 콕 찌르면서 빠져나가는 듯한 날카로운 느낌의 매운맛을 느낄 수 있다.

일본겨자

매운맛이 강해서 예부터 연겨자로 사용되어 왔다. 페이스트 형태로 튜브에 담겨 있거나 분말로 된 것도 있다.

머스터드

겨잣가루를 와인이나 식초에 개서 향신료나 단맛을 더해 페이스트 형태로 만든 것이 프렌치 머스터드다. 씨를 껍질째 거칠게 빻아서 만든 머스터드에는 겨자씨가 통째로 들어 있는 것도 있다.

고추

매운맛 성분인 캅사이신(capsaicin)은 마치 혀가 타는 듯한 강렬한 매운맛을 낸다. '기피식품'의 효과를 목적으로 이용하는 경우에는 고명으로 쓰는 정도의 소량을 사용하는 것이 좋다. 지나치게 섭취하면 오히려 역효과가 날 수 있다.

붉은 고추

붉은 고추에는 다양한 품종이 있다. 사진은 몸통이 가늘고 매운 타입의 고추다. 고춧가루나 칠미가루로 이용된다.

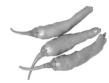

꽈리고추

고추의 변이종으로 단맛이 있지만 가끔 아주 매운 것도 있다.

고추가 들어 있는 조미료

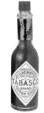

● 칠리페퍼 소스

갈아 으깬 고추와 소금을 숙성시켜 식초를 섞어 만든 조미료다.

● 유자 후추

일본 규슈 지방의 특산품이다. 파란 고추와 유자의 껍질, 소금을 함께 갈아서 만든 향신료다.

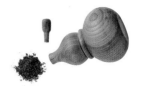

● **칠미가루**

향신료의 일종으로 고추를 기본으로 생강, 차조기 열매, 산초, 진피, 깨, 마 열매
를 섞어 가루로 만든 것이다.

후추
검은 후추에 비해 흰 후추가 매운맛이 덜한 편이다. 후추는 한방에서 위를 튼튼하게 하
는 건위약으로 처방되기도 하며 위가 약하거나 소화불량 등에도 효과가 있다. 후추의 매
운맛 성분은 피페린(piperine) 등인데 이것이 부교감신경을 자극한다.

흰 후추

붉게 익은 열매를 따서 껍질을 벗겨 내고 핵만 남겨 말린 것이다.

검은 후추

색이 들기 직전의 완전히 익지 않은 초록색 열매를 따서 햇볕에 말린 것이다.

●● **완벽 조리를 위한 길잡이**

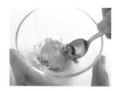

겨잣가루 개기

겨자는 미지근한 물로 개서 잠시 두어 매운맛이 생기도록 한 다음 사용
한다. 겨잣가루를 종지와 같은 작은 그릇에 담아 40℃ 정도의 미지근한
물이나 상온의 물을 넣고 잘 개어 준다. 되직해지면 그릇째 접시에 엎어
놓고 5~10분 정도 두면 적당한 매운맛이 나오게 된다.

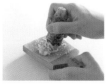

고추냉이 뿌리 갈기

고추냉이 뿌리는 눈이 고운 강판을 이용해서 시계 방향으로 갈면 매운
맛이 살아난다. 매운맛이 강한 줄기 쪽부터 가는 것이 요령이다. 시간이
지나면 매운맛이 날아가 버리기 때문에 먹기 직전에 가는 것이 좋다.

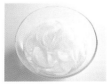

양파 물에 담그기

양파의 매운맛 성분은 물에 용출되는 성질이 있다. 따라서 양파를 썰어
서 물에 담글 때는 2~3분 정도 담가 매운맛을 적당히 남겨 두고 사용한
다. 단 양파의 경우는 부드럽고 자극적인 냄새도 적기 때문에 물에 담가
두지 않고도 먹을 수 있다.

식초

배설반사뿐만 아니라 피로회복 등 다양한 효능을 자랑하는 식초를 활용한 레시피를 마련해 보았다. 흑초나 발사믹 식초와 같은 숙성된 식초는 산미 외에 식단에 맛과 풍미를 더한다.

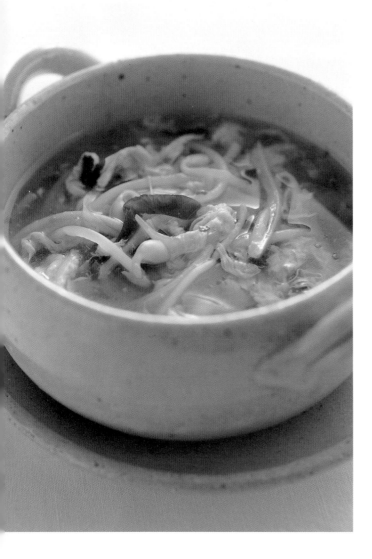

신라탕

매콤하고 새콤한 스프가 특징인 중화요리의 대표 메뉴다. 따끈한 국물을 후루룩 마시면 혈액순환이 좋아져 몸에 온기가 느껴진다.

재료(2인분)

콩나물 ¼봉지(50g), 대파 ⅓대, 검은 목이버섯 큰 것 2장, 달걀 ½개, 고형 닭육수 ¾개, 쌀 식초 1큰술, 녹말가루 1작은술, 스프 양념(잘게 썬 마른 고추 또는 고추기름·소금·후추 조금)

이렇게 만드세요

❶ 콩나물은 뿌리를 떼서 손질해 둔다. 검은 목이버섯은 물에 불린 다음 밑동을 잘라 내고 가늘게 썬다. 대파는 채 썬다.

❷ 냄비에 물 1½컵(분량 외)을 끓이다가 고형 닭육수를 손으로 부수어 넣는다. 여기에 콩나물과 검은 목이버섯, 대파를 넣고 한소끔 끓여서 익힌다.

❸ 스프 양념 재료로 간을 한 다음 물녹말(녹말가루를 2배의 물에 푼 것)을 넣어 농도를 맞춘다. 달걀을 풀어 넣고 불을 끈 다음 쌀 식초를 넣는다.

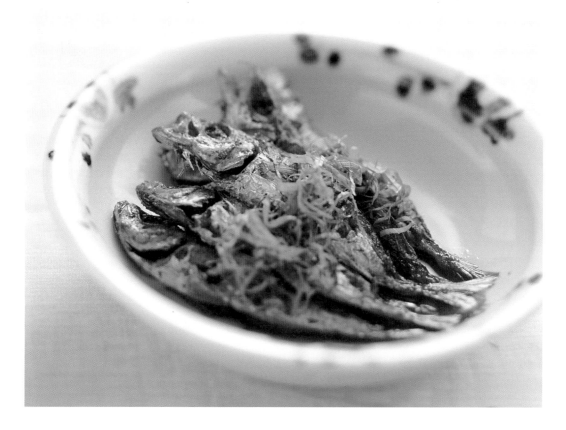

전갱이 흑초 조림

흑초를 넣어 조린 전갱이는 부드러워서 머리까지 통째로 먹을 수 있다.

재료(2인분)

작은 전갱이 6마리, 푸른 차조기(가늘게 채 썬 것) 조금, 조림장(물 ½컵, 다시마 3×3cm, 흑초 ⅓컵, 설탕 ½큰술), 튀김용 기름 적당량

이렇게 만드세요

❶ 전갱이는 가시처럼 생긴 비늘을 도려내고 아가미와 내장을 제거한다. 물로 깨끗이 씻은 다음 물기를 말끔히 닦아 낸다.

❷ 튀김용 기름을 170~180℃로 달구어서 손질한 전갱이를 넣어 튀긴다. 몇 번 뒤집어 주면서 바삭하게 튀겨 낸 다음 기름기를 뺀다.

❸ 냄비에 조림장 재료를 끓이다가 튀겨 낸 전갱이를 나란히 넣는다. 누름뚜껑을 덮어 중간 불에서 15~16분간 전갱이가 부드러워질 때까지 조린다.

❹ 다 조려지면 그릇에 담고 위에 푸른 차조기 채 썬 것을 얹어 낸다.

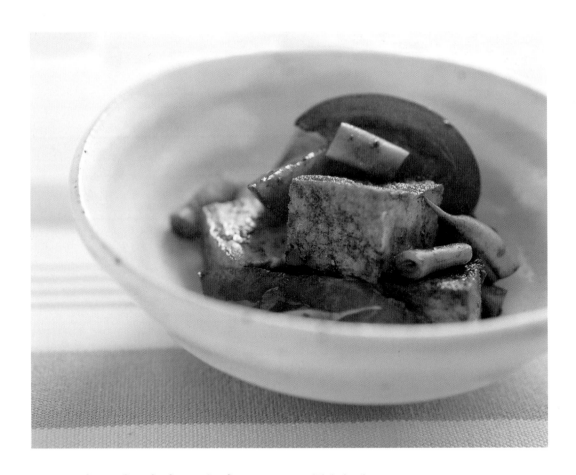

토마토와 튀김두부의
발사믹 식초 샐러드

발사믹 식초가 내는 신선한 맛을 즐긴다.

재료(2인분)

토마토 작은 것 1개(100g), 튀김두부 ½장, 꼬투리강
낭콩 3개, 발사믹 식초 ¼컵, 소금·후추 조금씩

이렇게 만드세요

❶ 발사믹 식초는 작은 냄비에 넣어 걸쭉하게
조린다.

❷ 토마토는 한 입 크기로 썬다. 튀김두부는 뜨
거운 물을 끼얹어서 기름기를 뺀 다음 한 입
크기로 자른다.

❸ 꼬투리강낭콩은 끓는 물에 소금을 넣고 데
쳐 낸 다음 1~2cm 폭으로 썬다.

❹ 조려 낸 발사믹 식초로 토마토와 튀김두부,
꼬투리강낭콩을 버무린 다음 소금, 후추로
간을 맞춘다.

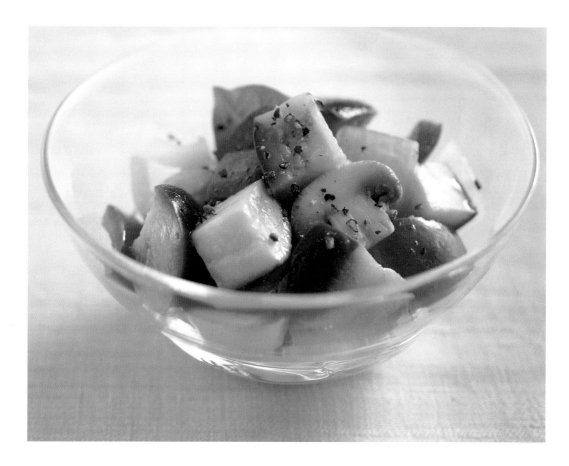

와인 비네거 마리네이드

충분한 양을 만들어 두면 맛깔스런 밑반찬이 된다.

재료(2인분)

양송이버섯 6개, 쥬키니호박 1개, 가지 1개, 빨강 파프리카 ½개, 양파 ¼개(50g), 드레싱(다진 마늘 1쪽 분량, 화이트와인 비네거 ½컵, 소금 ½작은술, 월계수 잎 1장, 타임 조금, 굵은 후추 조금), 올리브오일 2큰술

❶ 양송이버섯은 길이 방향으로 반으로 자른다. 가지와 쥬키니호박은 길이 방향으로 번갈아 가며 껍질을 벗기고 4등분해서 1cm 폭으로 썬다. 빨강 파프리카와 양파는 사방 1cm 크기로 썬다.

❷ 드레싱 재료를 고루 섞는다. 팬에 올리브오일을 두르고 ❶의 재료를 볶는다. 다 익었으면 드레싱에 넣고 식을 때까지 재워서 맛이 배도록 한다. 냉장고에서 1주일 정도 보존할 수 있다.

**매실
장아찌**

입 끝이 아릴 만큼 강한 신맛 속에 뛰어난 효능이 숨어 있는 매실장아찌.
부드럽게 으깨서 조리하면 다른 식재료와 잘 어우러져 맛있게 먹을 수 있다.

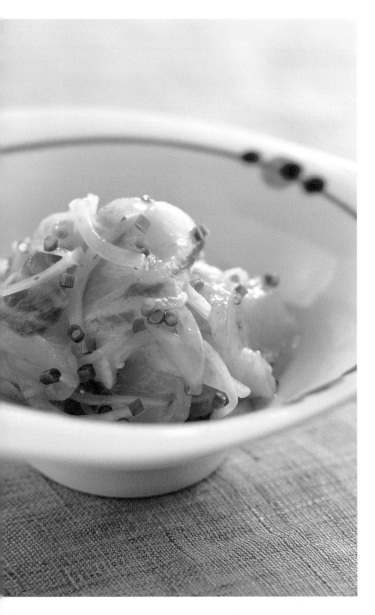

흰 살 생선과
양파 매실육 무침

맛이 담백한 흰 살 생선이라면 굳이 도미가
아니어도 괜찮다. 매실육으로 물든 엷은
분홍색이 화사하다.

재료(2인분)

도미(횟감으로 자른 덩어리) 80g, 양파 ½개
(100g), 매실장아찌 큰 것 1개, 무침장(조미
술 ½작은술, 식초 ½작은술, 참기름 ½작은
술), 골파(송송 썬 것) 조금

이렇게 만드세요

❶ 도미는 살을 저며 썬다.

❷ 양파는 길이 방향으로 얄팍하게 썰
어 10분 정도 물에 담근 다음 물기
를 짠다.

❸ 매실장아찌는 씨를 제거하고 칼로
다져서 으깬 다음 무침장 재료와
섞는다.

❹ 썰어 놓은 도미살과 양파를 ❸으로
고루 버무린 다음 골파 썬 것을 뿌
려 준다.

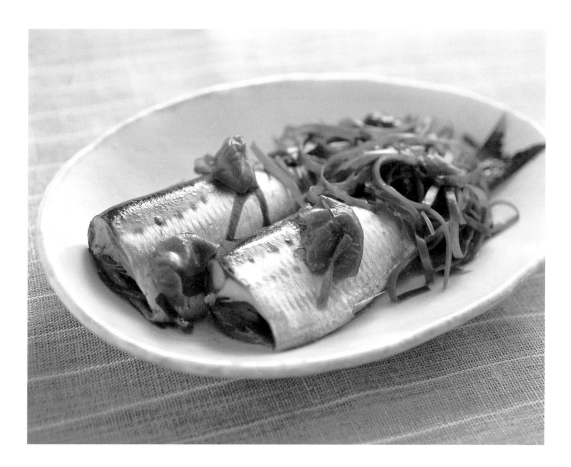

정어리 매실 조림

매실장아찌가 등 푸른 생선 특유의 비린 맛을 줄여
주어 뒷맛이 깔끔하다.

재료(2인분)

정어리 큰 것 2마리, 다시마채(생것) 50g, 매실장아찌
2개, 조림장(간장 1큰술, 조미술 1큰술)

이렇게 만드세요

❶ 정어리는 머리를 잘라 내고 내장을 제거한
다음 깨끗이 씻어 물기를 닦아 낸다.

❷ 다시마채는 먹기 좋은 크기로 잘라 놓는다.

❸ 냄비에 조림장 재료와 물 1컵(분량 외)을 붓고
끓인다. 여기에 매실장아찌를 찢어 넣은 다
음 손질한 정어리를 넣는다. 누름뚜껑을 덮
어 중간 불에서 15분간 조린 후에 다시마채
를 넣고 조림 국물을 끼얹어 가면서 4~5분
간 더 조려 준다.

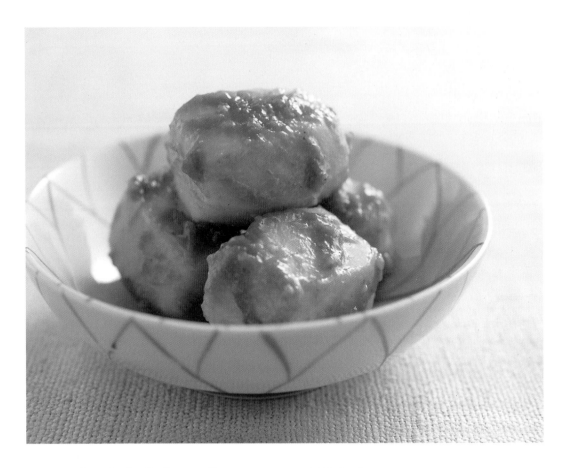

토란 매실된장 무침

토란은 자르지 말고 통째로 버무린다. 새콤달콤한 묘한 맛에 아이들도 반긴다.

재료(2인분)

토란 6개(300g), 매실장아찌 큰 것 1개, 무침장(미소된장 1큰술, 설탕 1큰술, 조미술 1작은술)

이렇게 만드세요

① 토란은 모양을 살려 가며 껍질을 벗긴 다음 넉넉한 양의 소금(분량 외)으로 문지른다. 표면에 미끈거리는 점액이 나오면 물로 씻어 낸다. 찬물에 넣고 가열해서 부드러워질 때까지 익힌 다음 물기를 뺀다.

② 매실장아찌는 씨를 제거하고 칼로 다져서 으깬다. 이것을 절구에 넣고 무침장 재료와 함께 갈아 가며 섞어 준다.

③ 삶은 토란을 ②로 버무린다.

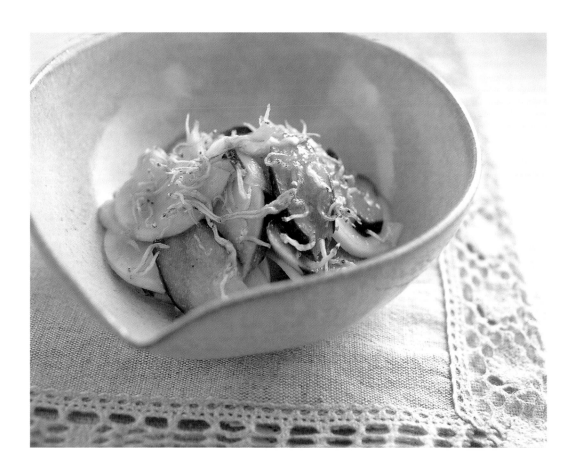

매실 드레싱 샐러드

아삭하게 씹히는 느낌이 즐거운 순무와 오이로 만든
즉석절임 샐러드다.

재료(2인분)

순무 1개(80g), 오이 1개, 매실장아찌 큰 것 1개, 잔멸
치 5g, 드레싱(식초 1큰술, 샐러드용 오일 1큰술, 설탕 1
작은술, 소금·후추 조금씩)

이렇게 만드세요

❶ 순무는 줄기를 1~2cm 남기고 잘라 낸 다음
    얄팍하게 반달 모양으로 썬다.

❷ 오이는 길이 방향으로 번갈아 가며 껍질을
    벗긴 다음 얄팍하게 어슷썰기 한다.

❸ 순무와 오이를 소금물(물 1컵에 소금 1작은술)에
    나긋하게 절인 다음 물기를 짠다.

❹ 잔멸치는 체에 담아 뜨거운 물을 끼얹어서
    소금기를 뺀 다음 팬에 바삭하게 볶는다.

❺ 매실장아찌는 씨를 제거하고 칼로 다져서 으
    깬 다음 드레싱 재료와 섞는다.

❻ 절여 놓은 순무와 오이를 ❺로 버무린 다음
    그릇에 담고 위에 볶은 잔멸치를 뿌려 낸다.

생강

예부터 한방에서 생약으로 쓰여 왔던 생강은
그 독특한 향과 매운맛으로 요리의 양념이나 고명에 없어서는 안 되는 식재료다.

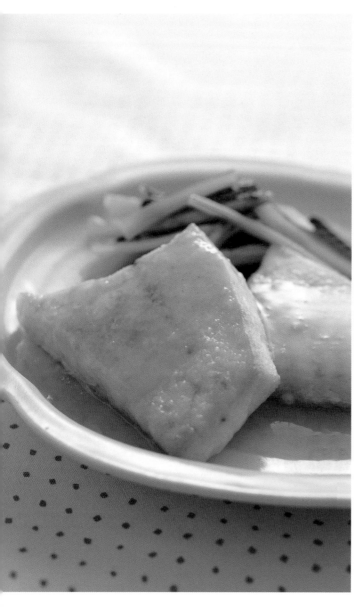

생강 소스
청새치 구이

기름에 구운 청새치에 생강을 넣은 소스를
얹었다. 맛도 살리고 '기피식품' 효과로 건
강도 지킨다.

재료(2인분)

청새치 2토막, 고마츠나 ⅓단(100g), 다진
생강 1작은술, 밀가루(박력분) 적당량, 소
금·후추 조금씩, 소스(맛국물 ½컵, 설탕 ½
작은술, 간장 ⅓작은술, 소금 조금), 녹말가
루 ⅔작은술, 식용유 1큰술

이렇게 만드세요

❶ 청새치는 한 토막을 반으로 자른
   다. 소금, 후추를 뿌리고 밀가루를
   얇게 입힌 다음 팬에 식용유 ½큰
   술을 두르고 노릇하게 지져 낸다.

❷ 고마츠나는 3~4cm 길이로 잘라
   팬에 식용유 ½큰술을 두르고 살짝
   볶아 낸 다음 소금과 후추로 간을
   한다.

❸ 냄비에 소스 재료를 넣고 끓이다가
   물녹말(녹말가루를 2배의 물에 푼 것)로
   농도를 맞춘다. 불을 끈 다음 다진
   생강을 넣는다.

❹ 지져 낸 청새치를 그릇에 담고 ❸
   의 생강 소스를 끼얹은 다음 볶은
   고마츠나를 곁들인다.

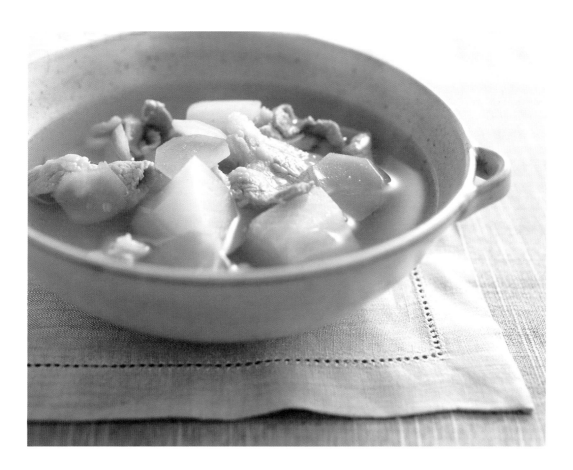

무와 돼지고기 생강 스프

후루룩 마시면 몸의 중심에서부터 온기가 느껴진다.
얄팍하게 저며 넣은 생강은 함께 먹어도 좋다.

재료(2인분)

무 150g, 돼지고기 등심(얇게 썬 것) 100g, 고형 닭육
수 ½개, 생강(얇게 저민 것) 20g, 간장 ⅓작은술, 소금
조금

이렇게 만드세요

1 무는 삼각 모양이 되도록 각을 돌려 가며 작
게 썬다.

2 돼지고기는 3~4cm 길이로 썬다.

3 냄비에 물 2컵(분량 외)을 붓고 고형 닭육수를
손으로 부수어 넣은 다음 가열한다. 끓기 시
작하면 돼지고기를 넣고 위에 뜨는 거품을
걷어 낸다. 여기에 무와 생강을 넣어 무가 부
드러워질 때까지 중간 불에서 끓인다.

4 간장과 소금으로 간을 맞춘다.

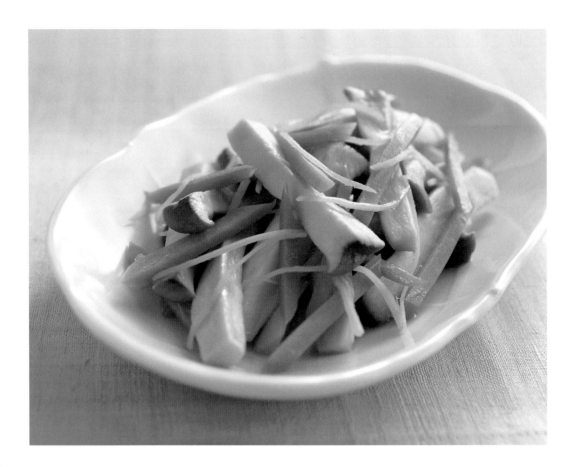

새송이버섯과
당근 생강채 볶음

곱게 채 썬 생강이 요리의 맛을 깊고 뚜렷하게 만든다.

재료(2인분)

새송이버섯 6개(200g), 당근 ⅓개(50g), 생강 20g, 볶
음장(청주 1큰술, 간장 ½작은술, 소금 조금), 식용유 ½
큰술

이렇게 만드세요

❶ 새송이버섯은 길이 방향으로 7~8mm 폭으
로 썬다. 당근은 가늘게 썰고 생강은 곱게
채 썬다.

❷ 팬에 식용유를 두르고 채 썬 생강을 볶는다.
향이 나기 시작하면 당근과 새송이버섯을
넣고 볶다가 기름이 돌면 볶음장 재료를 넣
는다. 물기를 날려 가며 볶아서 맛이 배도록
한다.

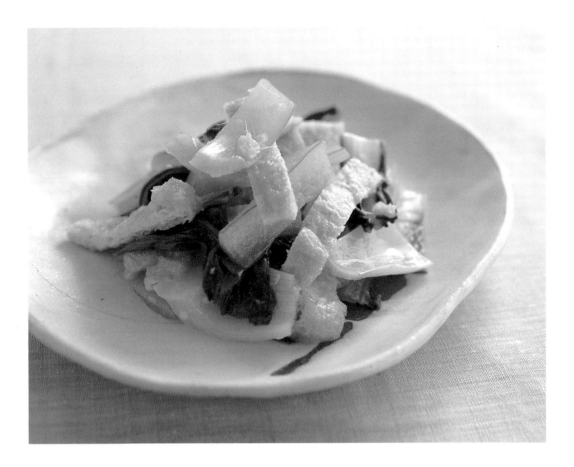

청경채와
유부 생강초 무침

풋내나는 푸른 채소를 다진 생강이 들어간 단촛물로
버무려서 상큼하고 깔끔한 맛을 내었다.

재료(2인분)

청경채 1단(150g), 유부 1장, 무침장(식초 2큰술, 설탕
½큰술, 다진 생강 ½작은술, 소금 ¼작은술)

❶ 끓는 물에 소금을 조금(분량 외) 넣고 청경채
를 뿌리 부분이 아래로 가도록 세워 넣는다.
뿌리 부분을 1분간 데친 다음 눕혀서 1분
더 데쳐 낸다. 찬물에 헹구어 물기를 짜고
3~4cm 길이로 썬다.

❷ 유부는 체에 담아 끓는 물을 끼얹어서 기름
기를 빼고 가늘게 썰어 물기를 짠다.

❸ 무침장 재료를 잘 섞은 다음 썰어 놓은 청경
채와 유부를 버무린다.

고추 냉이

일본이 원산지인 향신료 고추냉이(와사비).
'톡' 쏘고 '징'하게 울리는 자극적인 향과 매운맛은 생선회의 고명 외에도 다양한 요리에서 활약한다.

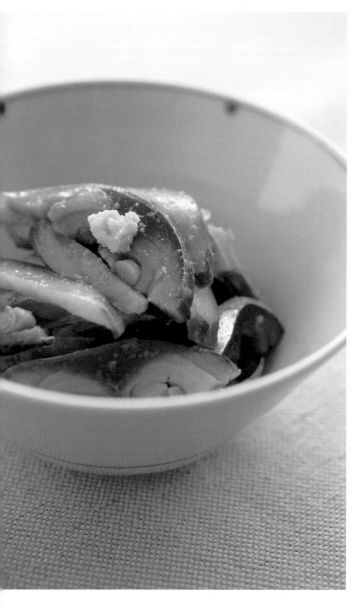

고등어 초절임과 오이 고추냉이 무침

술안주로도 그만이다. 입맛에 따라 고추 냉이를 따로 곁들여도 좋다.

재료(2인분)

고등어 초절임* ½장(50g), 오이 1개, 무침 장(고추냉이 1작은술, 간장 ½큰술)

이렇게 만드세요

❶ 고등어 초절임은 가늘게 썬다.

❷ 오이는 껍질을 번갈아 가며 벗겨 내고 길이 방향으로 반으로 가른 다음 얄팍하게 어슷썰기 한다. 소 금물(물 1컵에 소금 1작은술)에 나긋 하게 절인 다음 물기를 짠다.

❸ 무침장 재료를 고루 섞은 다음 썰어 놓은 고등어와 오이를 버무 린다.

* 고등어를 세 장 뜨기 해서 소금에 절인 후 소금 을 제거하고 다시 식 에 절인 것으로 회나 밥 재 료로 이용된다.

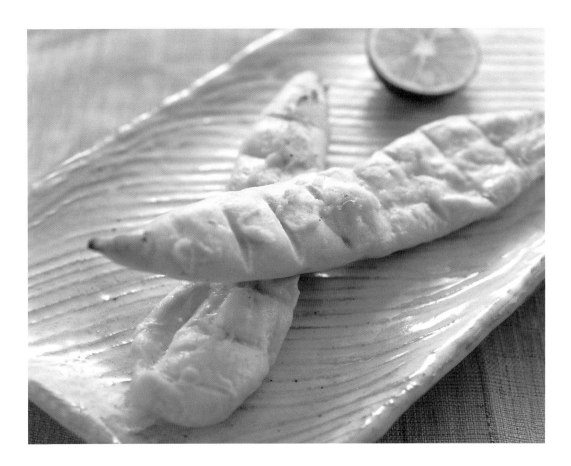

닭가슴살 고추냉이 구이

고추냉이의 톡 쏘는 강렬한 자극은 가열하면 부드러
워져서 매운맛도 적당해진다.

재료(2인분)

닭가슴살(힘줄이 없는 것) 4개, 청주 ½큰술, 소금 조
금, 고추냉이 1~2작은술, 카보스 1개

이렇게 만드세요

❶ 닭가슴살은 청주와 소금으로 밑간해 둔다.

❷ 그릴을 달군 다음 밑간한 닭가슴살을 올려
4~5분간 굽는다. 거의 다 익었으면 닭가슴
살을 뒤집어서 윗면에 고추냉이를 바르고
다시 1~2분간 굽는다.

❸ 그릇에 담고 카보스를 반으로 잘라 곁들
인다.

겨자·고추

겨자와 고추는 세계 여러 나라에서 널리 쓰이는 향신료다.
겨자는 조미료와 섞어 연겨자로 사용하고 고추는 말리거나 생것 그대로 요리에 쓴다.

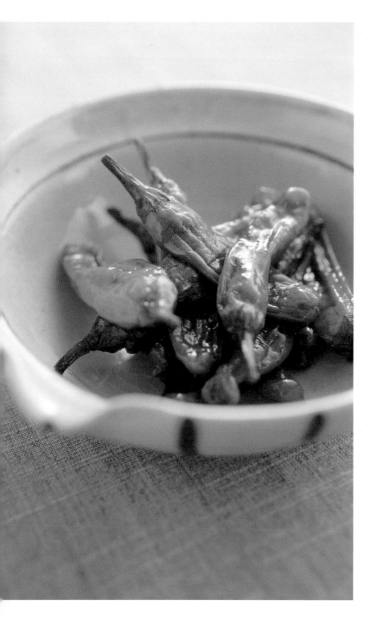

꽈리고추 조림

고추의 한 종류인 꽈리고추는 씨에 매운
맛이 있다.

재료(2인분)

꽈리고추 1팩(100g), 조림장(맛국물 ½
컵, 간장 2작은술, 설탕 1작은술), 참기름
½큰술

이렇게 만드세요

❶ 꽈리고추는 길이 방향으로 짧게
칼집을 한 번 넣어 준다.

❷ 냄비에 참기름을 달구어 꽈리고
추를 볶는다. 꽈리고추에 기름이
돌아 색이 선명해지면 조림장 재
료를 넣는다.

❸ 중간에 몇 번 뒤적여 주면서 물기
가 없어지고 꽈리고추가 나른하
게 익을 때까지 볶는다.

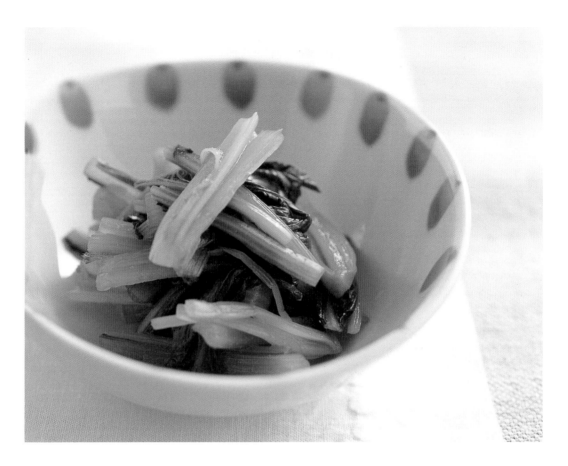

고마츠나 겨자 무침

겨자는 겨자라는 식물의 씨로 만든 향신료다. 그 맵싸한 맛이 무침 요리의 맛을 강조한다.

재료(2인분)

고마츠나 ½단(150g), 연겨자 ½~1작은술, 무침
장(맛국물 1큰술, 간장 2작은술)

이렇게 만드세요

1. 고마츠나는 끓는 물에 소금을 넣고 데친
   다. 찬물에 담가 재빨리 식혀서 물기를 짠
   다음 3cm 길이로 자른다.

2. 무침장 재료와 연겨자를 잘 섞어 먹기 직
   전에 고마츠나를 버무린다.

마늘

강렬한 냄새 때문에 멀리했던 마늘. 그 마늘이 최근 건강식품으로 인기가 높다.
특히 혈액을 맑게 해 주는 효능이 주목을 받고 있다.

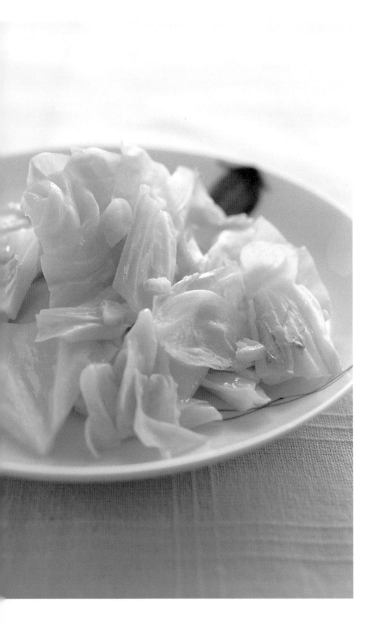

양배추 마늘 볶음

마늘을 먼저 기름에 넣고 나서 팬을 가열
하면 탈 염려 없이 특유의 풍미를 살릴 수
있다.

재료(2인분)

양배추 2장(150g), 마늘 1쪽, 소금 조금,
식용유 ½큰술

이렇게 만드세요

❶ 양배추는 큼직하게 썬다.

❷ 마늘은 으깨서 굵게 다진다.

❸ 팬에 다진 마늘과 식용유를 넣고
가열한다. 마늘의 향이 나기 시작
하면 불을 강하게 한 다음 양배추
를 넣어 볶는다.

❹ 양배추에 기름이 돌면 소금을 뿌
리고 더운물 2큰술(분량 외)을 넣어
물기를 날려 가며 볶아 준다.

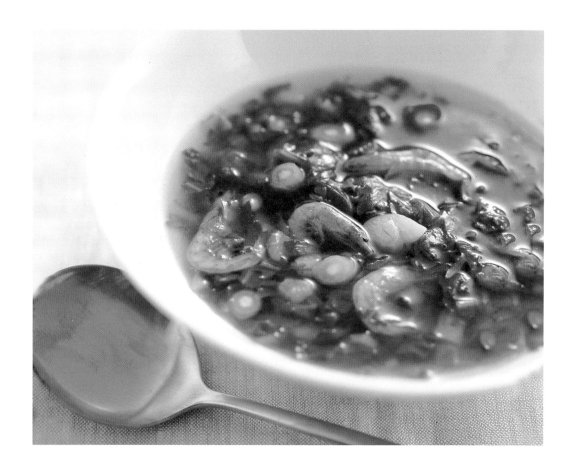

쑥갓과
사쿠라새우 마늘 스프

향이 강한 재료들이 모여 기운을 북돋아 준다. 나른
할 때 먹으면 좋다.

재료(2인분)

쑥갓 ½단(100g), 마늘 1쪽, 사쿠라새우 5g, 고형 닭
육수 ½개, 청주 1큰술, 소금·후추 조금씩, 식용유
½큰술

이렇게 만드세요

❶ 쑥갓은 줄기 쪽부터 4~5mm 폭으로 썰다
가 잎 부분은 1cm 폭으로 썬다.

❷ 마늘은 으깨서 굵게 다진다.

❸ 냄비에 식용유, 다진 마늘, 사쿠라새우를
넣고 중간 불에서 볶는다. 향이 나기 시작
하면 썰어 놓은 쑥갓을 넣고 볶아 준다.

❹ 재료가 익으면 더운물 1½컵(분량 외)을 붓고
고형 닭육수를 손으로 부수어 넣는다. 여기
에 청주를 넣은 다음 끓어오르면 소금, 후
추로 간을 맞춘다.

파·양파

파와 양파의 강렬한 냄새와 매운맛 성분인 알리신은
우리 건강에 유익하고 다양한 약효를 지닌 것으로 알려져 있다.

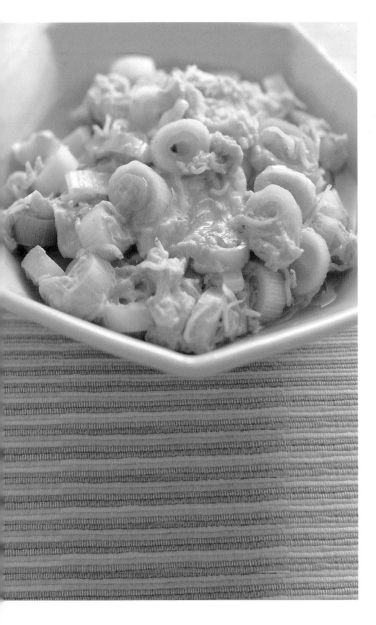

파 달걀찜

짧은 시간에 간단한 조리법으로 만들어도
대파의 단맛을 충분히 느낄 수 있다.

재료(2인분)

대파 1대, 반건조 잔멸치 20g, 달걀 1개,
조림장(맛국물 ¾컵, 조미술 ½큰술, 간장
1작은술, 소금 조금), 고명(기호에 따라 산초
가루나 산초열매조림 등) 적당량

이렇게 만드세요

❶ 대파는 3~4mm 폭으로 송송 썬다.

❷ 반건조 잔멸치는 체에 담아 뜨거
운 물을 끼얹는다.

❸ 냄비에 조림장 재료를 넣고 끓이다
가 대파와 반건조 잔멸치를 넣는
다. 2~3분간 끓여서 파가 익으면
달걀 푼 물을 흘려 넣는다.

❹ 원하는 농도로 익힌 다음 그릇에
담아 고명을 뿌린다.

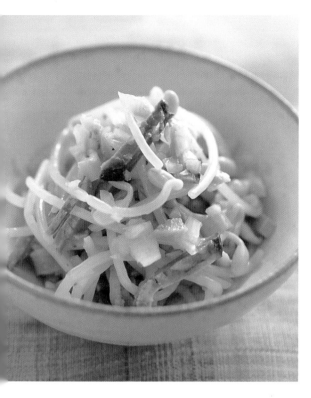

구운 돼지고기와
콩나물 파 무침

콩나물은 꼬리를 떼서 조리하면 다른 재료와 잘 어우러져 입에 닿는 느낌이 좋아진다.

재료(2인분)

대파 10cm, 구운 돼지고기* 50g, 콩나물 ½봉지 (100g), 무침장(참기름 1작은술, 소금·후추 조금씩)

이렇게 만드세요

① 대파는 다지고 구운 돼지고기는 가늘게 썬다.

② 콩나물은 꼬리를 떼서 끓는 물에 살짝 데친 다음 체에 밭쳐 식힌다.

③ 대파와 구운 돼지고기, 콩나물을 한데 섞어 무침장 재료로 버무린다.

＊ 돼지고기 덩어리에 밑간을 해서 오븐에서 굽거나 기름에 튀겨서 표면을 익힌 다음 간장, 설탕, 생강, 청주 등을 넣은 조림 국물에 조려 내서 만들기도 한다.

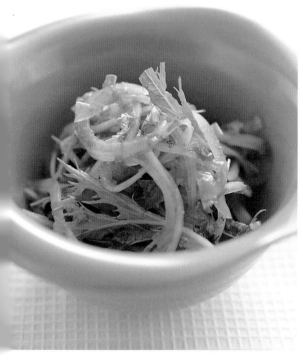

양파 가다랑어포 무침

혈액을 맑고 깨끗하게 만들어 주는 양파를 간편하게 즐긴다.

재료(2인분)

양파 ½개(100g), 경수채 20g, 가다랑어포 5g, 간장 ½큰술

이렇게 만드세요

① 양파는 길이 방향으로 얄팍하게 썰어 찬물에 8~10분간 담근 후에 물기를 짠다.

② 경수채는 3~4cm 길이로 잘라 찬물에 5~6 분간 담근 후에 물기를 짠다.

③ 양파와 경수채를 한데 섞어 가다랑어포와 간장으로 버무린다.

무

민간요법에도 자주 등장하는 무.
특유의 알싸한 매운맛은 뿌리 쪽이 더 강하고 가을 무보다 여름철 무가 더 맵다.

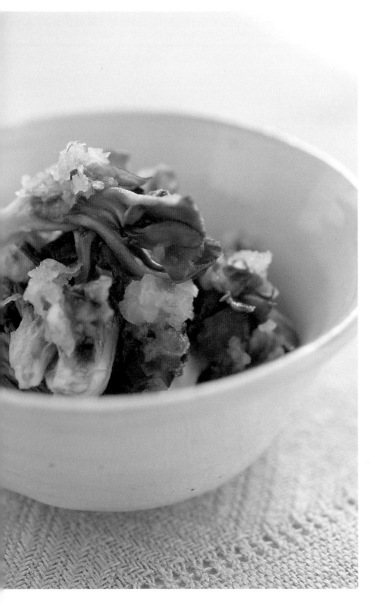

잎새버섯과
미역 단초무침

무의 매운맛 성분은 산화되기 쉽기 때문에
다른 재료에 버무리기 직전 강판에 가는 것
이 좋다.

재료(2인분)

잎새버섯 1팩(100g), 마른미역 2g, 무
150g, 단촛물(식초 2½큰술, 설탕 ½큰술, 소
금 ¼작은술)

이렇게 만드세요

❶ 잎새버섯은 밑동을 잘라 낸 다음
석쇠에 올려 굽는다. 익으면 가닥을
나눈다.

❷ 마른미역은 물에 담가 불린 다음 물
기를 짜고, 먹기 좋은 크기로 썬다.

❸ 무는 강판에 갈아 체에 밭쳐서 물
기를 뺀다.

❹ 단촛물 재료를 고루 섞어 설탕과
소금을 잘 녹인다.

❺ 갈아 놓은 무를 볼에 담아 ❹의 단
촛물을 조금씩 부어서 맛이 스며들
게 한 다음 잎새버섯과 미역을 넣
고 버무린다.

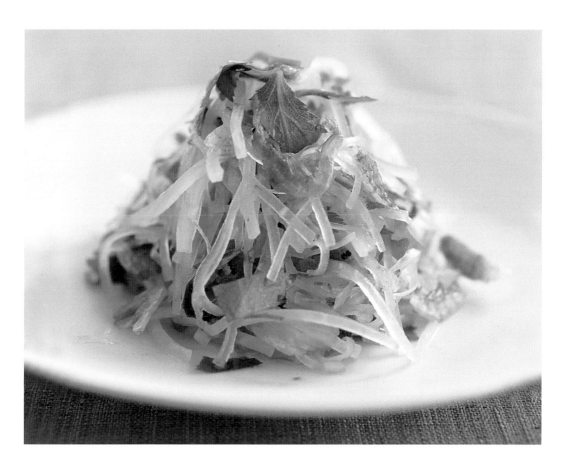

무채 샐러드

무의 매운맛이 새콤한 드레싱 덕에 덩달아 산뜻하고
깔끔해졌다. 여기에 사쿠라새우의 고소한 맛이 악센
트 역할을 한다.

재료(2인분)

무 150g, 파드득나물 20g, 사쿠라새우 10g, 드레싱
(식초 2큰술, 참기름 ½큰술, 소금·후추 조금씩)

이렇게 만드세요

❶ 무는 채 썰고 파드득나물은 잘게 썬다. 두
　가지를 함께 찬물에 5~6분간 담근 다음 물
　기를 꼭 짠다.

❷ 사쿠라새우는 달군 팬에 기름 없이 바삭하
　게 볶아 낸다.

❸ 무채와 파드득나물, 볶은 사쿠라새우를 한
　데 넣고 드레싱 재료를 섞어 버무린다.

**여주·
푸른 차조기**

특유의 강한 쓴맛을 내는 여주도, 독특한 향을 가진 푸른 차조기도
우리 신체가 기피반응을 나타내는 채소다.

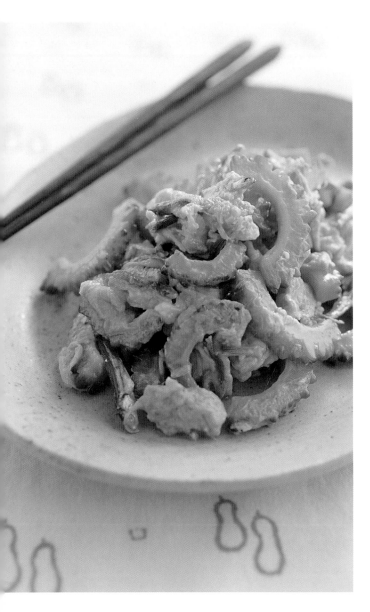

여주와 잔멸치 볶음

여주는 기름으로 볶으면 강한 쓴맛이 누그
러진다. 여기에 짭짤하고 감칠맛 나는 멸치
가 맛을 더한다.

재료(2인분)

여주 ½개(100g), 멸치 10g, 달걀 1개, 간장
½큰술, 소금 조금, 식용유 1큰술

이렇게 만드세요

❶ 여주는 길이 방향으로 반으로 갈라
순가락으로 씨와 속을 파낸 다음
끝에서부터 4~5mm 폭으로 썬다.

❷ 팬에 기름을 두르고 멸치를 볶아
서 바삭해지면 손질한 여주를 넣
어 볶아 준다. 재료에 기름이 돌면
간장과 소금, 더운물 2큰술(분량 외)
을 넣어 물기를 날려 가며 볶아서
익힌다.

❸ 달걀을 풀어 넣고 가볍게 볶아서
섞어 준다.

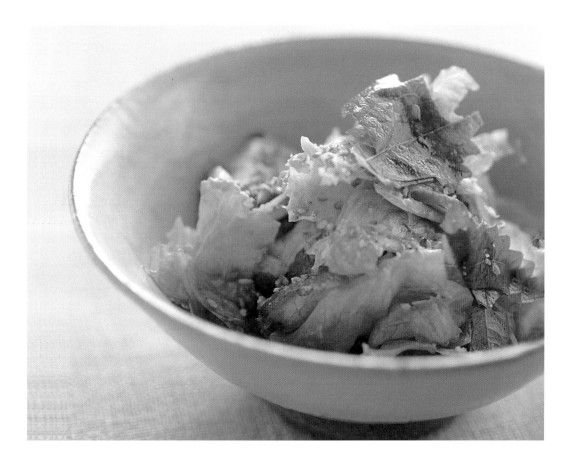

양상추와
푸른 차조기 샐러드

채소를 손으로 뜯어 깨간장으로 버무리기만 하면
완성되는 산뜻한 맛이 여름철에 잘 어울린다.

재료(2인분)

양상추 ¼개(120g), 푸른 차조기 5장, 간장 ½큰술, 참
기름 1작은술, 흰깨 간 것 1큰술

이렇게 만드세요

① 양상추와 푸른 차조기는 손으로 한 입 크기
로 뜯어 놓는다.

② ①을 볼에 담아 간장과 참기름을 넣고 손으
로 조물조물 버무린다. 재료에 양념이 배서
나른해지면 흰깨 간 것을 넣어 준다.

면역력과 밀접한 관계를 갖고 있는
'체온을 높이는 식품'을 챙겨 먹는다

만약 체온이 36℃ 이하라면 주의가 필요하다. 자율신경의 균형이 무너져서 혈행이 정체되기 쉬우며 면역력이 떨어졌을 가능성이 크기 때문이다. 체온은 건강 상태를 재는 척도다. 목욕이나 몸을 따뜻하게 하는 식사를 통해 체온을 높이자.

체온이 높은 사람은 면역력도 높다

우리 체내에서는 끊임없이 효소가 작용하고 이를 통해 생명활동이 유지되고 있다. 이 효소가 활발하게 기능하기 위한 최적 상태는 체내 온도 37.2℃(겨드랑이 온도 36.5℃ 전후)이다. 이 37.2℃를 유지하기 위해 체온을 제어하는 것이 바로 자율신경이다. 자율신경의 균형이 무너지면 체온의 제어가 제대로 이루어지지 않는다. 이로 인해 혈액 순환이 잘 안되어 우리 몸 구석구석까지 혈액이 도달하기 어려워진다. 결국 36℃ 이하의 저체온이 되고 만다.

요컨대 체온이 36℃ 이하인 경우는 효소의 작용도 면역력도 혈액순환도 악화되어 있다는 증거다. 면역력이 떨어졌기 때문에 질병이 쉽게 낫지 않고, 질병을 고치기 위해 약을 계속 복용하면 이로 인해 체온이 더욱 떨어지는 악순환에 빠질 수 있다. 실제로 암, 교원병, 아토피, 요통 등의 질병을 겪고 있는 사람 중 대다수가 체온이 낮은 편이다.

몸을 따뜻하게 하는 생활 습관을 갖는다

만약 체온이 낮은 편이라면 자율신경의 균형을 무너뜨리는 원인을 해소하고 이와 함께 체온을 높이는 생활습관을 갖도록 애써야 한다. 목욕이나 적당한 운동은 몸을 따뜻하게 한다. 물론 식사도 중요하다. 무더운 여름 날 더위를 좀 식히려고 찬 음식을 먹거나 마시는 것은 특별히 문제 되지 않지만 그것이 습관이 되어 버리면 큰일이다. 찬 음식은 우리 몸도 차게 만든다. 몸이 차가워지면 교감신경이 자극을 받아 혈관이 수축 되므로 체온이 더 떨어진다.

체온을 높이려면 차가운 음식을 피하고 소화관의 활동을 활발하게 해서 혈액순환

●● **당신은 어느 쪽인가요?**

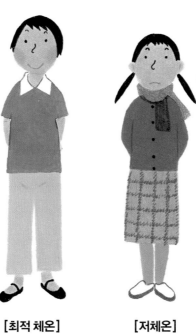

그다지 추위를
타지 않는다.
여름에는
맨발로 지내도
아무렇지 않다.

혹시
냉증이 아닐까?
일 년 내내
'춥다, 추워!'를
호소하는
타입이 많다.

[최적 체온]
36.5℃ 전후

[저체온]
36.0℃ 이하

을 촉진하는 식이섬유 등을 섭취한다. 채소가 듬뿍 들어간 전골 요리
나 따끈한 찜 요리 등을 먹으면 몸에 훈기가 돌 것이다. 몸이 따
뜻해지면 면역력도 높아져서 전신의 활력이 강화된다.

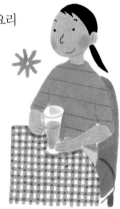

음료수에 얼음을 넣어 마시는 습관이 있다면 반드시 고치도록 한다. 음료수 자체도
되도록 차게 하지 말고 맛이 잘 느껴지는 미지근한 정도의 온도(상온)로 해서 마시는
것이 좋다.

●● 아보 도오루식 체온 면역학 Q&A
- -

평상시 겨드랑이 체온이 36℃ 이하면 저체온이고 37℃ 이상은 발열 상태다.
체온은 36.5℃ 전후가 면역력에 있어서는 최적 상태다.

Q '냉증'이란 어떤 상태를 말하는 것인가요?

A 자율신경의 균형이 무너진 혈행 불량 상태를 말합니다. 말초까지 혈액과 산소와 영양이 도
달하지 못하기 때문에 면역력도 저하됩니다. 그래서 신체의 불쾌 증상을 일으키는 원인이
되지요.

Q 저혈압인 사람은 아침에 약하다고 하는데 왜 그런가요?

A 체온이 36℃에 미치지 못하는 저혈압인 사람은 체내의 생명활동이 충분이 이루어지지 못
하기 때문에 아침에 쉽게 일어나지 못한답니다.

Q 약제가 몸을 차게 만든다고 하는데 사실인가요?

A 소염진통제, 스테로이드제, 수면제, 항불안제, 혈압강하제 등의 약제는 몸을 차게 만들기
때문에 꼭 사용해야 하는 경우라면 필요한 최소한의 양으로 제한하는 것이 좋습니다.

Q 냉증이 여성에게 많은 이유는 무엇인가요?

A 발열은 근육이 담당하고 있기 때문에 근육이 적은 여성은 몸이 쉽게 차질 수 있습니다. 그래
서 여성은 몸을 차게 하지 않도록 특히 신경을 써야 한답니다.

몸을 따뜻하게 하고 냉기를 없애는

한방의 식양생법을 배운다

동양의학에서도 '냉증은 만병의 근원'으로 보고 있다. 신체를 건강하게 유지하려면 역시 몸을 따뜻하게 하는 것이 중요하다. 왜 몸이 따뜻해지면 신체의 면역력이 높아지는 것일까? 중의사로 활약하고 있는 미이 도시코 선생에게 물어보았다.

몸을 따뜻하게 하고 건강을 지키는 '기'의 힘

동양의학에서도 혈액의 순환은 매우 중요한 의미를 지닌다. 혈액의 흐름이 원활하면 체온을 적절하게 유지해서 전신으로 에너지를 보낼 수 있기 때문이다. 다만 서양의학과 다른 점은 그 작용의 원동력을 '기(氣)'라는 개념으로 해석한다는 점이다.

기는 혈액을 순환시키고 바이러스나 균의 침입을 막으며 몸을 따뜻하게 해서 체온을 유지한다. 즉 몸이 차다는 것은 기의 작용이 약해져 있다는 증거다. 기의 작용이 약해지면 혈액순환이 나빠지고 면역력도 저하되어 질병에 걸리기 쉬워진다.

몸의 냉기가 면역력을 떨어트린다

우리 몸속에는 음(陰)과 양(陽)의 두 종류의 기가 있는데 그 양자가 균형을 이루면서 신체를 건강하게 지키고 있다. 그런데 과로나 수면 부족, 정신적 스트레스로 인해 기의 흐름이 정체되거나 음의 기가 강해지면 몸이 차가워지고 면역기능이 저하된다. 옷을 얇게 입거나 냉방과 같은 외부로부터의 냉기도 양의 기를 빼앗지만, 가장 좋지 않은 것은 다름 아닌 찬 음식으로 신체를 내부에서부터 차게 만든다. 결과적으로 소화기계 전체의 기능이 저하되어 필요한 영양소를 충분히 섭취할 수 없게 될 뿐만 아니라, 비장이

나 췌장과 같은 면역기관도 약해진다.

몸을 따뜻하게 하는 식품으로 면역력을 높인다

몸을 따뜻하게 해서 면역력을 높이려면 우리 몸을 따뜻하게 하는 식품을 섭취해야 한다. 오른쪽의 표에 나타낸 것처럼 식품에는 오성(五性)이라는 다섯 가지 성질이 있다. 그중 '한(寒)'과 '양(凉)'은 음성이고, 특히 '한(寒)'은 몸을 차게 하는 작용이 강한 식품이다. '온(溫)'과 '열(熱)'은 양성인데, 특히 '열(熱)'은 몸을 따뜻하게 하는 작용이 강한 식품이다. '평(平)'은 음과 양 어느 쪽에도 영향을 주지 않는 식품이다. 그러나 '평(平)'이라도 장어처럼 기를 보하는 성질이 있는 식품은 기운이 나게 하기 때문에 '온(溫)'에 가까운 효과가 있다고 할 수 있다.

생선은 기본적으로 음의 성질을 가지므로 생선회로 해서 먹으면 몸을 차게 만들지만, 양의 성질이 강한 고명을 곁들여 먹거나 가열해서 조리하면 몸을 차게 만드는 성질을 누그러뜨릴 수가 있다. 식재료의 지혜로운 선택과 합리적인 조리법을 통해 우리 몸을 냉기로부터 보호하도록 하자.

"체질 개선의 열쇠는 바로 음식에 있습니다.
'건강한 식사'가 '건강한 신체'를 만듭니다."

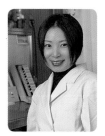

미이 도시코(三位敏子) 상하이 중의약대학 도쿄 교육센터 소장
상하이 중의약대학 의학부를 졸업한 뒤 중국 상하이 시립 중의병원 내과에 근무했다. 1991년 일본으로 건너가 도쿄 대학 대학원 의학부계 연구생을 거쳐 2001년에 상하이 중의약대학 부속 해외시설인 '치요다(千代田) 한방클리닉' 부원장 겸 사무장에 취임했다. 서양의학적인 관점을 가진 중의사로 폭넓게 활동하고 있다.

●● 한방에서 말하는 몸을 따뜻하게 하는 식재료

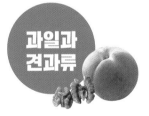

과일과 견과류

- 매실
- 복숭아
- 버찌
- 석류
- 리치
- 코코넛
- 밤
- 호두

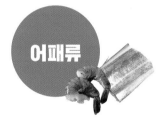

어패류

- 새우
- 갈치
- 붕어
- 갑오징어
- 해파리
- 해삼

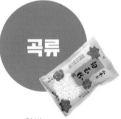

곡류

- 찹쌀
- 찹쌀가루(백옥분)
- 오트밀
- 보리

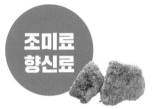

조미료 향신료

- 흑설탕
- 식초
- 고추
- 후추
- 화초(중국 산초)
- 계피
- 팔각
- 정향
- 회향

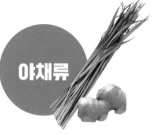

야채류

- 마늘
- 생강
- 파
- 락교
- 부추
- 차조기
- 양하
- 당근
- 순무
- 유채

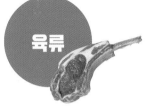

육류

- 양고기
- 쇠고기
- 사슴고기

●● 식품의 음양과 오성

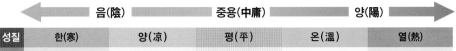

음(陰) ← 　　　　중용(中庸)　　　　 → 양(陽)

성질	한(寒)	양(凉)	평(平)	온(溫)	열(熱)
주요 식재료	메밀, 게, 재첩, 다시마, 톳, 가지, 토마토, 여주, 오이, 고사리, 동아, 메론, 바나나, 감, 배	밀, 시금치, 셀러리, 수박, 민트, 우유, 두부, 흰설탕	멥쌀, 대두, 깨, 돼지고기, 닭고기, 달걀, 전복, 농어, 장어, 미꾸라지, 대합, 마른 김, 당근, 토란, 참마, 옥수수, 양배추, 표고버섯, 맛버섯, 딸기, 사과, 대추, 벌꿀	찹쌀, 찹쌀가루, 양고기, 쇠고기, 새우, 갈치, 부추, 마늘, 생강, 락교, 파, 차조기, 양하, 매실, 복숭아, 석류, 호두, 밤, 흑설탕, 식초	고추, 겨자, 후추, 계피, 화초(중국 산초)

중의학에서 말하는 '온'과 '열'의 성질을 가진 식재료를 이용해서 식단을 꾸며 보았다.
평소에 냉증으로 고생하는 사람은 물론이고 몸이 차가울 때 꼭 한 번 시도해 보기 바란다.

★ 표시가 있는 재료는 몸을 따뜻하게 하는 '온성'과 '열성'을 지닌 식재료다.

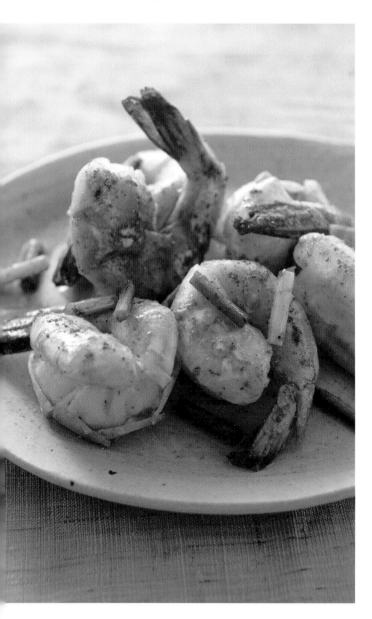

새우 산초 볶음

새우는 조리 전에 밑간해 둔다. 산초와 마늘종을 함께 볶아 향이 풍부하다.

재료(2인분)

새우(고려새우)★ 큰 것 8마리(300g), 마늘종★ 2줄기, 새우 밑간(청주 ½큰술, 소금 조금), 녹말가루 1작은술, 볶음장(청주 2큰술, 산초가루★ ¼작은술, 소금 조금), 간장 1작은술, 식용유 ½큰술

이렇게 만드세요

❶ 새우는 다리를 떼고 등 쪽에 칼집을 넣어 내장을 빼낸다.

❷ 손질한 새우에 청주와 소금으로 밑간한 다음 녹말가루를 묻혀 둔다.

❸ 마늘종은 2cm 폭으로 자른다.

❸ 팬에 식용유를 두르고 ❷를 볶는다. 새우의 색이 변하면 마늘종과 볶음장 재료를 넣는다. 물기가 없어질 때까지 볶다가 마지막에 간장을 둘러 잘 버무린다.

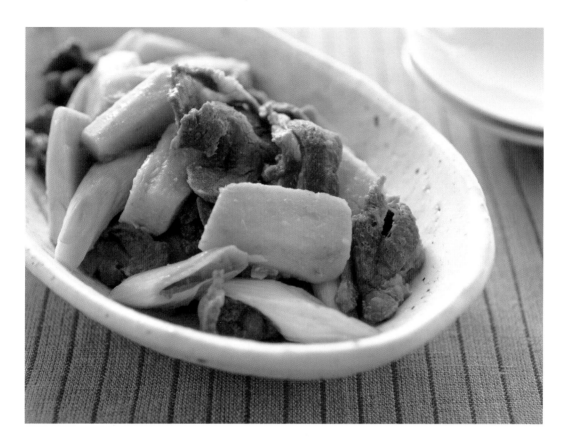

중화풍 계피 풍미의
양고기와 참마 조림

양고기는 몸을 따뜻하게 해 주는 대표적인 식재료다. 생강간장과 계피가 양고기 특유의 냄새를 없애 준다.

재료(2인분)

양고기(얇게 썬 것)★ 200g, 참마 150g, 대파★ 1대, 마늘★ 1쪽, 고기 양념(다진 마늘★ 1쪽 분량, 청주 1큰술, 간장 ½큰술, 다진 생강★ 1작은술, 굴기름 1작은술, 후추 조금), 조림장(청주 2큰술, 간장 1큰술, 굴기름 ½큰술, 계피 스틱★ ½개, 후추★조금), 참기름 1큰술

이렇게 만드세요

❶ 양고기는 고기 양념 재료로 조물조물 버무려서 밑간을 한다.

❷ 참마는 껍질을 벗기고 식초를 넣은 물에 10분 정도 담가 둔다. 표면의 미끈거리는 점액 성분을 씻어 낸 다음 물기를 닦아 한 입 크기로 썬다.

❸ 대파는 1cm 폭으로 어슷하게 썰고 마늘은 으깨서 다진다.

❸ 팬에 참기름을 두르고 밑간한 양고기를 볶는다. 양고기가 익으면 조림장 재료와 더운물 1컵(분량 외)을 붓고 가열한다. 끓기 시작하면 중간 불로 줄이고 거품을 걷어 낸 다음 손질해 둔 참마와 대파, 마늘 다진 것을 넣는다. 누름뚜껑을 덮고 중간에 몇 번 뒤적여 주면서 조림 국물이 거의 없어질 때까지 20~30분간 조린다.

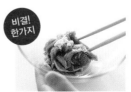

양고기는 밑간을 한다
양고기는 생강이 들어간 양념간장으로 밑간해 두면 특유의 냄새가 나지 않는다.

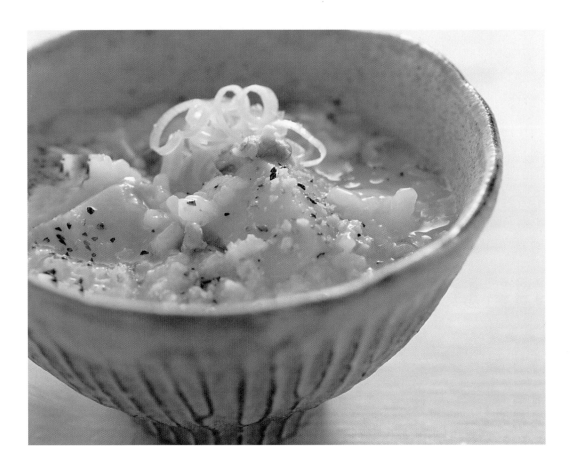

호두 토란 죽

쌀과 함께 뭉근하게 끓인 토란이 입 속에서 녹듯이
부드럽다.

재료(2인분)

쌀 2홉(1홉 = 180㎖), 토란 4개(240g), 껍질을 깐 호두
★ 20g, 대파★ 10cm, 소금 조금, 굵은 후추 조금

이렇게 만드세요

❶ 쌀을 씻어 체에 밭쳐 둔다.

❷ 토란은 껍질을 벗긴다. 대파는 송송 썬다.

❸ 냄비에 물 3½컵(분량 외)을 붓고 쌀과 토란
을 넣어 강한 불로 가열한다. 끓기 시작하면
약한 불로 줄여서 쌀이 부드러워질 때까지
40~50분간 끓인다.

❹ 호두는 절구에 넣어 굵게 빻는다.

❺ ❸에 소금으로 간을 한 다음 그릇에 담고 빻
은 호두와 대파 썬 것을 얹어 후추를 뿌려
낸다.

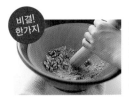

비결!
한가지

호두는 빻아서 사용한다
호두는 속의 얇은 껍질을 벗기
지 말고 절구에 넣어 빻는다.
굵게 빻거나 페이스트 형태가
되도록 곱게 갈아서 사용한다.

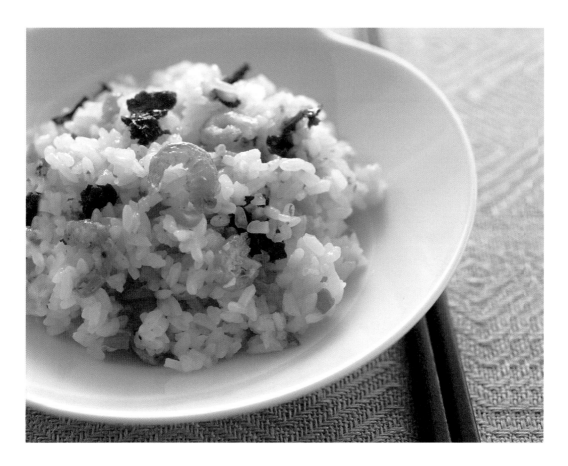

대추 찰밥

소금간만으로 대추와 당근의 단맛을 한껏 살린 소박한 볶음밥이다.

재료(2인분)

찹쌀★ 1홉(1홉 = 180㎖), 마른 대추 3개, 마른 새우★ 1큰술, 당근★ ¼개(30g), 소금 ½작은술

이렇게 만드세요

❶ 마른 대추는 따뜻한 물에 30~40분간 담가 불린다. 당근은 굵게 다진다.

❷ 마른 새우는 뜨거운 물 1큰술(분량 외)과 청주 1큰술(분량 외)을 넣어 불린다.

❸ 찹쌀을 씻어 물기를 뺀다.

❹ 전기밥솥에 찹쌀을 넣고 백미밥 분량만큼의 물을 붓고 나서 다시 물을 2큰술 덜어 낸다. 여기에 물기를 짠 대추와 당근, 소금을 넣고 마른 새우는 불린 국물째 넣어 한 번 섞어 준 다음 밥을 짓는다.

❺ 밥이 다 되면 가볍게 섞어 준다.

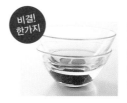

비결! 한가지

대추 불리는 법
한방 생약이기도 한 마른 대추는 따뜻한 물에 담가 불리면 속이 부드러워져서 요리에 사용하기 편하다.

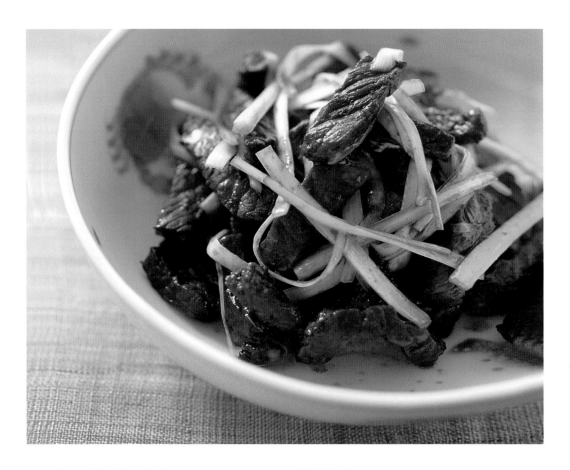

쇠고기 파 볶음

몸속에서 재빨리 에너지를 공급하는 쇠고기와 혈액
순환을 돕는 파가 만났다. 원기 부족을 느낄 때 제격
이다.

재료(2인분)

쇠고기 허벅지살★ 200g, 대파★ 1대, 볶음장(청주 2
큰술, 간장 1큰술, 설탕 ½큰술), 식용유 ½큰술

이렇게 만드세요

❶ 쇠고기는 7~8mm 두께로 썬다.

❷ 대파는 5~6cm 길이로 잘라 가늘게 썬다.

❸ 팬에 기름을 두르고 썰어 놓은 쇠고기를 볶
는다. 색이 변하면 볶음장 재료를 넣고 물기
가 없어질 때까지 볶아 준다.

❹ 파를 넣어 섞다가 파가 익으면 불을 끄고 그
릇에 담아낸다.

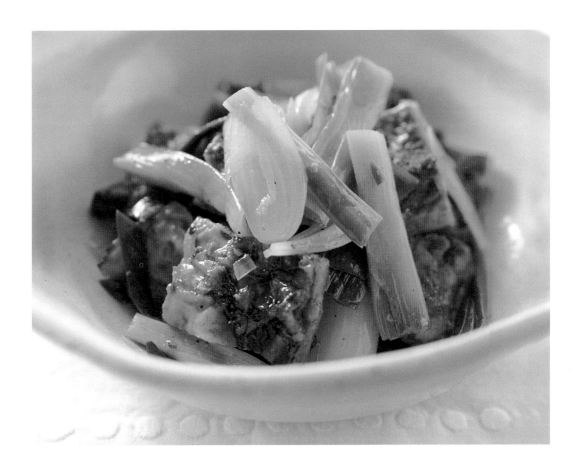

장어와 부추와 락교 무침

특유의 맛을 가진 식재료가 참기름의 풍미 속에서 한데 어우러졌다. 아삭하게 씹히는 락교의 질감이 즐겁다. 장어는 '기'를 보하는 식재료다.

재료(2인분)

장어 1마리(120g), 부추★ 1단(100g), 락교(단촛물 절임)★ 6개(40g), 무침장(참기름 ½작은술, 소금·후 추★ 조금)

이렇게 만드세요

❶ 부추는 끓는 물에 소금을 조금 넣고 데친 다. 찬물에 헹구어 식힌 다음 물기를 짜고 3cm 길이로 자른다.

❷ 장어는 한 입 크기로 썬다. 락교는 길이 방 향으로 얄팍하게 썬다.

❸ 손질한 부추와 장어, 락교를 한데 섞어 무 침장 재료로 버무린 다음 그릇에 담는다.

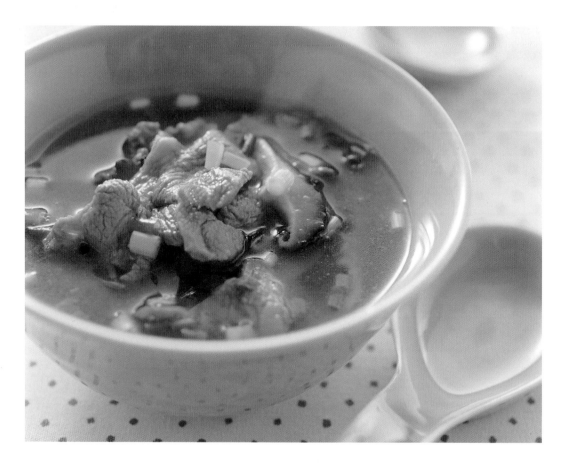

양고기와 표고버섯 스프

스프의 담백한 간장 맛이 일품이다. 말린 표고버섯
은 따뜻한 물에 설탕을 조금 넣고 담가 두면 빨리 불
어난다.

재료(2인분)

양고기(얇게 썬 것)★ 100g, 마른 표고버섯 2장, 실파
(송송 썬 것)★ 조금, 고기 양념(간장 ½큰술, 청주 ½큰
술, 다진 마늘★ ¼작은술), 고형 닭육수 ½개, 스프 양
념(간장 1작은술, 소금·후추★ 조금)

이렇게 만드세요

❶ 마른 표고버섯은 설탕을 조금(분량 외) 넣은
미지근한 물(분량 외)에 담가 둔다. 충분히 불
었으면 물기를 꼭 짜고 기둥을 떼어 낸 뒤
얄팍하게 썬다.

❷ 양고기에 양념 재료를 넣고 주물러서 밑간을
한다.

❸ 냄비에 물 2컵(분량 외)을 끓이다가 고형 닭
육수를 손으로 부수어 넣는다. 여기에 밑간
한 양고기를 넣어 익히면서 위에 뜨는 거품
을 걷어 낸다. 다시 표고버섯을 넣고 끓이다
가 스프 양념으로 간을 맞춘다. 불에서 내
린 다음 송송 썬 실파를 위에 뿌려 준다.

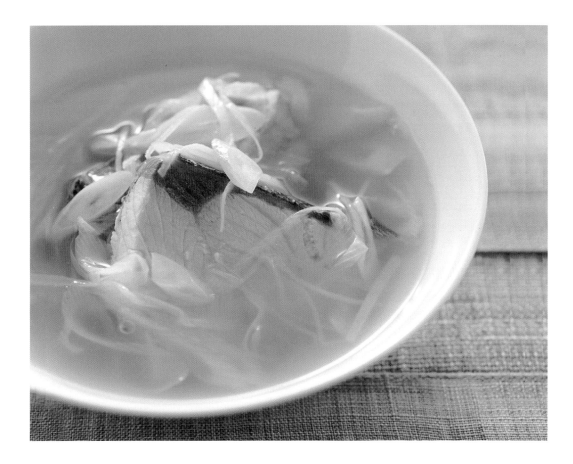

방어 맑은 국

몸을 따뜻하게 해 주는 요리에서 활약하는 파와 생강이 이번에는 방어의 비린 맛도 없애 주었다.

재료(2인분)

방어 2토막, 대파★ ½대, 생강★ 1쪽, 청주 2큰술, 간장 1작은술, 소금 조금

이렇게 만드세요

① 방어는 한 입 크기로 썰어 놓는다.

② 대파는 얄팍하게 어슷썰기 하고 생강은 곱게 채 썬다.

③ 냄비에 청주와 물 2컵(분량 외)을 넣고 끓이다가 썰어 놓은 방어를 넣어 익힌다. 위에 뜨는 거품을 걷어 내고 소금과 간장으로 간을 맞춘 다음 파와 생강을 넣어 한소끔 끓여 낸다.

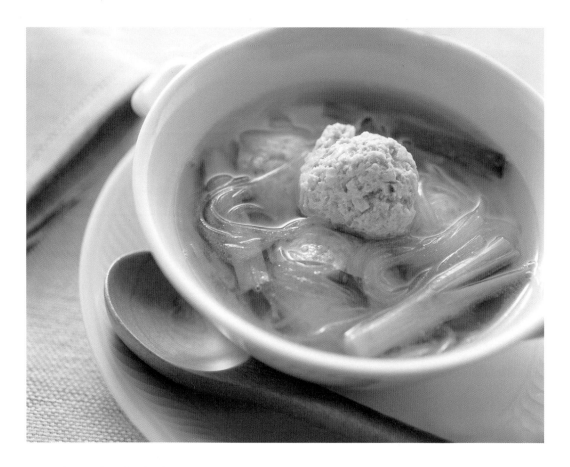

닭고기 완자와 부추 스프

건지가 푸짐해서 절로 포만감이 드는 스프. 쌀쌀
한 날 뜨끈하게 해서 마시면 후끈후끈 몸도 따뜻
해진다.

재료(2인분)

닭고기 다진 것 100g, 부추★ ½단(50g), 당면 10g,
고기 양념(다진 대파★ 5cm 분량, 청주 ½큰술, 다진
생강★ ½작은술, 소금 조금), 청주 1큰술, 고형 닭육수
½개, 소금·후추 조금

이렇게 만드세요

❶ 다진 닭고기에 고기 양념을 넣고 손으로 잘
치댄다.

❷ 부추는 5cm 길이로 자른다.

❸ 당면은 따뜻한 물에 불린 다음 먹기 좋은
크기로 자른다.

❹ 냄비에 물 2컵(분량 외)을 넣고 끓이다가 고형
닭육수를 손으로 부수어 넣고 청주를 넣어
준다. 여기에 ❶의 양념한 닭고기를 한 입
크기로 동그랗게 완자를 빚어 넣어 준다. 위
에 떠오르는 거품을 걷어 내면서 3~4분간
끓인다.

❺ 부추와 당면을 넣고 다시 한소끔 끓인 다음
소금과 후추로 간을 맞춘다.

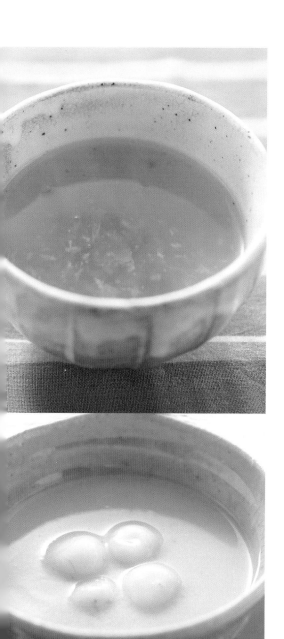

매실 생강 갈탕

매실육 풍미 나는 연한 홍색을 띤 갈탕은 예부터 전해 오는 감기를 물리치는 음료다.

재료(2인분)

갈분★ 1½큰술, 매실장아찌★ 1개, 다진 생강★ 1작은술, 설탕 4큰술

이렇게 만드세요

❶ 냄비에 갈분을 넣고 물 1½컵(분량 외)을 부어 잘 풀어 준다. 여기에 설탕과 씨를 발라낸 매실장아찌를 찢어서 넣는다.

❷ ❶을 잘 섞어 가며 한소끔 끓여서 걸쭉하게 만든다.

❸ 다진 생강을 넣고 불을 끈다.

호두탕

호두즙의 은은한 단맛과 찹쌀 새알심이 만났다. 속 든든한 간식이 몸도 마음도 훈훈하게 해 준다.

재료(2인분)

껍질 깐 호두★ 40g, 찹쌀가루★ 20g, 저염 흰 된장 2큰술, 맛국물 1½컵, 녹말가루 ½큰술, 설탕 3큰술, 소금 조금

이렇게 만드세요

❶ 호두는 곱게 빻아서 페이스트 형태로 만든다.

❷ ❶에 흰 된장을 넣고 함께 개서 고루 섞어 준 다음 맛국물을 넣어 묽게 한다.

❸ ❷를 냄비에 옮겨 가열한다. 소금과 설탕으로 간을 한 다음 물녹말(녹말가루를 2배의 물에 푼 것)을 넣어 농도를 맞춘다.

❹ 찹쌀가루에 물을 조금(분량 외) 넣고 부드럽게 치대서 작고 둥글게 새알심을 빚는다. 이것을 끓는 물에 삶아서 위로 떠오르면 찬물에 건져 놓는다.

❺ ❹의 찹쌀 새알심의 물기를 빼서 그릇에 담고 ❸의 호두즙을 부어 준다.

304

옮긴이 _ **윤혜림**

서울대학교 건축학과를 졸업했다. 일본 교토대학에서 건축학 전공으로 공학석사 학위를 받고, 동 대학에서 건축환경공학 전공으로 공학박사 학위를 받았다. 한국표준과학연구원에서 일했고, 지금까지 전공과 관련하여 5권의 책을 내고 7권의 책을 옮겼다.

최근에 『부모가 높여주는 내 아이 면역력』, 『근육 만들기』, 『생활 속 면역 강화법』, 『혈압을 낮추는 밥상』, 『면역력을 높이는 생활』, 『콜레스테롤을 낮추는 밥상』, 『간을 살리는 밥상』, 『나를 살리는 피, 늙게 하는 피, 위험한 피』, 『마음을 즐겁게 하는 뇌』, 『내 몸 안의 숨겨진 비밀, 해부학』, 『내 아이에게 대물림되는 엄마의 독성』을 비롯한 건강서와 자기계발서 『잠자기 전 5분』, 『코핑』, 자녀교육서 『엄마의 자격』 등을 번역했다.

좋은 책의 첫 번째 독자로서 누리는 기쁨에 감사하며, 번역을 통해 서로 다른 글을 잇는 다리를 놓아 저자의 지식과 마음을 독자에게 충실히 전달하려 한다.

세계적인 면역학자, 아보 도오루의
면역력을 높이는 밥상

개정2판 1쇄 인쇄 | 2024년 3월 22일
개정2판 1쇄 발행 | 2024년 3월 29일

감수　　　 | 아보 도오루
요리　　　 | 겐미자키 사토미
옮긴이　　 | 윤혜림
펴낸이　　 | 강효림

편집　　　 | 이용주·민형우
디자인　　 | 주영란

종이　　　 | ㈜한서지엽
인쇄　　　 | 한영문화사

펴낸곳　　 | 도서출판 전나무숲 檜林
출판등록| 1994년 7월 15일 · 제10-1008호
주소　　　 | 10544 경기도 고양시 덕양구 으뜸로 130
　　　　　　 위프라임트윈타워 810호
전화　　　 | 02-322-7128
팩스　　　 | 02-325-0944
홈페이지| www.firforest.co.kr
이메일　　 | forest@firforest.co.kr

ISBN | 979-11-93226-43-8 (13510)

전나무숲 건강편지를
매일 아침, e-mail로 만나세요!

전나무숲 건강편지는 매일 아침 유익한 건강 정보를 담아 회원들의 이메일로
배달됩니다. 매일 아침 30초 투자로 하루의 건강 비타민을 톡톡히 챙기세요.
도서출판 전나무숲의 네이버 블로그에는 전나무숲 건강편지 전편이 차곡차곡
정리되어 있어 언제든 필요한 내용을 찾아볼 수 있습니다.

http://blog.naver.com/firforest

 '전나무숲 건강편지'를 메일로 받는 방법 forest@firforest.co.kr로 이름과 이메일 주소를 보내주세요.
다음 날부터 매일 아침 건강편지가 배달됩니다.

유익한 건강 정보,
이젠 쉽고 재미있게 읽으세요!

도서출판 전나무숲의 티스토리에서는 스토리텔링 방식으로 건강 정보를
제공합니다. 누구나 쉽고 재미있게 읽을 수 있도록 구성해, 읽다 보면 자연스럽게
소중한 건강 정보를 얻을 수 있습니다.

http://firforest.tistory.com